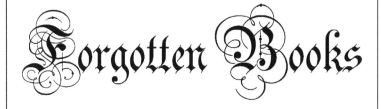

ISBN 978-1-333-91195-9
PIBN 10469935

1 MONTH OF
FREE
READING

at

www.ForgottenBooks.com

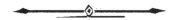

By purchasing this book you are eligible for one month membership to ForgottenBooks.com, giving you unlimited access to our entire collection of over 1,000,000 titles via our web site and mobile apps.

To claim your free month visit:

www.forgottenbooks.com/free469935

English
Français
Deutsche
Italiano
Español
Português

www.forgottenbooks.com

Mythology Photography **Fiction**
Fishing Christianity **Art** Cooking
Essays Buddhism Freemasonry
Medicine **Biology** Music **Ancient**
Egypt Evolution Carpentry Physics
Dance Geology **Mathematics** Fitness
Shakespeare **Folklore** Yoga Marketing
Confidence Immortality Biographies
Poetry **Psychology** Witchcraft
Electronics Chemistry History **Law**
Accounting **Philosophy** Anthropology
Alchemy Drama Quantum Mechanics
Atheism Sexual Health **Ancient History**
Entrepreneurship Languages Sport
Paleontology Needlework Islam
Metaphysics Investment Archaeology
Parenting Statistics Criminology
Motivational

Organon

der

Heilkunst

von

Samuel Hahnemann.

Aude sapere.

Zweite Auflage.

Dresden, 1819.

In der Arnoldischen Buchhandlung.

Organon

der

Heilkunst

von

Samuel Hahnemann.

Aude sapere.

Zweite vermehrte Auflage.

Dresden, 1819.

in der Arnoldischen Buchhandlung,

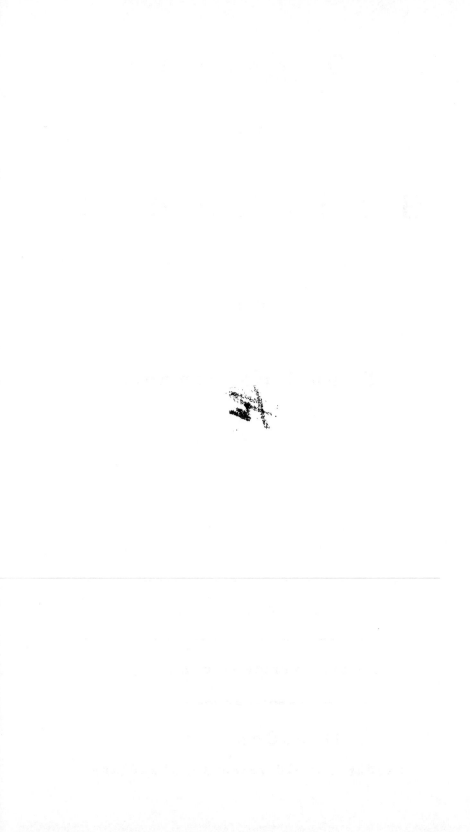

Vorerinnerung

zur ersten Auflage von 1810.

Kein Geschäft ist nach dem Geständnisse aller Zeitalter einmüthiger für eine Vermuthungskunst (ars conjecturalis) erklärt worden, als die Arzneikunst; keine kann sich daher einer prüfenden Untersuchung, ob sie Grund habe, weniger entziehen, als sie, auf welcher das theuerste Gut im Erdenleben, Menschengesundheit sich stützt.

Ich rechne mir's zur Ehre, in neuern Zeiten der einzige gewesen zu seyn, welcher eine ernstliche, redliche Revision derselben angestellt und die Folgen seiner Ueberzeugung theils in namenlosen, theils in namentlichen Schriften, dem Auge der Welt vorgelegt hat.

A 2

Bei diesen Untersuchungen fand ich den Weg zur Wahrheit, den ich allein gehen mußte, sehr weit von der Heerstraße der ärztlichen Observanz abgelegen. Je weiter ich von Wahrheit zu Wahrheit vorschritt, desto mehr entfernten sich meine Sätze, deren keinen ich ohne Erfahrungs - Ueberzeugung gelten ließ, von dem alten Gebäude, was aus Meinungen zusammengesetzt, sich nur durch Meinungen erhielt.

Die Resultate meiner Ueberzeugungen liegen in diesem Buche.

Es wird sich zeigen, ob Aerzte, die es redlich mit ihrem Gewissen und der Menschheit meinen, nun noch ferner dem heillosen Gewebe der Vermuthungen und Willkührlichkeiten anhängen oder der heilbringenden Wahrheit die Augen öffnen können.

Soviel warne ich im Voraus, daß Indolenz, Gemächlichkeit und Starrsinn vom Dienste am Altare der Wahrheit ausschließt und nur Unbefangenheit und unermüdeter Eifer zur heiligsten aller menschlichen Arbei-

ten fähigt, zur Ausübung der wahren Heilkunde. Der Heilkünstler in diesem Geiste
aber schliefst sich unmittelbar an die Gottheit, an den Weltenschöpfer an, dessen Menschen er erhalten hilft und dessen Beifall sein
Herz dreimal beseeligt.

Vorerinnerung
zur zweiten Auflage.

Die Aerzte sind meine Menschenbrüder; gegen ihre Person habe ich nichts. Die Arzneikunst ist mein Gegenstand.

Es kömmt drauf an, zu untersuchen, ob die bisherige Arzneikunst in allen ihren Theilen blos aus dem Kopfe, aus Selbsttäuschung und Willkür, oder ob sie aus der Natur hergenommen war.

Ist sie blos ein Erzeugnifs speculativer Vernünftelei, eigenmächtiger Satzungen, hergebrachter Observanzen und willkürlicher Annahmen aus vieldeutigen Erscheinungen gezogen, so ist und bleibt sie ein Nichts und zählte sie auch ihr Alter zu Jahrtausenden und wäre mit den Freiheitsbriefen aller Könige und Kaiser der Erde behangen,

Die wahre Heilkunst ist ihrer Natur nach
eine reine Erfahrungswissenschaft und kann
und darf sich daher blos an lautere Thatsachen und die für ihren Wirkungskreis gehörigen, sinnlichen Erscheinungen halten, denn
alle die Gegenstände, die sie zu behandeln
hat, werden ihrer sinnlichen Wahrnehmung
deutlich und genüglich durch die Erfahrung
gegeben; Kenntnifs der zu behandelnden
Krankheit, Kenntnifs der Wirkung der Arzneien und wie die erkannten Wirkungen der
Arzneien auf die Vertreibung der Krankheiten anzuwenden sind, alles diefs lehrt einzig
und hinreichend die Erfahrung; nur aus reinen Erfahrungen und Beobachtungen können
ihre Gegenstände entnommen werden und sie
darf sich keinen einzigen Schritt aus dem
Kreise reiner, wohlbeobachteter Erfahrungen
und Versuche wagen, wenn sie vermeiden
will, ein Nichts, eine Gaukelei zu werden..

Dafs die ganze bisherige innere Arzneikunst aber, ob ihr gleich schon Millionen,
an sich oft brav gesinnter Aerzte diese drit-
tehalb Tausend Jahre hindurch, in Ermangelung etwas Bessern, angehangen haben, den-

noch in allen ihren Theilen ein höchst thörichtes, zweckwidriges, durchaus nichtiges
Wesen ist, können schon folgende, wenige,
unwiderlegliche Betrachtungen lehren.

Der blofse Verstand vermag kein Ding
an sich (a priori) zu erkennen, keinen Begriff vom Wesen der Dinge, von Ursache und
Wirkung aus sich allein zu entwickeln;
jedem seiner Sprüche über das Wirkliche
müssen stets sinnliche Wahrnehmungen,
Thatsachen und Erfahrungen zum Grunde
liegen, wenn er Wahrheit zu Tage bringen
will. Entfernt er sich in seiner Thätigkeit
auch nur mit einem einzigen Schrit-
te von der Hand der Wahrnehmung, so befindet er sich schon im endlosen Reiche der
Phantasie und der willkürlichen Vermuthungen, der Mütter des verderblichen Wahns
und des absoluten Nichts.

In schlichten Erfahrungswissen-
schaften, in Physik, Chemie und Arzneikunst kann defshalb der blos speculirende
Verstand gar keine Stimme haben; er erzeugt da, allein handelnd, und eben

dadurch in leere Vermuthung und Phantasie
ausgeartet, blos abentheuerliche Hypothesen,
die in Millionen Fällen Selbstbetrug und Lüge
sind, und ihrer Natur nach seyn müssen.

Diefs war bisher das erhabene Gaukelspiel
der sogenannten theoretischen Arzneikunst,
in welcher apriorischer Begriff und Vermu-
thungskünstelei eine Menge stolzer Lehrge-
bäude errichtete, die blos zeigten, was jeder
ihrer Urheber über Dinge, die nicht gewufst
werden können und die nicht zum Heilen erforderlich sind, geträumt hatte.

Aus diesen über alle Erfahrung sich hinweg schwingenden, sublimen Systemen konnte
die medicinische Praxis nichts zum wirklichen Curiren brauchen. Sie ging daher ihren eignen Weg nach den hergebrachten Vorschriften ihrer Bücher, wie mans bisher mit
dem Curiren gehalten habe und nach dem
Vorgange ihrer praktischen Gewährmänner,
unbekümmert, wie diese selbst, um die Aus-
sprüche naturgemäfser Erfahrung, unbekümmert um ächte Gründe zu ihren Handlungen
und zufrieden mit dem Schlüssel zur bequem

eingerichteten Praxis, dem Recepttaschenbu-, che, dreist ans Krankenbette hin.

Eine gesunde, vorurtheillose, gewissen-hafte Beurtheilung dieses Unwesens sieht leicht ein, dafs, was bisher Arzneikunst hiefs, blos ein gelehrt klingendes Machwerk war, von Zeit zu Zeit, wie Gellert's Hut in der Fabel, nach Mode umsystematisirt, im Innern des Curwesens selbst aber immer dasselbe blinde, zweckwidrige Verfahren.

Eine natur- und erfahrungsgemäfse Heilkunst gab es nicht. Alles war in der bisherigen Arzneikunst erfahrungswidriges Kunstwerk und Erdichtung im Wahrscheinlichkeitsgewande.

Das Heil-Objekt (die Krankheit) ward nach Willkür in der Pathologie erschaffen. Man setzte eigenmächtig fest, was es für Krankheiten, und wie viel es ihrer der Zahl und welche der Form und Art nach es geben solle; — man denke!, die sämmtlichen Krankheiten, welche von der unendlichen Natur bei dem, tausend verschiednen Lagen ausgesetzten Menschen in nie voraus zu

bestimmenden Abänderungen, unendlich vielfach hervorgebracht werden, diese
verschnitzelt der Patholog so weit, dafs nur
eine Handvoll selbst geformter draus
werde!

Man definirte recht überklug die Krankheiten apriorisch und legte ihnen übersinnli-
che Substrate unter, gestützt nicht auf Erfahrung (wie sollte auch eine deutliche, reine
Erfahrung solche phantastische Träume be-
glaubigen?) nein! auf ein vermeintliches Ein-
schauen in die innere Natur der Dinge und
des unsichtbaren Lebensprocesses verliefs man
sich, (was doch jedem Sterblichen versagt ist).

Um nun auch etwas über die Heilwerk-
zeuge festzusetzen, abstrahirte man die
Kraft der einzelnen Arzneien, in der Materia
medica aus physischen, chemischen und andern fremdartigen Ansichten, auch aus
Geruch, Geschmack und Aeufserem, am frei-
gebigsten aber aus den unreinsten Erfahrungen am Krankenbette, wo im Tumulte der
Krankheitssymptomen blos gemischte Recepte
bei unvollständig beschriebnen Krankheits-

fällen gebraucht worden waren; — man denke! die unsichtbar im innern Wesen der Arzneien verborgene und nie anders als bei ihrem Einwirken auf den gesunden Menschen sich rein und wahr aussprechende, dynamisch geistige Kraft derselben, Menschenbefinden umzuändern, decretirte man eigenmächtig, ohne die Arzneien auf diesem einzigen Wege reiner Versuche, darüber auszufragen und anzuhören!

Was man so von den Arzneien abstrahirt, gemeint, vermuthet (erdichtet) hatte, lehrte nun die Therapie auf die angeblichen Grundursachen der Krankheiten oder auf einzelne Symptome derselben im Gegensatze (contraria contrariis), dem Hypothesenkünstler Galen zufolge und der Natur zuwider, anwenden, und hielt eine solche Lehre schon für überflüssig begründet, wenn man recht vornehme Autoritäten dafür anführen konnte.

Alle diese naturwidrigen Menschensatzungen wurden nun, mit allen Arten unlogischer, falscher Schlüsse zusammengekettet, von der

edeln Divisions- Subdivisions- und Tabella-
tions-Kunst in die schulgerechten Formen
gezwängt und, siehe! das erkünstelte Machwerk, die Arzneikunst, stand fertig da,
als das natur- und erfahrungswidrigste Wesen, was sich nur denken läfst, ein blos aus
Meinungen und von den tausend verschiednen
Vermuthungs-Köpfen aus den verschieden-
-sten Meinungen zusammengesetztes Gebäude,
in allen seinen Theilen eine reine Nichtigkeit, eine bedauernswürdige Selbsttäuschung,
ganz geeignet, Menschenleben durch blinde
zweckwidrige Curen zu befährden, unablässig
verspottet von den weisesten Männern aller
Jahrhunderte und belastet mit dem Fluche,
das nicht zu seyn, wofür sie sich ausgiebt
und das nicht leisten zu können, was sie ver-
spricht.

Nüchternes, vorurtheilloses Nachdenken
kann uns dagegen leicht überzeugen, dafs die
richtige Ansicht jeden zu heilenden Krankheitsfalles, die Bestimmung der ächten Kräfte
der Arzneien, die Anpassung derselben auf
jeden Krankheitszustand und ihre nöthige
Gaben-Gröfse, kurz, die ganze, wahre Heil-

kunst nie das Werk selbstgenügsamer Vernünftelei und trüglicher Meinungen seyn dürfe, noch könne, sondern dafs die Erfordernisse dazu, die Materialien sowohl als die Gesetze zu ihrer Handhabung, blos in der sinnlich wahrnehmbaren Natur, in aufmerksamen, redlichen Beobachtungen und möglichst reinen Versuchen und sonst nirgends zu finden seyen und hierin einzig, ohne verfälschende Zumischung von willkürlichen Satzungen, treu gesucht werden müssen, wie es dem hohen Werthe des theuern Menschenlebens angemessen ist.

Man sehe zu, ob meine gewissenhaften Bemühungen auf diesem Wege die ächte Heilkunst gefunden haben.

Leipzig, Ende des Jahres 1818.

D. Samuel Hahnemann.

Inhalt.

Einleitung.

Beispiele homöopathischer Heilungen der Krankheiten von Aerzten, ohne ihr Wissen ausgeführt —
aus allen Zeitaltern;

Auch unärztliche Personen fanden die Heilungen
durch Wirkungs-Aehnlichkeit als die einzig
hülfreichsten;

Selbst Aerzte ahneten, dafs diefs die vorzüglichste
Heilart sei.

Text des Organons.

§. 1. 2. Der einzige Beruf des Arztes ist schnelles, sanftes, dauerhaftes Heilen;

Anm. nicht das Schmieden theoretischer Systeme und Erklärungsversuche.

3. 4. Er mufs das an der Krankheit zu Heilende
aufsuchen und das Heilende in den verschiednen Arzneien kennen, um dieses jenen anpas-
sen zu können, auch die Gesundheit der Menschen zu erhalten verstehn.

§. 5. 6. Die Krankheiten sind an sich unerkennbar im innerlich Veränderten, aber deutlich erkennbar in den Symptomen.

Anm. Nichtigkeit der prima causa als Heilgegenstand.

7. Die Krankheit besteht für den Arzt blos in der Gesammtheit ihrer Symptomen.

8. Blos die Gesammtheit der Symptomen braucht der Arzt hinwegzunehmen, um die Krankheit zu heilen.

Anm. Elendigkeit der symptomatischen auf ein einziges Symptom gerichteten, palliativen Curart.

9. 10. 11. Sind alle Symptomen zusammen getilgt, so ist jederzeit die Krankheit auch in ihrem Innern geheilt.

12. Die Gesammtheit der Symptomen ist die einzige Indication, die einzige Hinweisung auf ein zu wählendes Heilmittel.

13. Die Befindensveränderung in Krankheiten (die Krankheitssymptomen) kann von den Arzneien nicht anders geheilt werden, als in so fern diese Kraft haben, ebenfalls Befindensveränderungen im Menschen zuwege bringen zu können.

14. Diese Befindensveränderungs-Kraft der Arzneien kann blos bei ihrer Einwirkung auf (gesunde) Menschen wahrgenommen werden.

15. Die krankhaften Symptomen, die die Arzneien im gesunden Menschen erzeugen, sind

daher das Einzige, woraus wir ihre Krankheit-Heilungskraft erkennen lernen.

§. 16. Zeigt die Erfahrung, daſs durch Arzneien, welche ähnliche Symptomen als die Krankheit haben, diese am gewissesten und dauerhaftesten geheilt werde, so hat man zum Heilen Arzneien von ähnlichen Symptomen, zeigt sie, daſs die Krankheit durch entgegengesetzte Arzneisymptomen am gewissesten und dauerhaftesten geheilt werde, so hat man Arzneien von entgegengesetzten Symptomen zum Heilen zu wählen.

Anm. Der Gebrauch von Arzneien, deren Symptomen keinen Bezug auf den Krankheitszustand (die Krankheitssymptomen) haben, ist die verwerfliche Schlendrians-Methode (allopathische Cur).

17. Durch entgegengesetzte Arzneisymptomen (antipathische Cur) werden anhaltende Krankheitssymptomen auch nicht geheilt.

18. 19. Nur die noch übrige homöopathische Heilmethode durch Arzneien, von ähnlichen Symptomen zeigt sich in der Erfahrung durchaus hülfreich.

20. Dieſs beruht auf dem Natur-Heilgesetze, daſs eine schwächere dynamische Affection im lebenden Menschen von einer ihr sehr ähnlichen, stärkern, und blos ihrem Wesen nach abweichenden dauerhaft ausgelöscht wird.

21. Dieſs geschieht bei physischen Affectionen, wie bei moralischen Uebeln.

Anm. Beispiele.

§. 22. Das Heilvermögen der Arzneien beruht daher auf ihren der Krankheit ähnlichen Symptomen.

23. Versuchte Erklärung dieses Natur-Heilgesetzes.

24—27. Die Arzneien machen den Menschen stärker und gewisser krank, als die natürlichen Krankheit-Erregungsursachen.

28. Der menschliche Körper ist weit geneigter sich durch Arzneikräfte in seinem Befinden umstimmen zu lassen, als durch natürliche Krankheit.

29. 30. Des homöopathischen Natur-Heilgesetzes Richtigkeit zeigt sich an dem Nichtgelingen jeder unhomöopathischen Cur und daran, dafs auch zwei im Körper zusammentreffende, natürliche Krankheiten, sobald sie einander unähnlich sind, einander nicht aufheben und nicht heilen.

31. I. Die ältere, im Körper wohnende Krankheit hält, wenn sie gleich stark, oder stärker ist, eine neue, unähnliche Krankheit vom Menschen ab.

32. So heilen auch nie unhomöopathische Curen, die nicht heftig sind, eine Krankheit.

33. II. Oder eine den schon kranken Menschen befallende, neue, stärkere Krankheit unterdrückt nur, so lange sie dauert, die alte, im Körper wohnende, ihr unähnliche Krankheit, heilt diese aber nie.

§. 34. : Eben so heilen starke Curen mit allopathischen Arzneien keine Krankheit, sondern unterdrücken sie nur so lange, als der heftige
Angriff mit Arzneien dauert, die keine der
Krankheit ähnlichen Symptomen vor sich erregen können; drauf kömmt die Krankheit
eben so schlimm und schlimmer wieder hervor.

35. III. Oder die neue Krankheit tritt nach langer Einwirkung auf den Körper zu der ältern,
ihr unähnlichen und es entsteht eine doppelte
(complicirte) Krankheit; keine dieser beiden
sich unähnlichen hebt die andre auf.

36. Noch öfterer, als in der Natur, gesellet
sich eine, durch langwierig angewendete, heftige, allopathisch unpassende Arznei erzeugte
Kunstkrankheit beim gemeinen Curschlendria-
ne zu der ihr unähnlichen (folglich nicht durch
jene heilbaren), alten, natürlichen Krankheit
und der chronisch Kranke ist nun doppelt
krank.

37. Die sich so complicirenden Krankheiten nehmen, ihrer Unähnlichkeit wegen, jede den ihr
im Organism gehörenden Platz ein.

38. 39. Aber ganz anders ists beim Zutritt einer
stärkern, ähnlichen Krankheit zu der alten; denn diese wird dann von jener aufgehoben und geheilt.

40. Erklärung dieser Erscheinung.

41. Beispiele von chronischen Krankheiten von
der Natur selbst geheilt durch Zutritt ähnlicher, stärkerer, andrer Krankheit.

§. 42 — 44. Selbst die Natur kann also Krankheiten nur durch Krankheiten von ähnlichen Symptomen, nie aber mit unähnlichen Krankheiten aufheben und heilen, zur Belehrung für
den Arzt, mit welcher Art Arzneien er einzig
gewifs heilen könne, nämlich einzig mit homöopathischen.

45. Die Natur hat nur wenige Krankheiten andern Krankheiten zur homöopathischen Hülfe
entgegen zu setzen und diese ihre Hülfsmittel
sind mit vielen Unbequemlichkeiten verbunden.

46. Dagegen hat der Arzt unzählige, homöopathische Heilpotenzen an den nach ihrer eigenthümlichen Wirkung gekannten Arzneien, deren künstliche Hülfskrankheit nach vollendeter
Heilung von selbst verschwindet und zwar
schnell, wegen Kleinheit der Arzneigaben, die
er zweckmäfsig verkleinern kann.

47. Aus diesem Vorgange der Natur, die selbst
blos mit ähnlichen Krankheiten ähnliche ältere heilen kann, wird der Arzt fortan die
Lehre nehmen, nie Krankheiten anders, als
mit homöopathisch gewählten Arzneien zu behandeln und so zu heilen, nie aber mit fremdartigen, allopathischen Mitteln, die nie heilen
und blos den Kranken verderben.

48. Ursachen, warum die gewöhnlichen Aerzte
bisher allopathisch und daher hülflos curir-
ten; nämlich aus Unkenntnifs der wahren
Kräfte der Arzneien,

§. 49 — 59. und aus dem Wahne, dafs den Krankheiten materielle Krankheitsstoffe zum Grunde
liegen sollen.

60. Ursache der Beliebtheit der Abführungs-
mittel in der gemeinen Arzneikunst.

61 — 63. Ihre Nichtigkeit und Schädlichkeit.

Anm. Wurm-Curen.

64. Man heile die Krankheit selbst auf dem naturgemäfsesten (§. 41.) homöopathischen Wege, so vernichtet man zugleich die Quelle der
ausgearteten, von der dynamischen Krankheit
erzeugten Stoffe, die dem gewöhnlichen Arzte
fälschlich Krankheit erzeugende und unterhaltende Materien zu seyn scheinen.

Anm. Die Crisen der sich selbst überlassenen,
kranken Natur deuten nicht auf wegzuschaf-
fenden Krankheitsstoff.

65. 66. Es giebt nur drei mögliche Anwendungs-
arten der Arzneien gegen Krankheiten;

1) den allopathischen Cur-Weg, der uns
stets hülflos läfst,

2) den allein hülfreichen, homöopathischen
und

67. 3) den antipathischen (palliativen) Cur-Weg,
den täuschendsten unter allen,

68. auf welchem gegen ein einzelnes Symptom
einer Krankheit eine Arznei von entgegengesetzter Wirkungs-Aeusserung verordnet wird
(contraria contrariis). Beispiele davon.

§. 69. „ Dieses antipathische Verfahren ist nicht blos
fehlerhaft, weil damit nur ein einzelnes Krank-
heits-Symptom bestritten wird, sondern auch
weil darauf jederzeit, nach kurzer Schein-
Erleichterung, wahre Verschlimmerung erfolgt.

Anm. Zeugnisse der Schriftsteller.

70. Schädliche Erfolge einiger antipathischen
Curen.

71. Die gesteigerten Gaben bei Wiederholung
eines Palliativs heilen ebenfalls nie, richten
aber noch größeres Unglück an,

72. woraus die Aerzte die Hülfreichheit des
diesem entgegengesetzten Verfahrens, des homöopathischen hätten abnehmen sollen.

73. Der Grund von der Schädlichkeit der palliativen und von der alleinigen Heilsamkeit
der homöopathischen Arznei-Anwendung

74. beruht auf dem Unterschiede der bei Ein-
wirkung einer jeden Arznei statt findenden
Erstwirkung und der hierauf vom lebenden
Organism veranstalteten Gegenwirkung oder
Nachwirkung.

75. Erklärung der Erstwirkung und der Nachwirkung.

76. Beispiele von beiden.

77. Blos bei den kleinsten homöopathischen
Arzneigaben im Heilgeschäfte wird die Nachwirkung des Organismus einzig durch Herstellung des Gleichgewichtes der Gesundheit kund.

§. 78. Aus diesen Wahrheiten geht die Heilsamkeit der homöopathischen, so wie die Ver-
kehrtheit der antipathischen (palliativen) Verfahrungsart hervor.

Anm. Fälle in denen die antipathische Anwendung der Mittel noch einzig brauchbar ist.

79. Wie folgt aus diesen Wahrheiten die Heilsamkeit der homöopathischen Heilart?

80. Wie folgt aus diesen Wahrheiten die Schädlichkeit des antipathischen Verfahrens?

Anm. Entgegengesetzte Empfindungen neutrali-
siren sich im menschlichen Sensorium nicht,
also nicht wie in der Chemie sich entgegengesetzte Körper.

81. Kurzer Inbegriff der homöopathischen Heilart.

82. Die drei, zum Heilen nöthigen Punkte:
1) die Erforschung der Krankheit, 2) die Erforschung der Wirkung der Arzneien und 3)
ihre zweckmäfsige Anwendung.

83. Abfertigung der gemeinen Pathologie,

Anm. insbesondre der Nominal-Pathologie.

84. 85. Etliche Krankheiten von festständigem
Miasm ausgenommen, sind alle übrigen Krankheiten unendlich verschieden, weil sie aus mancherlei ungleichartigen Ursachen entspringen.

86. Die unzähligen, Krankheit erregenden Ursachen müssen bei ihrer Einwirkung in die höchst
verschiednen Körperbeschaffenheiten unzählig
verschiedne Krankheiten hervorbringen.

Anm. Aufzählung einiger solcher feindseligen
Potenzen.

§. 87. Daher ist (die miasmatisch gleichen Krankheiten ausgenommen) jeder Krankheitsfall ein
eigner, von allen verschiedener,

88. und eben deſshalb muſs auch der Arzt jeden Krankheitsfall individuell behandeln und
die Eigenheit eines jeden aufzeichnen.

89. Was wird hiezu vom Arzte erfordert?

90 — 105. Vorschrift, wie der Arzt das Krankheitsbild zu erkundigen und aufzuzeichnen hat.

106 — 108. Erforschung der epidemischen Krankheiten insbesondre.

109. Nutzen des schriftlich aufgezeichneten
Krankheitsbildes zum Heilen und beim Ver-
folg der Cur.

110 — 119. Vorerinnerung zur Erforschung der
reinen Arznei-Wirkungen an gesunden Menschen; Erstwirkung, Nachwirkung.

120. Wechselwirkungen der Arzneien.

121. 122. Idiosyncrasien.

123. 124. Jede Arznei hat von der andern verschiedne Wirkungen.

Anm. Es kann keine Surrogate geben.

125. Jede Arznei muſs daher auf die Eigenheit
ihrer besondern Wirkungen sorgfältigst geprüft
werden.

126 — 146. Verfahren dabei, wenn man sie an
andern Personen versuchen läſst.

§. 147. 148. Die Versuche des Arztes mit Arzneien an sich selbst bleiben die vorzüglichsten.

149. Die Erforschung der reinen Arzneiwirkungen in Krankheiten ist schwierig.

150 — 152. Aus solcher Erforschung der reinen Wirkungen der Arzneien an Gesunden entsteht erst eine wahre Materia medica.

153. Die zweckmäfsigste Anwendung der nach ihrer eigenthümlichen Wirkung gekannten Arzneien zum Heilen.

154. Die homöopathisch passendste Arznei ist die hülfreichste.

155. Andeutung wie die homöopathische Heilung zugehen mag.

156. Die homöopathische Heilung ist schnell.

157. Die geringen Unbäfslichkeiten, wie sind diese anzusehen?

158. Die bedeutenden Krankheiten haben mehrere Symptome.

159. Für die schlimmern mit mehrern Symptomen läfst sich desto gewisser ein homöopathisch passendes Heilmittel unter den gekannten Arzneimitteln finden.

160. Auf welche Art von Symptomen man hiebei vorzüglich zu achten habe.

161. Ein möglichst homöopathisches Mittel heilt ohne bedeutende Beschwerde.

162. Ursache der Beschwerdelosigkeit solcher Heilung.

§. 163. Ursache der kleinen Ausnahmen hievon.

164 — 167. Kleine Verschlimmerung nach Einnahme der homöopathischen Arznei in den ersten Stunden, welches eine die ursprüngliche
Krankheit etwas an Stärke übertreffende, sehr
ähnliche Arzneikrankheit ist, auch homöopathische Verschlimmerung genannt.

168 — 180. Maſsregeln bei der Heilung, wenn
der Vorrath gekannter Arzneien zur Findung
eines vollkommen homöopathischen Mittels zu
klein ist.

181 — 193. Maſsregeln bei Heilung der Krankheiten mit allzu wenigen Symptomen; einseitige Krankheiten.

194 — 228. Behandlung der Krankheiten mit
Lokal-Uebeln.

Anm. Ist die Kenntniſs der Entstehungsursa-
chen möglich oder nöthig?

229 — 244. Behandlung der sogenannten Geistes-
und Gemüths-Krankheiten.

245 — 250. Behandlung der Wechselkrankheiten, der untypischen,

251. der typischen.

252 — 257. Behandlung der Wechselfieber.

258. Von der Heilmittel Gebrauchsart.

275 — 279. Zeichen der anfangenden Besserung.

280. Arzneien von kurzdauernder Wirkung gehören für acute — von langdauernder, für
chronische Krankheiten.

§. 311. Verstärkung derselben durch Vermischung mit mehr Flüssigkeit,

312. vorzüglich bei zugleich bewirkter inniger Vermischung mit derselben.

313 — 318. Welche Theile des Körpers sind mehr oder minder empfänglich für die Einwirkung der Arzneien?

Anm. Das Einreiben der Arzneien.

Einleitung.

Man curirte bisher die Krankheiten der Menschen nicht nach Gründen, die auf Natur
und Erfahrung feststanden, sondern nach
willkürlich erdachten Heilzwecken, unter andern auch nach der palliativen Regel: contraria contrariis.

Im Gegentheile hievon lag die Wahrheit,
der ächte Heilweg. Er beruht auf dem Satze:
Wähle, um sanft, schnell, gewifs
und dauerhaft zu heilen, in jedem
Krankheitsfalle eine Arznei, welche
ein ähnliches Leiden (ὁμοιον πάϑος) vor
sich erregen kann, als sie heilen soll
(similia similibus curentur)! Diesen homöopathischen Heilweg lehrte bisher niemand,
niemand führte ihn aus. Liegt aber die
Wahrheit einzig in diesem Verfahren, wie
man mit mir finden wird, so läfst sich erwarten, dafs, gesetzt sie wäre auch Jahrtau-
sende hindurch nicht anerkannt worden,

sich dennoch thätliche Spuren von ihr in allen Zeitaltern werden auffinden lassen *).

Und so ist es auch. In allen Zeitaltern
sind die Kranken, welche wirklich,
schnell, dauerhaft und sichtbar
durch Arznei gesund wurden, und
nicht etwa durch ein andres, wohlthätiges
Ereigniſs, oder durch Selbstverlauf der acuten Krankheit, oder durch die Länge der
Zeit, oder durch allmähliges Uebergewicht
der Körperkräfte. u. s. w. endlich genasen,
blos durch ein (homöopathisches) Arzneimittel, obgleich ohne Wissen des Arztes gesund
worden, was vor sich einen ähnlichen Krankheitszustand hervor zu bringen die Kraft
hatte.

Selbst bei den wirklichen Heilungen
mit vielerlei zusammengesetzten Arzneien, —
welche äuſserst selten waren, — findet man,

*) Denn Wahrheit ist gleich ewigen Ursprungs
mit der allweisen, gütigen Gottheit. Menschen können sie lange unbeachtet lassen, bis
der Zeitpunkt kömmt, wo ihr Strahl, nach
dem Beschlusse der Vorsehung, den Nebel
der Vorurtheile unaufhaltbar durchbrechen
soll, als Morgenröthe und anbrechender Tag,
um dann dem ganzen Menschengeschlechte zu
ihrem Wohle fortan zu leuchten hell und un-
auslöschlich.

dafs das stark vorwirkende Mittel jederzeit
von homöopathischer Art war.

Doch noch auffallend überzeugender findet man diefs, wo Aerzte wider die Observanz, — die bisher blos Arzneimischungen
in Recepte geformt zuliefs, — zuweilen mit
einem einfachen Arzneistoffe die Heilung
schnell zu Stande brachten. Da siehet man,
zum Erstaunen, dafs es stets durch eine Arznei geschah, die geeignet ist, ein ähnliches
Leiden, als der Krankheitsfall enthielt, selbst
zu erzeugen; ob diese Aerzte gleich was sie
da thaten, selbst nicht wufsten und es in einem Anfalle von Vergessenheit der gegen-
theiligen Lehren ihrer Schule thaten. Sie
verordneten eine Arznei, wovon sie nach der
hergebrachten Therapie gerade das Gegentheil hätten brauchen sollen, und nur so
genasen die Kranken schnell.

Hier einige Beispiele:

Schon der Verfasser des angeblich hip-
pokratischen Buchs ἐπιδημιῶν (lib. 4.) heilte
eine Cholera, die sich durch nichts heilen
lassen wollte, einzig durch *Weifsniefs-
wurzel*, welche doch vor sich eine Cholera erregt, wie *Forestus, Lentilius, Rei-
mann* und mehrere Andre *) von ihr sahen.

---

*) M. s. die Stellen hiezu in meiner reinen
Arzneimittellehre III. Dresd. 1817. **

Das englische Schweifsfieber, was im Jahre 1485 zuerst erschien, und mörde-rischer als jede Pest, anfänglich, wie *Willis* bezeugt, von 100 Kranken 99 tödtete, konnte nicht eher gebändigt werden, bis man den Kranken Schweifs treibende Mittel zu geben lernte; von der Zeit an starben nur Wenige, wie *Sennert* *) bemerkt.

Ein jahrelanger, den unvermeidlichen Tod drohender Bauchflufs, wo alle andre Arzneien ganz ohne Erfolg waren, ward, wie *Fischer* **) zu seiner (nicht meiner) Verwunderung wahrnahm, von einem ungelehrten Curirer mit einem Purgiermittel schnell und dauerhaft gehoben.

Murray (statt vieler andern Zeugen) und die tägliche Erfahrung zählt unter die Symptomen, welche der Gebrauch des *Tabaks* hervorbringt, vorzüglich Schwindel, Uebelkeit und Aengstlichkeit. Und gerade Schwindel, Uebelkeit und Aengstlichkeit waren es, von denen sich *Diemerbroek* ***) durch Tabakrauchen befreiete, wenn er unter der ärztlichen Behandlung der epidemischen Krankheiten in Holland von diesen Be-

---

*) de febrib. IV. Cap. 15.

**) In *Hufel.* Journ. f. pr. A. X, IV. S. 127.

***) Tract. de Peste, Amstel. 1665. S. 273.

schwerden befallen ward. — *Chomel, Grant,**)
Marrigues **) sahen von starkem Gebrauche
des *Tabaks* Convulsionen entstehen und
lange vor ihnen hatte *Zacutus* ***) der Portugiese in dem aus dem Safte des Tabaks-
krautes bereiteten Sirupe ein sehr heilbringen-
des Mittel in vielen Fällen von Epilepsie gefunden.

Die schädlichen Wirkungen, welche eini-
ge Schriftsteller, und unter ihnen *Georgi* ****),
vom Genusse des *Fliegenschwammes* bei
den Kamtschadalen anmerken, Zittern, Convulsionen, Fallsucht wurden wohlthätig unter den Händen *Ch. G. Whistling's,* †)
der sich des *Fliegenschwammes* mit Erfolge gegen Convulsionen mit Zittern begleitet und unter *J. Ch. Bernhardt's* ††) Händen,
der sich desselben hülfreich in einer Art Fallsucht bediente.

---

*) In Samml. a. Abh. f. pr. A. XIII, 1.
**) In *Vandermonde* Recueil period. VII, S. 67.
***) De Medicorum principum historia, lib. I,
   obs. 33. S. 234. (Amstel. 1637.)
****) Beschreibung aller Nat. des russischen Reichs,
   S. 78. 267. 281. 321. 329. 352.
†) Diss. de virt. Agar. musc. Jen. 1718. S. 13.
††) Chym. Vers. und Erfahr. Leipz. 1754. obs. 5.
   S. 324. Auch *Gruner,* Diss. de viribus agar.
   musc. Jen. 1778. S. 13.

C

Die bey *Murray* *) zu findende Wahrnehmung, dafs *Anies - Oel* von Purganzen erregtes Leibweh und Blähungs - Coliken stillt,
setzt uns nicht in Verwunderung, wenn wir
wissen, dafs *J. B. Albrecht* **) Magenschmer-
zen und *P. Forest* ***) heftige Coliken
vom Anies - Oele beobachtet hatten.

Wenn *Fr. Hoffmann* die *Schaafgarbe*
in mehrern Blutflüssen rühmte, *G. E. Stahl,*
Buchwald und *Löseke* sie im übermäfsigen
Flusse der Goldader sehr dienlich fanden, die
Breslauer Sammlungen und *Quarin* Heilungen
des Blutspeiens durch *Schaafgarbe* anführen und *Thomasius* bei *Haller* sie mit Glück
in Mutterblutflüssen anwendete, so beziehen
sich diese Heilungen offenbar auf die ursprüngliche Neigung dieses Krautes, vor sich
Blutflüsse und Blutharnen, wie *Casp.*
Hoffmann ****) beobachtete, und eigenthümlich Nasenbluten zu erzeugen, wie *Boec-*
ler †) von demselben wahrnahm.

Scovolo ††), nächst Andern, heilte
schmerzhaften Abgang eiterigen Harns mit

---

*) Appar. Medicam. I. S. 429. 430.

**) Misc. Nat. Cur. Dec. II. ann. 8. Obs. 169.

***) Observat. et Curationes, lib. 21.

****) de Medicam. officin. Lugd. Bat. 1738.

†) Cynosura Mat. med. cont. S. 552.

††) Bei *Girardi,* de Uvá Ursi, Patavii. 1764.

Bärentraube, welche diefs nicht vermocht
hätte, wenn sie nicht vor sich schon Harn-
brennen mit Abgang eines schleimi-
gen Urins erzeugen könne, wie wirklich
Sauvages*) von der *Bärentraube* entstehen sah.

Wenn es auch die vielen Erfahrungen
von *Stoerck, Marges, Planchon, du Monceau,
F. Ch. Juncker, Schinz, Ehrmann* und Ande-
rer nicht bestätigten, dafs die *Herbst-
Zeitlose* eine Art Wassersucht geheilt habe,
so würde diese Kraft schon aus ihrer eigenthümlichen Wirkung, verminderte Harn-
absönderung mit stetem Drange dazu
und Abgang wenigen feuerrothen
Harns vor sich zu erregen, wie, nächst
Stoerck **), auch *de Berge* ***) sah, leicht zu
erwarten seyn. — Sehr sichtbar aber ist das
von *Göritz* †) durch die *Zeitlose* ge-
heilte hypochondrische Asthma und die von
Stoerck ††) durch sie gehobene Engbrüstigkeit, mit einer anscheinenden Brustwasser-
sucht verbunden, in der homöopathischen

---

*) Nosol. III. S. 200.
**) Libell. de Colchico; Vien. 1769.
***) Journ. de Médec. XXII.
†) Bresl. Samml. 1728. S. 12. 13.
††) Ebend. Cas. 11. 12. Contin. Cas. 4. 9.

Kraft dieser Wurzel, Schweräthmigkeit
und Asthma vor sich hervorzubringen, gegründet, dergleichen *de Berge* *) von ihr
wahrnahm.

Muralto **) sah, was man noch täglich
sehen kann, dafs die *Jaláppe* aufser Bauch-
weh, auch eine grofse Unruhe und Um-
herwerfen zuwege bringt, aus welcher Eigenschaft, ganz begreiflich für jeden, mit der
homöopathischen Wahrheit vertrauten Arzt,
jene wohlthätige Kraft derselben herrührt,
kleinen Kindern in Leibweh, Unruhe und
Schreien oft zu helfen und ihnen einen ruhi-
gen Schlaf zu verschaffen, wie *G. W. We-*
del ***) ihr mit Recht nachrühmt.

Bekanntlich, — wie auch *Murray*, *Hil-*
lary und *Spielmann* zum Ueberflusse bezeugen, — machen die *Sensblätter* eine Art
Leibschmerzen, erzeugen nach *Caspar* †)
und *Friedrich Hoffmann* ††) viel Flatu-
lenz und bringen das Blut in Wallung
(die gewöhnliche Ursache der Schlaflosig-
keit) und eben dieser ihrer natürlichen
(homöopathischen) Eigenschaft wegen konnte

---

*) Ebend. a. a. O.
**) Misc. Nat. Cur. Dec. II, a. 7. obs. 112.
***) Opiol. lib. I, S. I. Cap. 11. S. 38.
†) De Medicin. officin. lib. I. Cap. 36.
††) Diss. de Manna. §. 16.

Detharding *) heftige Kolikschmerzen mit
ihnen heilen und den Kranken die unruhi-
gen Nächte benehmen.

Ganz nahe lag es dem sonst scharfsinni-
gen *Stoerck*, einzusehn, dafs der beim Gebrauch der *Diptamwurzel* von ihm
selbst **) bemerkte Nachtheil, zuweilen einen Scheideflufs zähen Schleims zu
erzeugen, eben die Kraft sei, wodurch er
mit dieser Wurzel einen langwierigen Weifs-
flufs bezwang ***).

Eben so wenig durfte es *Stoerck* auffallen, wenn er mit der *Brenn-Waldrebe*
eine Art langwierigen, feuchten, fressenden,
allgemeinen, krätzartigen Ausschlags heilte ****), da er selbst von diesem Kraute
wahrgenommen hatte †), dafs es krätzar-
tige Ausschlagsblüthen über den
ganzen Körper vor sich schon erzeugen
könne.

Wenn nach *Murray* ††) die *Euphra-
sie* das Triefauge und eine Art Augenentzündung geheilt hat; wodurch sonst vermochte

---

*) Eph. Nat. Cur. Cent. 10. obs. 76.
**) Libell. de Flamm. Jovis, Cap. 2.
***) Ebend. Cas. 9.
****) Ebend. Cas. 13.
†) Ebend. S. 33.
††) Appar. Medicam. II. S. 221.

sie diefs, als durch ihre von *Lobelius* *),
Bonnet **) und *Sim. Paulli* ***) beobachtete
Kraft, vor sich selbst schon eine Art Au-
genentzündung erzeugen zu können?

Nach *J. H. Lange* ****) hat sich die *Mus-
katnufs* sehr hülfreich in hysterischen Ohnmachten erwiesen. Doch wohl aus keinem
andern natürlichen Grunde, als dem homöopathischen, dafs sie in grofser Gabe nach
J. Schmid †) und *Cullen* ††) ein Verschwinden der Sinne und allgemeine
Unempfindlichkeit bei Gesunden zu erregen fähig ist!

Boecler und *Linné* bezeugen, dafs der
Faulbeer - Kreutzdorn beim innern Gebrauche eine Art Wassersucht heile. Der
Grund hievon liegt ganz nahe; *Schwenckfeld*
sah durch äufsere Auflegung der innern Rinde
dieses Strauchs auf den Unterleib von selbst
eine Art Wassersucht entstehen.

Die uralte Wahl des *Rosenwassers*
zum äufserlichen Gebrauche bei Augenentzündungen scheint stillschweigend eine Heil-

---

*) Stirp. Adversar. S. 219.
**) Mercur. Compilat. 13.
***) Quadripart. botan. Class. III.
****) Domest. brunsvic. S. 136.
†) Miscell. Nat. Cur. Dec. II, ann. 2. obs. 120.
††) Arzneimittell. II. S. 233.

kraft dieser Art in den Blättern der Rosen
anzuerkennen. Sie beruht auf der homöopathischen Kraft derselben, vor sich eine Art
Augenentzündung bei gesunden Menschen zu erzeugen, dergleichen wirklich *Ech-
tius* *) und *Ledelius* **) von ihnen in Erfahrung gebracht haben.

Wenn der *Gift-* und *Wurzel-Su-
mach* nach *Pet. Rossi* ***), *van Mons* ****),
Jos. Monti †), *Sybel* ††) und Andern die
Kraft besitzt, den Körper allmälig mit
Ausschlags-Blüthen zu überziehn, so
sieht ein verständiger Mann leicht ein, wie er
homöopathisch' einige Arten von Herpes bei
Dufresnoy und *van Mons* heilen konnte. —
Was nöthigt diese Pflanze, bei *Alderson* †††)
und *Darwin* ††††), Lähmung der Unter-

tet zu heilen, wenn es nicht die deutlich zu

---

*) In Adami vita Med. S. 72.

**) Misc. Nat. Curios. Dec. II. ann. 2. obs. 140.

***) Observ. de nonnullis plantis, quae pro ve-
nenatis habentur, Pisis, 1767.

****) Bei *Dufresnoy,* üb. d. wurzelnden Sumach,
S. 206.

†) Acta Institut. Bonon. sc. et art. III. S. 165.

††) In Med. Annalen, 1811. Jul.

†††) In Samml. br. Abh. f. pr. Aerzte XVIII, 1.

††††) Zoonomie II, 1. S. 732.

Tage liegende Kraft dieses Gewächses thut,
gänzliche Abspannung der Muskel-
kräfte, mit einer zu sterben befürchtenden
Verstandes - Verwirrung vor sich erzeugen zu können, wie *Zadig* *) sah.

Hat der *Bittersüfs - Nachtschat-
ten* bei *Carrere* die heftigsten Verkältungs-
Krankheiten geheilt **), so kam es einzig daher, weil diefs Kraut vorzüglich geneigt ist,
bei feuchtkalter Luft mancherlei Verkäl-
tungsbeschwerden hervorzubringen, wie
ebenfalls *Carrere* ***) und *Starcke* ****) beobachteten. — *Fritze* †) sah Convulsionen und *de Haen* ††) sah Convulsionen
mit Delirien von *Bittersüfs* entstehen,
und mit kleinen Gaben heilte letzterer †††)
dergleichen Convulsionen mit Delirien.— Vergeblich würde man den innern Grund, warum
gerade *Bittersüfs* so wirksam eine Art
Flechten und Herpes unter den Augen eines

---

*) *Hufel.* Journ. d. pr. A. V. S. 3.
**) *Carrere* (und *Starcke*) Abh. üb. d. Eigensch.
    d. Nachtschattens oder Bittersüfses, Jena, 1786,
    S. 20 bis 23.
***) Ebendaselbst.
****) Bei *Carrere,* ebend. S. 140. 249.
†) Annalen d. klin. Instit. III. S. 45
††) Rat. medendi T. IV. S. 228.
†††) Ratio medendi Tom. IV. S. 228.

Carrere *), Fouquet **) und Poupart ***)
geheilt hat, in dem Reiche der Vermuthungen aufsuchen, da er uns von der einfachen
Natur, welche Homöopathie zur sichern Heilung verlangt, so nahe gelegt worden ist,
nämlich: das *Bittersüfs* erregt von selbst
eine Art von Flechten und Carrere sah
von seinem Gebrauche einen Herpes zwei
Wochen hindurch sich über den ganzen Körper verbreiten ****), und bei andrer Gelegenheit davon Flechten auf den Händen †) und in einem andern Falle, an den
Schamlippen ††) davon entstehen.

Vom *Schwarz-Nachtschatten* sah
Rucker †††) eine Geschwulst des ganzen Körpers entstehen und Gatacker ††††)
konnte defshalb, so wie Cirillo (*) eine Art
Wassersucht mit diesem Kraute (homöopathisch) heilen.

---

*) Ebend. S. 92 und ferner.
**) Bei *Razoux*, tables nosologiques, S. 275.
***) Traité des dartres, Paris, 1782. S. 184. 192.
****) Ebend. S. 96.
†) Ebend. S. 149.
††) Ebend. S. 164.
†††) Commerc. liter. Noric. 1731. S. 372.
††††) Versuche u. Bemerk. d. Edinb. Gesellsch.
    Altenb. 1762. VII. S. 95. 98.
(*) Consulti medichi.

Eine andre. Art Wassersucht. konnten *Boerhave* *), *Sydenham.***) und *Radcliff* ***) mit *Schwarzholder* heilen, eben weil, wie *Haller* ****) berichtet, der *Schwarzholder* schon bei äufserer Auflegung Geschwulst (Oedem) erzeugt.

De Haen †), Sarcone ††) und *Pringle* †††) huldigten der Wahrheit und Erfahrung, da sie freimüthig versicherten, den Seitenstich mit *Squille* geheilt zu haben, einer Wurzel, die das (in solchem Falle blos schmeidigende, abspannende und kühlende Mittel verlangende) System, der grofsen Schärfe derselben wegen, durchaus widerrathen mufste; er wich dennoch der *Squille*, und zwar nach dem homöopathischen Naturgesetze, indem schon *J. C. Wagner* ††††) von der freien Wirkung der *Meerzwiebel* eine

---

*) Hist. Plant. P. I. S. 207.

**) Opera, S. 496.

***) Bei *Haller*, Arzneimittell. S. 349.

****) Bei *Vicat*, plantes veneneuses S. 125.

†) Ratio medendi, P. I. S. 13.

††) Geschichte der Krankh. in Neapel Vol. I.
§. 175.

†††) Obs. on the diseases of the army, Edit. 7.
S. 143.

††††) Observationes clinicae, Lubec. 1737.

Art Pleuritis und Lungenentzündung
entstehen gesehen hatte.

. Die durch Viele *) — *Dan. Crüger, Ray,
Kellner,, Kaaw Boerhaave* und Andre vom
Genusse des *Stechapfels* beobachtete Wirkung, wunderliche Phantasien und
Convulsionen zu erregen, setzte die Aerzte
in Stand, die Dämonie **) (abentheuerliche Phantasien in Begleitung von krampfhaften Gliederbewegungen) und andre Convulsionen, wie *Sidrén* ***) und *Wedenberg* ****)
that, mit *Stechapfel* zu heilen, — so wie eine
von Quecksilberdampf und eine andre, von
Schreck entstandene Art Veitsdanz von *Sidrén* †) mit diesem Kraute geheilt ward, eigentlich mittelst seiner Eigenschaft, schon vor
sich dergleichen unwillkürliche Gliederbewegungen erzeugen zu können, wie
man von *Kaaw Boerhaave* und *Lobstein* ††)

---

*) Man sehe die Stellen nach in meiner reinen
Arzneimittellehre, Th. III.

**) Veckoskrift for Läkare, IV. S. 40, u. s. w.

***) Diss. de stramonii usu in malis convulsivis,
Ups. 1773.

****) Diss. de stramonii usu in morbis convulsi-
vis, Upsal. 1773.

†) Diss. Morborum casus, Spec. I. Ups. 1785.

††) M. s. die Stellen in meiner rein. Arzneimittell. a. a. O.

beobachtet findet; — weil auch der *Stech-*
apfel nach vielen Wahrnehmungen, *) auch.
denen des *P. Schenck* sehr schnell alle Besinnung und Rückerinnerung hin-
wegnimmt, so ist er auch fähig, Gedächt-
nifsschwäche, nach den Erfahrungen von
Sauvages und *Schinz*, zu heben; — und eben
so konnte auch *Schmalz* **) eine mit Manie
abwechselnde Melancholie durch dieses Kraut
heilen, weil es wie *a Costa* ***) erzählt, solche alternirende Geistes- und Ge-
müths-Verwirrungen von sich selbst
zuwege zu bringen im Stande ist.

Vom Gebrauche der *Chinarinde* beobachteten Mehrere ****) (*Percival*, *Stahl*
und *Quarin*) Magendrücken, Andre (*Mor-*
ton, *Friborg*, *Bauer* und *Quarin*) Erbrechen
und Durchfall, Andre (*Dan. Crüger* und
Morton) Ohnmachten, und Mehrere einen
grofsen Schwächezustand, Viele (*Thom-*
son, *Richard*, *Stahl* und *C. E. Fischer*) eine
Art Gelbsucht, Andre (*Quarin* und *Fi-*
scher) Bitterkeit des Mundes und mehrere Andre Anspannung des Unterlei-

---

*) M. s. die Stellen ebendaselbst,
**) Chir. u. med. Vorfälle, Leipz. 1784. S. 178.
***) Bei *Pet. Schenck*, lib. I. obs. 139.
****) M. s. alle diese Stellen in m. rein. Arz-
neimittell. III.

bes, und eben diese vereinigten Beschwerden, und Krankheitszustände sind es, bei deren ursprünglicher Gegenwart in Wechselfiebern *Torti* und *Cleghorn* so angelegentlich auf den alleinigen Gebrauch der *Chinarinde* dringen, — so wie die hülfreiche Anwendung derselben in dem erschöpften Zustande, der Unverdaulichkeit und Appetitlosigkeit nach acuten, besonders mit Blutabzapfen und Kräfte-raubenden Ausleerungsmitteln behandelten Fiebern blos auf der Eigenschaft dieser *Rinde* beruht: ein ungemeines Sinken der Kräfte; erschlafften Zustand Leibes und der Seele, Unverdaulichkeit und Efslust-Mangel erregen zu können, wie *Cleghorn, Friborg; Crüger, Romberg, Stahl, Thomson* *) und Andre von ihr beobachtet haben.

Wie hätte man wohl mit *Ipecacuanhe* mehrere Blutflüsse stillen können, wie von *Bagliv, Barbeirac, Gianella, Dalberg, Bergius* und Andern geschah, wenn sie nicht homöopathisch selbst Blutflüsse zu erregen im Stande wäre, wie auch wirklich *Murray, Scott* und *Geoffroy* **) von ihr beobachteten; —

---

*) M. s. die Stellen in meiner reinen Arzneimittell. III.

**) M. s. die Stellen ebend. S. 184 bis 186.

wie könnte sie in Engbrüstigkeit und beson=
ders in krampfhaften Engbrüstigkeiten so
hulfreich seyn, wie *Akenside* *), *Meyer* **),
Bang ***), *Stoll* ****), *Fouquet* †), *Ranoë* ††)
bezeugen, wenn sie nicht, auch ohne Auslee-
rung zu bewirken, schon vor sich die Kraft
besäfse, **Engbrüstigkeit** überhaupt und
krampfhafte Engbrüstigkeit insbesondre zu verursachen, dergleichen *Murray* †††),
Geoffroy ††††), und *W. Scott* (*) von dieser Wurzel wahrgenommen haben? Kann es
deutlichere Winke geben, dafs wir die Arzneien nach ihren krankmachenden Wirkungen zur Heilung der Krankheiten anwenden
sollen?

Eben so würde es nicht einzusehen seyn,
wie *Ignatzbohne* in einer Art Convulsio-

---

*) Medical Transact. I. No. 7. S. 39 u. f.

**) Diss. de Ipecacuanhae refracta dosi usu S. 34.

***) Praxis medica, S. 346.

****) Praelectiones, S. 221.

†) Journal de Médecine, Tom. 62. S. 137.

††) In Act. reg. soc. med. havn. II, S. 163 und
III, S. 361.

†††) Medic. pract. Biblioth. III, S. 237.

††††) Traité de la mat. med. II, S. 157.

(*) In Med. Comment. von Edinb. IV, S. 74.

nen, wie *Herrmann* *), *Valentin* **) und ein
Ungenannter ***) versichern, so wohlthätig
hätte seyn können, wenn sie nicht selbst dergleichen ähnliche Convulsionen hervorzubringen im Stande wäre, wie *Bergius* ****),
Camelli †), und *Durius* ††) auch wirklich
von ihr sahen.

Durch Stofs und Quetschungen be-
schädigte Personen bekommen Seitenstiche,
Brech-Reitz, krampfhafte, stechende und
brennende Schmerzen in den Hypochondern,
mit Aengstlichkeit und Zittern begleitet, ein
unwillkürliches Zusammenfahren, wie von
elektrischen Stöfsen wachend und im Schlafe, ein Kriebeln in den beschädigten Theilen, u. s. w. Da nun *Wohlverleih* eben
diese Zustände in Aehnlichkeit selbst erregen
kann, wie *Meza, Vicat, Crichton, Collin,
Aaskow, Stoll*, und *J. Chr. Lange* von ihr beobachteten †††), so wird es leicht begreiflich, wie dieses Kraut die Zufälle von Stofs,

---

*) Cynosura Mat. med. II, S. 231.
**) Hist. Simplic. reform. S. 194. §. 4.
***) In Act. Berolin. Dec. II. Vol. 10. S. 12.
****) Mat. medica. S. 150.
†) Philos. Transact. Vol. XXI, N. 250.
††) Miscell. Nat. Cur. Dec. III. ann. 9, 10.
†††) M. s. die Stellen in meiner reinen Arz-
neimittell. I, S. 246 bis 248.

Quetschung und Fall, folglich die Quet-
schungskrankheit selbst heilen kann, wie eine
namenlose Menge von Aerzten und ganze
Völkerschaften seit Jahrhunderten in Erfahrung gebracht haben.

Die *Belladonne* erzeugt unter den Beschwerden, die sie bei gesunden Menschen
eigenthümlich erregt, unter andern auch
Symptomen, welche, zusammengenommen,
ein sehr ähnliches Bild darstellen von derjenigen Art von Wasserscheu und Hundswuth, welche *Th. de Mayerne* *), *Münch* **),
Buchholz ***), und *Neimike* ****) wirklich
und vollständig mit diesem Kraute (homöopathisch) geheilt haben †). Das vergebli-

---

*) Praxeos in morbis internis syntagma alterum,
   Aug. Vindel. 1697. S. 136.

**) Beobachtungen bei angewend. Belladonne bei
   den Menschen, Stendal 1789.

***) Heils. Wirk. der Belladonne in ausgebroch-
   ner Wuth, Erfurt, 1785.

****) In *J. H. Münchs*, Beob. I. Th. S. 74.

†) Hat die Belladonne in ausgebrochner
   Hundswuth oft nicht geholfen, so muss man
   bedenken, dass sie hier nur durch Wirkungs-
   Aehnlichkeit helfen kann, folglich nur in den
   kleinst möglichen Gaben, wie alle homöopathische Mittel, hätte gegeben werden müssen
   (wie man im Organon in den letzten Para-

che Haschen nach Schlaf, das ängstliche Athemholen, der ängstliche
brennende Durst nach Getränke,
welches die Person kaum erhält, als
sie es schon wieder von sich stöfst,
bei rothem Gesichte, stieren und
funkelnden Augen, wie *F. C. Grimm*
von *Belladonn* eobachtete; das Ersticken erre ende Niederschlingen
des Getränks bei übermäfsigem Durste, wie *El. Camerarius* und *Sauter*; überhaupt das Unvermögen zu schlucken,
wie *May, Lottinger, Sicelius, Buchave, à'Her-
mont, Manetti, Vicat, Cullen*; die mit
Furchtsamkeit abwechselnde Be-
gierde, nach den Umstehenden zu
schnappen, wie *Sauter, Dumoulin, Buchave, Mardorf;* und umher zu spucken,
wie *Sauter;* auch wohl zu entfliehen,

---

graphen dargethan findet). Sie ward aber mei-
stens in den ungeheuer gröfsten Gaben gereicht, und so mufsten die Kranken nothwendig sterben an der Arznei, nicht an der
Krankheit. — Doch mag es auch mehr als
Eine Stufe oder Art von Wasserscheu und
Hundswuth geben, und also, je nach den Zufällen, zuweilen Bilsenkraut, zuweilen
hingegen Stechapfel das passendste homoo-
pathische Heilmittel seyn.

D

wie *Dumoulin*, *Eb. Gmelin*, *Buc'hoz*; und
die beständige Regsamkeit des Körpers, wie *Boucher*, *Eb. Gmelin* und *Sau-*
ter,*) von *Belladonne* beobachtet haben. —
Die *Belladonne* heilte auch Arten von
Manie und Melancholie, bei *Evers*, *Schmuk-*
ker, *Schmalz*, *Münch* Vater und Sohn, und
Andern, nämlich blos mittelst ihrer Kraft
besondre Arten von Wahnsinn erzeugen zu
können, dergleichen Belladonne - Geisteskrankheiten *Rau*, *Grimm*, *May*, *Ha-*
senest, *Mardorf*, *Hoyer*, *Dillenius*, und Andre aufgezeichnet haben. **) — *Henning* ***)
brauchte eine Menge vergeblicher Arzneien
gegen eine Amaurosis mit vielfarbigen Flek-
ken vor den Augen, drei Monate lang, bis
er aus willkürlicher Vermuthung etwaniger
Gicht, die der Kranke gleichwohl nicht hatte, endlich, wie durch Zufall, auf *Bella-*
donne ****) verfiel und ihn damit schnell

---

*) M. s. die Stellen von allen diesen Beobach-
   tern in meiner rein. Arzneimittell. I. Th.
**) S. m. reine Arzneimittell. Th. I.
***) *Hufel*. Journ. XXV, IV. S. 70 — 74.
****) Belladonne ist, blos durch Vermu-
   thung, zur Ehre ein Gicht-Heilmittel seyn
   zu sollen, gekommen. Die Krankheit, die
   noch mit einigem Rechte den feststehenden Namen Gicht sich anmaafsen könnte, wird nie
   und kann nie durch Belladonne geheilt werden.

und ohne Beschwerde heilte; er würde sie
wohl gleich Anfangs zum Heilmittel gewählt
haben, wenn er gewußt hätte, daß nur die
mittelst Wirkungs-Aehnlichkeit (homöopathisch) auf den Krankheitsfall passenden Arzneien gewiß und dauerhaft heilen können
und wenn er gewußt hätte, daß *Belladonne*
vermöge dieses untrüglichen Natur-Heilgesetzes hier homöopathisch helfen müsse, da
sie selbst eine Art Amaurosis mit vielfarbigen Flecken vor den Augen erzeugt, wie *Sauter* *) und *Buchholz* **) von
ihr bewirken sahen.

Bilsenkraut hat Krämpfe, welche viel
Aehnlichkeit mit Fallsucht hatten, auch wohl
dafür gehalten wurden, bei *de Mayerne* ***),
Stoerck, Collin und Andern gehoben, aus
dem Grunde weil es der Fallsucht sehr
ähnliche Zuckungen erregen kann, wie
man ****) bei *El. Camerarius, Chph. Seliger,
Hünerwolf, A. Hamilton, Planchon, a Costa*
und Andern findet. —

*) In *Hufel.* Journ. d. pr. A. XI.
**) In *Hufel.* Journ. d. pr. A. V, 1. S. 252.
***) Prax. med. S. 23.
****) M. s. die Stellen in meiner rein. Arznei-
mittell. Th. IV.

In gewissen Arten von Wahnsinn hat *Fo-thergill* *), *Stoerck, Helwig* und *Ofterdinger* das *Bilsenkraut* mit Erfolge gebraucht; doch würden noch weit mehrere Aerzte hierin glücklich gewesen seyn, wenn sie keinen andern Wahnsinn damit zu heilen unternommen hätten, als den *Bilsenkraut* in seiner Erstwirkung selbst in Aehnlichkeit zu erzeugen vermag, nämlich jene Art stupider Geistesverwirrung, wie sie *Helmont, Wedel, J. G. Gmelin, la Serre, Hünerwolf, A. Hamilton, Kiernander, J. Stedmann, Tozzetti, J. Faber* und *Wendt* von diesem Kraute haben erfolgen sehn. **) — Aus den von diesem Kraute erfahrnen Wirkungen, die man bei letztern Beobachtern nachsehen kann, läfst sich auch das Bild von einer hohen Art Hysterie zusammensetzen, und eine sehr ähnliche wird von diesem Kraute geheilt, wie man bei *J. A. P. Gesner, Stoerck* und in den Act. Nat. Cur. ***) findet. — Unmöglich hätte *Schenckbecher* ****) einen zwanzigjährigen Schwindel mit dem *Bilsenkraute*

---

*) Memoirs of the med. soc. of London, I, S. 310. 314.

**) M. s. m. reine Arzneim. IV. S. 52 bis 57.

***) IV. obs. 8.

****) Von der Kinkina, Schierling, Bilsenkraut, u. s. w. Riga u. Mietau 1769. im Anhang, S. 162.

heben können, wenn diefs Kraut nicht so
allgemein und in so hohem Grade einen
ähnlichen Schwindel zu erzeugen von
Natur geeignet wäre, wie *Hünerwolf, Blom,
Navier, Planchon, Sloane, Stedman, Greding,
Wepfer, Vicat, Bernigau* bezeugen *) —
Meyer Abramson **) plagte seinen eifersüch-
tig Wahnsinnigen lange mit vergeblichen, andern Arzneien, ehe er zufallsweise als ein
schlafmachen sollendes Mittel das *Bilsenkraut* ihm gab, was natürlich schnell half;
hätte er die Eifersüchtigkeit und die
Manieen gekannt, die *Bilsenkraut* bei
Gesunden erregt ***), und hätte er das einzige Natur-Heilgesetz durch Homöopathie
gekannt, so würde er gleich Anfangs diefs
Heilmittel mit Zuverlässigkeit haben wählen
können, ohne den Kranken so lange mit
Arzneien zu quälen, die als unhomöopathisch
hier nicht helfen konnten. — Die gemisch-
ten Arzneistoffe, die *Hecker* ****) in einer
krampfhaften Verschliefsung der
Augenlieder mit dem sichtbarsten Erfolge brauchte, wären vergeblich gewesen, war
nicht das hier homöopathische *Bilsenkraut*

---

*) S. m. reine Arzneim. a. a. O.
**) *Hufel.* Journ. XIX, II. S. 60.
***) S. m. reine Arzneim. IV. S. 31. 55. 56.
****) In *Hufel.* Journ. d. pr. A. I. S. 354.

zufälligerweise darunter; welches nach *We-pfer* *) eine ganz ähnliche Beschwerde am gesunden Menschen zu erregen pflegt. — So konnte auch *Withering* **). eine krampf-hafte Verschliefsung des Schlundes, mit Unmöglichkeit zu schlingen, durch keine Arznei bezwingen, bis er *Bil-senkraut* gab, dessen eigenthümliche Wir-kung ist; eine krampfhafte Zuschnü-rung des Schlundes mit Unvermögen zu schlingen selbst zu erzeugen, wie *Toz-zetti, Hamilton, Bernigau, Sauvages* und *Hü-nerwolf* ***). unzweideutig und in hohem Grade von diesem Kraute haben entstehen sehen.

Wie wäre es möglich, dafs der *Cam-phor* in sogenannten, schleichenden Ner-venfiebern mit verminderter Körper-wärme, verminderter Empfin-dung und gesunkenen Kräften so aus-nehmende Hülfe leisten konnte, wie uns der Wahrheit liebende *Huxham* ****) versichert, wenn der *Campher* nicht in seiner Erst-

---

*) De Cicuta aquatica, Basil. 1716. S. 230.

**) Edinb. med. Comment. Dec. II. B. VI. S. 263.

***) M. s. die Stellen in mein. rein. Arznei-mittell. IV. S. 38. 39.

****) Opera, Tom. I. S. 172 und Tom. II. S. 84.

wirkung einen ganz ähnlichen Zustand zu erzeugen vermöchte, wie *Will. Alexander, Cullen* und *Fr. Hoffmann* von ihm sahen? *) —

Feuriger *Wein* heilt homöopathisch in kleinen Gaben reine Entzündungsfieber, wie *C. Crivellati* **), *H. Augenius* ***), *Al. Mundella* ****) und ein Paar Ungenannte †) erfahren haben. — Ein fieberhaftes Delirium, wie eine vernunftlose Trunkenheit, mit laut schnarchendem Athem, eine Krankheit dem Zustande einer heftigen Berauschung in Weine ähnlich, heilte *Rademacher* ††) in einer einzigen Nacht blos durch Weintrinken. Ist hier die Macht des analogen Arzneireitzes (similia similibus) wohl zu verkennen?

Ein Zustand, dem Todeskampfe ähnlich, von Convulsionen ohne Bewußtseyn, abwechselnd mit Anfällen von krampfhaftem und stoßweisem Athmen, welches auch schluch-

---

*) M. s. die Stellen in m. rein. Arzneim. IV.

**) Tratado dell' uso e modo di dare il vino nelle febri acute, Rom. 1600.

***) Epist. T. II. lib. 2. ep. 8.

****) Epist. 14. Basil. 1538.

†) Febris ardens spirituosis curata, Eph. Nat. Cur. Dec. II. ann. 2. obs. 53. und Gazette de santé. 1788.

††) In *Hufel.* Journ. d. pr. A. XVI, 1. S. 92.

zend und röchelnd, mit Eiskälte des Gesichts
und Körpers und Bläue der Hände und Füfse,
bei schwachem Pulse, erfolgte (ganz ähnlich
so, wie *Schweikert* und Andre die Zufälle von
Mohnsafte beobachteten) *), ward von
Stütz **) vergeblich mit Laugensalz behandelt, nachgehends aber sehr glücklich und
schnell und dauerhaft durch *Mohnsaft* gehoben. Wer erkennt hier nicht das, unwis-
sender Weise ausgeübte homöopathische Verfahren? — Eben diesen, nach *Vicat*, *J. C.
Grimm* und Andern ***), so grofse Neigung
zum fast unüberwindlichen Schlafe, mit hef-
tigem Schweifse und Delirien erregenden
Mohnsaft fürchtete sich *Osthoff* ****) in
einem epidemischen Fieber, was **s e h r ä h n-
liche Symptomen** hatte, anzuwenden,
weil das System (o! das arme System!) in
solchen Zuständen ihn zu geben verbiete. Nur
da er nach vergeblichem Gebrauche aller
bekannten Arzneien den Tod vor Augen
sah, entschlofs er sich, ihn auf gut Glück
zu probiren, und, siehe, er war allgemein

---

*) S. reine Arzneimittell. Th. I.
**) In *Hufel.* Journ. d. pr. A. X, IV.
***) S. reine Arzneimittell. Th. I.
****) In Salzburger, medic. chirurg. Zeitung,
1805. III. S. 110.

hülfreich — mufste es seyn nach dem
ewigen homöopathischen Heilgesetze. — So
gesteht auch *J. Lind* *): „Die Beschwerden
„des Kopfs und das Brennen der Haut bei
„dem in der Hitze des Körpers mühsam her-
„vorkommenden Schweifse nimmt der *Mohn-*
„*saft* weg, der Kopf wird frei, die bren-
„nende Hitze des Fiebers verschwindet, und
„der Schweifs kömmt leicht und reichlich bei
„erweichter Haut;“ *Lind* weifs aber nicht,
dafs Mohnsaft, ganz wider die Satzungen der
Arzneischule, hier defshalb so wunderbar
hilft, weil er sehr ähnliche Krankheits - Zustände bei Gesunden hervorbringt. Doch gab
es noch hie und da einen, dem diese Wahrheit wie ein Blitzstrahl durch den Kopf ging,
doch ohne das homöopathische Natur-Heilgesetz zu ahnen. So sagt *Alston* **): Mohnsaft sei freilich ein Hitze erregendes Mittel,
doch sei es gewifs, dafs er auch die schon
anwesende Hitze mindere. — *De la Guérene* ***)
gab *Mohnsaft* in einem Fieber mit hefti-
gem Kopfweh, hartem, gespanntem Pulse,
spröder, trockner Haut, brennender Hitze,

---

*) Versuch üb. d. Krankh. denen die Europäer
in heifsen Climaten unterworfen sind. Riga
und Leipzig, 1773.

**) In Edinb. Versuchen. V. P. I. art. 12.

***) In Römer's Annalen d. Arzneim. I, 11. S. 6.

drauf schwierig durchdringendem, ermatten-
dem Schweiſse, beständig durch die groſse
Unruhe des Körpers gestört und half damit;
wuſste aber nicht, daſs *Mohnsaft* hier so
wohlthätig wirkte, weil er einen ganz
ähnlichen fieberhaften Zustand vor
sich, das ist bei Gesunden zu erregen vermag, wie die Beobachter *) von ihm bezeugen. — In einem Fieber, wo die Kranken
sprachlos waren, bei offenen Augen, starren
Gliedern, kleinem, aussetzendem Pulse und
schwerem Athem mit Schnarchen und Rö-
cheln und in Schlafsucht versunken, Zuständen die *Mohnsaft* ganz ähnlich zu bewirken vor sich vermag, wie *De la Croix,*
Rademacher, *Crumpe*, *Pyl*, *Vicat*, *Sauvages*
und viele Andre beobachtet haben **), da sah
Chr. Ludw. Hoffmann ***) blos den Mohnsaft
helfen; wie ganz natürlich, homöopathisch! — Eben so half *Wirtensohn* ****)
mit *Mohnsaft* in ähnlichen, schlummer-
süchtigen Fiebern, — und *Sydenham* †) in

---

*) S. meine reine Arzneimittell. Th. I.

**) S. ebendaselbst.

***) Von Scharbock, Lustseuche, u. s. w. Mün-
ster, 1787. S. 295.

****) Opii vires fibras cordis debilitare, etc.
Monast. 1775.

†) Opera, S. 654.

ähnlichen schlafsüchtigen Fiebern, so wie in
einem gleichen Krankheitszustande *Marcus* *).
— Die Schlafsucht, welche *de Meza* **) heilte, konnte er mit nichts Anderm bezwingen,
als mit dem hier homöopathischen, S c h l a f-
s u c h t selbst erzeugenden, *Mohnsafte*. —
Nach langer Quaal mit einer Menge nicht
passender (unhomöopathischer) Arzneien hob
C. C. Matthäi ***) eine hartnäckige Nerven-
krankheit, deren Hauptzeichen Unempfindlichkeit, Taubheit und Eingeschlafenheit in
den Armen, an den Schenkeln und am Unterleibe waren, mit *Mohnsaft*, welcher nach
Stütz, *J. Young* und Andern ****) d e r g l e i-
c h e n Z u s t ä n d e in vorzüglichem Grade von
selbst erregen kann, folglich, wie jeder sieht,
einzig h o m ö o p a t h i s c h heilt. — *Hufe-
land's* †) Heilung einer tagelangen Lethargie
mit *Mohnsaft*, nach welchem andern Gesetze
erfolgte sie, als nach dem bisher verkannten
h o m ö o p a t h i s c h e n?— Eine Epilepsie kam
stets nur im Schlafe; *de Haen* fand, dafs es
kein natürlicher Schlaf sei, in welchem die
Anfälle kamen, sondern eine Schlafbetäubung

---

*) Magazin für Therapie, I. i. S. 7.
**) Acta reg. soc. med. havn. III. S. 202.
***) In *Struve's* Triumph der Heilk. III.
****) S. die Stellen in mein. rein. Arzneim. I.
†) *Hufel.* Journ. d. pr. A. XII, i.

mit Schnarchen (wie sie ganz ähnlich *Mohn-saft* bei Gesunden erzeugt) und blos durch *Mohnsaft* wandelte er sie in gesunden Schlaf um und nahm dadurch zugleich die ganze Fallsucht mit hinweg. *) — Wie wäre es wohl möglich, daß *Mohnsaft*, welcher, wie alle Welt weiß, unter allen Gewächs-Substanzen die stärkste und anhaltendste Leibverstopfung in seiner Erstwirkung verursacht, (in kleiner Gabe) das gewisseste Hülfsmittel in den gefährlichsten Leibver-stopfungen andrer Art, seyn könnte, wenn es nicht vermöge des so lange verkannten ho-möopathischen Heil-Gesetzes geschähe, das ist, wenn die Arzneien nicht durch eine, ähnliches Uebel erzeugende, eigne Wirkung, die ihr ähnlichen natürlichen Krankheiten zu besiegen und zu heilen von der Natur be-stimmt wären? Diesen in seiner Erstwirkung so mächtig den Stuhl hemmenden und Leib verstopfenden *Mohnsaft*, fand *Tralles* **) als das noch einzige Rettungsmittel im Ileus, nachdem er den Kranken vergeblich mit Ab-führungs- und andern unpassenden Mitteln gemartert hatte. — Eben so hat *Lentilius* ***)

---

*) Ratio medendi V. S. 126.

**) Opii usus et abusus, Sect. II. S. 260.

***) Eph. Nat. Cur. Dec. III. ann. 1. App. S. 131.

und *G. W. Wedel.**) den *Mohnsaft*, auch
ganz allein gegeben, für hülfreich in solchen
Fällen befunden. — Den redlichen *Bohn* **)
überzeugte ebenfalls die Erfahrung, dafs die
Opiate den Inhalt der Gedärme im Mise-
rere allein entladen können, so wie den
grofsen *Fr. Hoffmann* ***), welcher in den gefährlichsten Fällen dieser Art sich, blos auf
Mohnsaft mit liquor anodynus gegeben,
verlassen konnte. Können wohl alle in den
200000 medicinischen Büchern, die die Erde
belasten, enthaltenen Theorien über diese
und die vielen andern, ähnlichen Thatsachen eine vernünftige Auskunft geben, da
sie vom homöopathischen Heil – Gesetze nichts
wissen? Hat wohl eine einzige ihrer Lehren uns auf diefs in allen wahren, schnellen, und dauerhaften Heilungen durchgängig
waltende Naturgesetz hingeführt, dafs die
Arzneien nach ihrer (an gesunden Menschen
erspäheten) Wirkungs – Aehnlichkeit zur Heilung der Krankheiten anzuwenden sind?
Rave ****) und *Wedekind* †) heilten

---

*) Opiologia. S. 120.
**) De officio medici.
***) Medicin. rat. system. Tom. IV. P. II. S. 297.
****) Beobacht. und Schlüsse, II. S. 7.
†) In *Hufel.* Journ. d. pr. A. X, 1. S. 77. und
in seinen Aufsätzen S. 278.

schlimme Mutter - Blutflüsse mit *Sadebaum*, welcher, wie jede freche Dirne weifs, Bär- m u t t e r - B l u t f l ü s s e und, mit ihnen, Früh- geburten bei Gesunden erregt. Wer will hier das Heilgesetz durch Aehnlichkeit, die Homöopathie verkennen?

Wie könnte der *Biesam* in den Arten krampfhafter Engbrüstigkeit, die man nach *Millar* benannt hat, fast specifisch helfen, wenn er nicht vor sich selbst P a r o x y s - men von hustenloser, k r a m p f h a f t erstickender Zusammenschnürung d e r B r u s t zuwege bringen könnte, wie *Fr. Hoffmann* *) von ihm beobachtete?

Kann die Kuhpocke anders gegen Men- schenpocken schützen als homöopathisch? Sie, welche aufser andern grofsen Aehnlich- keiten mit ihnen, in ihrem im Ganzen nur einmal im Leben möglichen Erscheinen, der Tiefe ihrer Narben und den Achseldrüsen- geschwülsten, auch ein ähnliches Fieber, Ent- zündungsröthe um jede Pocke und selbst Au- genentzündung und Convulsionen, wie die Menschenblatter erzeugt! Die Kuhpocke wür- de gleich nach ihrem Ausbruche selbst die Menschenpockenansteckung aufheben, also die letztere auch bei ihrer wirklichen Anwesen-

---

*) Med. rat. system. III. S. 92.

heit heilen, wenn die Menschenpocke nicht
überwiegend stärker als die Kuhpocke wäre;
der letztern fehlt also hiezu nichts, als die
gröfsere Stärke, welche nach dem Naturgesetze, noch aufser der homöopathischen Aehnlichkeit zum Heilen gehört (§. 155. 165.) Wir
können, also dieses homöopathische Mittel nur
im voraus anwenden, ehe die stärkere Menschenpocke den Körper befällt. So bringt
die Kuhpocke eine der Menschenpocke sehr
ähnliche (homöopathische) Krankheit hervor,
nach deren Verflufs, da der menschliche
Körper in der Regel nur einer einmaligen
Krankheit dieser Art (der Kuhpocke, oder der
Menschenpocke) fähig ist, alle Ansteckbar-
keit desselben durch (Kuh- oder) Menschenpocke auf Lebenszeit gehoben ist *).

Bekanntlich ist Harnverhaltung mit
Harnzwang eins der häufigsten und be-
schwerlichsten Symptome der *spanischen*

---

*) Dieses homöopathische Heilen in antecessum
(was man auch Präcaviren und Schutzen nennt)
ist uns auch in einigen andern Fällen möglich, z. B. durch Tragen gepülverten Schwefels in unsern Kleidern gegen Ansteckung von
Wöllarbeiter-Krätze und durch eine moglichst
kleine Gabe Belladonne, wenn das, jetzt sel-
tene, glatte Scharlachfieber des *Sydenham,*
Withering und *Plencitz* herrscht.

Fliegen, wie zum Ueberflusse *Jon. Camerarius*, *Baccius*, *van Hilden*, *Forest*, *J. Lanzoni*;
van der Wiel und *Werlhoff* *) bestätigen. Ein
behutsamer innerer Gebrauch der *Canthariden* mufste daher in ähnlichen schmerzhaften Dysurien ein hülfreiches und homöopathisches Haupt – Heilmittel seyn. Und so
ist es auch. Aufser fast allen griechischen
Aerzten (deren Cantharide meloë cichorii war)
haben *Fabr. ab Aquapendente*, *Capivaccius*,
Riedlin, *Th. Bartholin* **), *Young* ***),
Smith ****), *Raymond* †), *De Meza* ††),
Brisbane †††), und Andre die schmerzhaf-
testen, ohne mechanische Hinderung entstandenen Ischurien mit *Canthariden* vollkommen geheilt. *Huxham* sah selbst die vor-
trefflichsten Wirkungen davon in solchen
Fällen; er rühmt sie sehr und hätte sie gar
gern gebraucht; aber die hergebrachten
Satzungen der alten Arzneischule, welche den

---

*) M. s. die Stellen in meinen Fragmenta de vi-
ribus medicamentorum positivis, Lipsiae, 1805.
I. S. 82. 83.

**) Epist. 4. S. 345.

***) Philos. Transact. No. 280.

****) Medic. Communications, II. S. 505.

†) In auser. Abh. für pr. Aerzte, III. S. 460.

††) Acta reg. soc. med. havn. II. S. 302.

†††) Auserl. Fälle der ausüb. Arz. Altenb. 1777.

Lehren der Natur und Erfahrung entgegen, hier schmeidigende, erschlaffende Mittel, sich weiser dünkend, anbefiehlt, hielt ihn von diesem in gedachtem Falle specifischen (homöopathischen) Heilmittel ab, wider seine Ueberzeugung *). — Im frischen, entzündlichen Tripper selbst, wo *Sachs von Lewenheim, Hannaeus, Bartholin, Lister, Mead* und vor Allen *Werlhoff* die *Canthariden* in den kleinsten Gaben mit dem besten Erfolge anwendeten, hoben sie die dringendsten Zufälle augenscheinlich, eben mittelst ihrer eigenthümlichen Kraft, wodurch sie, nach fast allen Beobachtern, s c h m e r z h a f t e I s c h ur i e, H a r n b r e n n e n, ja selbst E n t z ü nd u n g d e r H a r n r ö h r e (*Wendt*) und sogar bei blos äufserlicher Anwendung eine A r t e n t z ü n d u n g s a r t i g e n T r i p p e r s, wie *Wichmann* **) sah, vor sich selbst zu erzeugen vermögen ***).

---

*) Opera, Edit. *Reichel.* Tom. II. S. 124.

**) Auswahl aus d. Nürnb. gel. Unterhaltungen I. S. 249. Anm.

***) Ich sage die „die dringenden, anfänglichen Zufälle;‟ denn die übrige Heilung erfordert andre Rücksichten. Denn wenn es auch so gelinde Arten von Trippern giebt, die, fast ohne Hülfe, bald von selbst verschwinden, so giebt es dagegen andre von höherer Bedeu-

Bei empfindlichen Personen erregt der
innere Gebrauch des *Schwefels* nicht selten Stuhlzwang, zuweilen sogar bei
Stuhlzwange Leibweh und Erbre-
chen, wie *Walther* *) bezeugt, und dieser
seiner eigenthümlichen Kraft wegen, hat
man **) mit demselben ruhrartige Zufälle
und nach *Werlhoff* ***) Hämorrhoidal-Stuhl-
zwang, so wie nach *Rave* ****) Hämorrhoi-

---

tung, vorzüglich den seit den französischen
Feldzügen häufiger gewordenen, den man Feig-
warzen-Tripper nennen könnte, welcher ebenfalls durch Beischlaf-Ansteckung erfolgt, wie
die venerische Schanker-Krankheit, obgleich
von dieser ganz verschiedner Natur. Die Feig-
warzen kommen seltner allein, ohne Ausfluß
von den Zeugungstheilen, öfterer mit Eichel-
tripper, oder mit Harnröhrtripper, vorzüglich
wenn dieser durch Einspritzungen vertrieben
worden. Er ist ein Produkt einer Ansteckung
des ganzen Organismus und kann nur durch
innere Arznei, doch nie durch Quecksilber
geheilt werden. Außer den Zeugungstheilen,
wird auch der After, die Achselgrube, der
äußere Hals, der Haarkopf und vorzüglich der
innere Mund und die Lippe mit den Feigwar-
zen befallen.

*) Progr. de Sulphure et marte, Lips. 1743. S. 5.
**) Medicin. Nat. Zeit. 1798. S. 153.
***) Observat. de febribus, S. 3. §. 6.
****) In *Hufel.* Journ. d. pr. A. VII, 11. S. 168.

dal - Koliken heilen können. — Bekanntlich erzeugt das Töplitzer Bad, so wie alle andern lauen und warmen, *Schwefel* enthaltenden Mineral - Wasser oft einen sogenannten Bade - Ausschlag, welcher anscheinend die gröfste Aehnlichkeit mit Wollarbeiter - Krätze hat, und eben dieser homöopathischen Kraft wegen heilen auch diese Bäder, so wie der *Schwefel* selbst, die wahre Krätze der Wollarbeiter dauerhaft und specifisch. — Was giebt es Erstickenderes als Schwefeldampf? Und eben den Dampf vom angezündeten Schwefel fand *Bucquet* *) als das beste Erweckungsmittel im Scheintode von andersartiger Erstickung.

Die englischen Aerzte haben in den Beddoesschen Schriften und anderwärts die *Salpetersäure* als ein sehr hülfreiches Mittel in dem Speichelflusse von Quecksilber und den daher entstandnen Mundgeschwüren befunden, welches diese Säure nicht hätte ausrichten können, wenn sie nicht schon vor sich, selbst wo sie nicht durch den Mund eingenommen ward, blos im Bade an die Haut des Körpers gebracht, wie *Scott* **) und *Blair* ***) bezeugt, die Eigenschaft besäfse,

---

*) Edinb. med. Comment. IX.

**) In *Hufel.* Journ. f. d. pr. Arz. IV. S. 353.

***) Neueste Erfahrungen, Glogau, 1801.

E 2

Speichelflufs und Rachen-Geschwäre
zu erzeugen, wie auch von der innerlich ein-
genommenen *Aloyn* *), *Luke* **), *J. Ferriar* ***),
G. Kellie ****) gesehen haben.

Fritze †) hat von einem Bade mit *kau-
stischem Kali* geschwängert eine Art Tetanus erfolgen sehen und *Fr. Alex. Hum-
boldt* ††) hat die Reitzbarkeit der Muskeln
durch zerflossenes Weinsteinsalz (eine Art
halbkaustischen Kali's) bis zum Tetanus
zu erregen vermocht; kann wohl eine einfa-
chere und wahrere Quelle für die Heilkraft
des (ätzenden) Laugensalzes, in jener Art von
Tetanus, worin es *Stütz* nebst Andern so hülfreich fand, nachgewiesen worden, als in seiner
homöopathischen Wirkungs-Aehnlichkeit?

Der durch seine ungeheure Kraft, das
Befinden des Menschen zu verändern, man
weifs nicht, ob in verwegnen Händen mehr
fürchterlich, oder in der Hand des Weisen
eher verehrungswürdig zu nennende *Arsenik*
würde im Gesichtskrebse unter den Augen
sehr vieler Aerzte, von denen ich hier blos

---

*) In Memoires de la soc. d'émulation I. S. 195.
**) Bei *Beddoes*.
***) In Samml. br. Abh. f. pr. Aerzte XIX. ii.
****) Ebend. XIX. i.
†) In *Hufel.* Journ. d. pr. A. XII, i. S. 116.
††) Versuch über d. gereizte Muskel- und Ner-
venfaser, Posen u. Berlin. 1797.

G. Fallopius *), *Bernhardt* **) und *Roen-*
now ***) nennen will, nicht so grofse Heilungen haben vollbringen können, wenn dieses Metall-Oxyd nicht die homöopathische
Kraft besäfse, schon vor sich im gesunden
Körper sehr schmerzhafte, und sehr
schwer heilbare Knoten, nach *Amatus*
dem *Portugiesen* ****), und tief eindringende
bösartige Geschwüre nach *Heimreich* †)
und *Knape* ††), und krebsartige Geschwüre nach *Heinze* †††) zu erzeugen.—
Die Alten würden das *Arsenik* enthaltende,
sogenannte magnetische Pflaster des *Angelus*
Sala ††††) bei Pestbeulen und Carbunkeln
nicht so einstimmig wohlthätig haben finden
können, wenn der *Arsenik* nicht vor sich,
wie *Degner* (*) und *Knape* (**) bezeugen, die
Neigung besäfse, schnell in Brand über-

---

*) De ulceribus et tumoribus, lib. 2. Venet. 1563.

**) In Journ. de médec. chir. et pharm. LVII,
1782. Mars.

***) Konigl. Vetensk. acad. Handl. f. a. 1776.

****) Obs. et Cur. Cent. II. Cur. 34.

†) In Acta Nat. Cur. II. obs. 10.

††) Annalen der Staatsarzn. I. 1.

†††) Bei *Ebers* in *Hufel.* Journ. d. pr. A. 1813,
Sept. S. 48.

††††) Anatom. vitriol. Tr. 2. in Opera med. chym.
Frft. 1647. S. 381. 463.

(*) Acta Nat. Cur. VI.

(**) Annalen d. Staatsarzn. a. a. O.

gehende Entzündungsgeschwülste, und schwarze Blattern, wie *Verza-scha* *) und *Pfann* **) von ihm beobachteten, hervorzubringen. — Und wo käme seine so tausendfach bestätigte (nur noch nicht behutsam genug angewendete) Heilkraft in einigen Arten von Wechselfiebern her, die seit Jahrhunderten, schon von *Nic. Myrepsus,* nachgehends von *Slevogt, Molitor, Jacobi, J. C. Bernhardt, Jungken, Fauve, Brera, Darwin, May, Jackson* und *Fowler* unzweideutig gepriesen worden ist, wenn sie nicht in der eigenthümlichen Fieber erregenden Kraft des *Arseniks* gegründet wäre, welche fast alle Beobachter der Nachtheile dieser Substanz deutlich bemerkten, insbesondre *Amatus der Portugiese, Degner, Buchholz, Heun* und *Knape* ***). — Ganz wohl läfst sichs *Edw. Alexander'n* ****) glauben, dafs der *Arsenik* ein Hauptmittel in (einigen Arten) der Brustbräune sei, da schon *Otto Tachenius, Guilbert, Preufsius, Thilenius* und *Pyl* Beklemmung des Athemholens, *Greiselius* †) fast erstickende Schwer-

---

*) Observ. medic. Cent. Bas. 1677. obs. 66.
**) Sammlung merkwürd. Fälle, Nürnb. 1750. S. 129. 130.
***) M. s. die Stellen in m. rein. Arzneim. II.
****) Medic. Comm. of Edinb. Dec. II. T. I. S. 85.
†) Misc. Nat. Cur. Dec. I. ann. 2. S. 149.

äthmigkeit und vorzüglich *Majault* *) ein
beim Gehen plötzlich entstehendes
Asthma mit Sinken der Kräfte von
Arsenik wahrgenommen haben.

Die Convulsionen, welche *Kupfer*
und nach *Tondi, Ramsay, Fabas, Pyl* und
Cosmier der Genufs kupferiger Dinge, so
wie die wiederholten epileptischen Anfälle, die eine verschluckte Kupfermünze
unter *Jac. Lazerme's* **) und der Kupfersal-
miak unter *Pfündel's* ***) Augen erregt haben, erklären dem nachdenkenden Arzte deutlich genug, woher die Heilung einer Art
Veitsdanzes durch *Kupfer*, wovon *R. Willan* ****), *Walcker* †), a *Thuefsink* ††), und
Delarive †††), und die vielen Heilungen
einer Art Fallsucht durch *Kupferberei-
tungen* kamen, wovon *Batty, Baumes, Bier-
ling, Boerhaave, Causland, Feuerstein, Cullen, Duncan, Helvetius, Lieb, Magennis, C.
Fr. Michaelis, Reil, Rufsel, Stifser, Thilenius,*

---

*) In Samml. a. Abh. f. pr. Aerzte, VII, 1.
**) De morbis internis capitis, Amstel. 1748.
  S. 253.
***) In *Hufel.* Journ. d. pr. Arz. II. S. 274.
****) In Samml. a. Abh. f. pr. Aerzte, XII, S. 62.
†) Ebend. XI, iii. S. 672.
††) Waarnemingen, N. 18.
†††) In *Kühn's,* Phys. med. Journ. 1800. Jan. S. 58.

Weifsmann, *Weizenbreyer*, *Whithers* und
Andre so glückliche Erfahrungen aufzeich-
neten.

Haben *Poterius*, *Wepfer*, *Wedel*, *Fr.
Höffmann*, R. A. *Vogel*, *Thiery*, und *Albrecht*
mit *Z i n n* eine Art Schwindsucht, hektisches
Fieber, langwierige Catarrhe und feuchte Engbrüstigkeit geheilt, so geschah es mittelst der
eigenthümlichen Kraft des *Z i n n e s*, eine
Art S c h w i n d s u c h t selbst erzeugen zu können, welches schon G. E. *Stahl* *). beobachtet hatte. — Und wie wäre es wohl möglich, dafs *Z i n n*, wie *Geischläger* berichtet,
M a g e n s c h m e r z e n heilen könnte, wenn es
nicht vor sich schon dergleichen zu erregen
im Stande wäre. Und! diefs kann es allerdings, wie auch *Geischläger* selbst **) sah
und ehedem *Stahl* ***).

Sollte die schädliche Kraft des *B l e i e s*,
die hartnäckigste Leibverstopfung
und selbst Ileus zu erzeugen, wie *Thunberg*,
Wilson, *Luzuriaga* und Andre sahen, nicht
eine ähnliche Heilkraft zu verstehen geben,
sollte *Blei* nicht so gewifs, wie alle andre
Arzneien in der Welt gerade mittelst seiner

---

*) Mat. med. Cap. 6. S. 83.

**) In *Hufel.* Journ. d. pr. A. X, III. S. 165.

***) Mat. med. a. a. O.

Krankheit erregenden Kraft ähnliche natürliche Uebel (homöopathisch) zu besiegen und
dauerhaft zu heilen fähig seyn? Allerdings!
Angelus Sala *) heilte durch den innern Gebrauch dieses Metalls den Ileus und *J. Agri-
cola* **) eine andre gefährliche Leibesver-
stopfung. Die b l e i e r n e n Pillen mit denen
viele Aerzte eine Art Ileus und andre hartnäckigen Leibesverstopfungen so glücklich
heilten (*Chirac, Helmont, Naudeau, Pererius,
Rivinus, Sydenham, Zacutus der Portugiese,
Bloch* und Andre) wirkten nicht blos mecha-
nisch und durch ihre Schwere; sonst würde
man das weit schwerere Gold dazu vorzüg-
licher gefunden haben, sondern am meisten
als innere Arznei, homöopathisch heilkräftig. — Wenn *Otto Tachenius* und *Saxtorph*
ehemals hartnäckige hypochondrische Beschwerden mit B l e i heilten, so erinnere man
sich der diesem Metalle anerschaffenen Neigung, hypochondrische Beschwerden vor sich
zu erzeugen, wie in *Luzuriaga's* ***) Beschreibung der schädlichen Wirkungen dieses Me-
talles zu sehen ist.

---

*) Opera. S. 213.

**) Comment. in *J. Poppii* chym. Med. Lips. 1638.
S. 223.

***) Recueil periodique de literat. I. S. 20.

Man darf sich nicht wundern, dafs *Marcus* *) eine Entzündungs - Geschwulft der
Zunge und des Rachens mit einem Mittel
(— *Quecksilber* —) schnell geheilt hat,
welches nach der täglichen, tausendfachen
Erfahrung aller Aerzte ganz specifisch E n t-
z ü n d u n g und G e s c h w u l s t d er i n n e r n
T h e i l e d e s M u n d e s erzeugt und dergle i-
chen schon bei äufserer Auflegung (der Merkurial - Salben, der Merkurial - Pflaster) auf
die Haut des übrigen Körpers thut, wie *Deg-
ner* **), *Friese* ***), *Alberti* ****) und *Engel* †)
nebst Andern erfuhr, — Die V e r s t a n d e s-
schwäche, die *Swedjaur* ††), die V e r-
standlosigkeit, die *Degner* †††) und der
W a h n s i n n, den *Larrey* ††††) vom
Quecksilber - Gebrauche beobachteten,
vereint mit der bekannten, fast specifischen
Kraft dieses Metalls, Speichelflufs zu er-

---

*) Magazin, II. 11.

**) Acta Natur. Cur. VI, App.

***) Geschichte und Vers. einer chir. Gesellsch.
   Kopenhagen, 1774.

****) Jurisprudentia med. V. S. 600.

†) Specimina medica, Berol. 1781. S. 99.

††) Traité des malad. vener. II. S. 368.

†††) A. a. O.

††††) Memoires et observations, in Description
   de l'Egypte, Tom. I.

regen, erklärt sehr einleuchtend, wie *Will.*
Perfect *) mit Speichelflufs, abwechselnde
Melancholie mittelst Quecksilber dauerhaft
heilen konnte. — Woher kömmt des *Queck-*
silbers guter Ruf in der häutigen Bräune?
Warum war *Seelig* **) in der von Purpurfriesel begleiteten Bräune und *Hamilton* ***),
Hoffmann ****), *Marcus* †), *Rush* ††), *Col-*
den †††), *Bailey* und *Michaelis* ††††) in
andern bösartigen Bräunen so glücklich mit
dem Gebrauche des *Quecksilbers*? Offenbar defshalb, weil dieses Metall selbst eine
Art der schlimmsten B r ä u n e zuwege bringt!
— Heilte *Sauter* (*) jene geschwürige Mund-
entzündung mit Schwämmchen und Speichel-
flufsgestanke durch Gurgeln mit Sublimatauf-
lösung, oder *Bloch* (**) die Mundschwämm-

---

*) Annalen einer Anstalt für Wahnsinnige, Han-
nover, 1804.

**) In *Hufel.* Journ. d. pr. Arz. XVI, 1. S. 24.

***) In Edinb. Comment, IX, 1. S. 8.

****) Medic. Wochenblatt, 1787. N. 1.

†) Magaz. für spec. Therap. II. S. 334.

††) Medic. inquir. and observ. N. 6.

†††) Medic. observ. and inquir. I, N. 19. S. 211.

††††) In *Richter's* chirurg. Biblioth. V. S. 737
bis 739.

(*) In *Hufel.* Journ. d. pr. Arz. XII, 11.

(**) Medic. Bemerkungen; S. 161.

chen mit *Quecksilber* wohl anders, als homöopathisch, da Quecksilber, aufser andern
Mundgeschwüren, namentlich auch eine
Art Mundschwämmchen selbst hervor-
bringet, wie *Schlegel* *) und *Thom. Acrey* **)
bezeugen. — Mehrerer Gemische von Arzneien bediente sich *Hecker* ***) im Beinfrafse
von Pocken mit sichtbarem Erfolge; zum
Glücke, dafs in allen diesen Mischungen
Quecksilber mit befindlich war, von welchem begreiflich diefs Uebel besiegt werden
könnte, homöopathisch, da *Quecksilber*
eine von den wenigen Arzneien ist, welche
Knochenfrafs selbst erzeugen können,
wie so viele übertriebne Mercurial-Curen
gegen Lustseuche, und so auch unvenerische
Curen bezeugen, wie z. B. die von *G. Ph.
Michaëlis* ****). Eben so wird auch dieses
bei seinem langwierigen Gebrauche durch Er-
zeugung des Beinfrafses so fürchterliche
Metall homöopathisch höchst wohlthätig in
Heilung der Caries nach Verwundungen der
Knochen, wovon uns *Justus Schlegel* †),

---

*) In *Hufel.* Journ. d. pr. Arz. VII, iv.
**) London medic. Journnal, 1788.
***) In *Hufel.* Journ. d. pr. Arz. I, S. 362.
****) In *Hufel.* Journ. d. pr. Arz. 1809. vi. Jun.

Joerdens *) und *J. Matth. Müller* **) sehr
merkwürdige Heilungen geliefert haben, und
wie uns Heilungen unvenerischer Beinfrafse
andrer Art, ebenfalls mit *Quecksilber*, von
J. F. W. Neu ***) und *J. D. Metzger* ****)
dieselbe homöopathische Heilkraft des Quecksilbers bezeugen.

Bei Lesung der Schriften über die medicinische *Elektrisität* mufs man über
die nahe Beziehung erstaunen, mit welcher
die von ihr hie und da erzeugten Körperbe-
schwerden und Krankheitszufalle den aus ganz
ähnlichen Symptomen bestehenden Krankheiten entsprechen, welche sie glücklich und
dauerhaft durch Homöopathie geheilt hat.
Unzählig sind die Schriftsteller, welche von
der positiven Elektrisität in ihrer Erstwirkung, Beschleunigung des Pulses
wahrnahmen; vollständig fieberhafte Anfälle aber, blos durch *Elektrisität* erzeugt, sahen *Sauvages* †); *Delas* ††) und

---

*) In *Hufel.* Journ. d. pr. Arz. X, 11.

**) Obs. med. chir. Dec. II. Cas. 10.

***) Diss. med. pract. Göttingae, 1776.

****) Adversaria. P. II. Sect. 4.

†) Bei *Bertholon de St. Lazare*, medicinische
Electrizität, von *Kühn*, Weifsenf. u. Leipzig,
1788. I. Th. S. 239. 240.

††) Ebend. S. 232.

Barillon *). Diese ihre fieberhafte Kráft
war Ursache, dafs *Gardini* **), *Wilkinson* ***),
Syme ****); und *Wesley.* †) eine Art Ter-
tiánfieber einzig mit *Elektrisität* heilen
konnten, *Zetzel* ††) aber und *Willer-*
moz †††) sogar Quartanfieber. — Die *Elek-*
trisität erzeugt ferner, wie bekannt, eine
den Zuckungen ähnliche Verkürzung der
Muskeln und *de Sans* ††††) konnte durch
sie, so oft er wollte, sogar anhaltende
Convulsionen am Arme eines Mädchens
erregen; und eben mittelst dieser convulsi-
vischen Kraft der Elektrisität, konnten *de*
Sans (*) und *Frahklin* (**) krankhafte Convulsionen, so wie *Theden* (***) ein zehnjäh-
riges Mädchen durch *Elektrisität* heilen,
welches durch Blitz sprachlos und am linken
Arm fast lahm geworden war, doch mit be-

---

*) Ebend. S. 233.
**) Ebend. S. 232.
***) Ebend. S. 251.
****) Ebend. S. 250.
†) Ebend. S. 249.
††) Ebend. S. 52.
†††) Ebend. S. 250.
††††) Ebend. S. 274.
(*) Bei *Bertholon,* I. S. 274.

ständiger, unwillkürlicher Bewegung der Arme und Beine und steter krampfhafter Zusammenziehung der linken Finger. — Auch eine Art Hüftweh erregte die *Elektrisität*, wie *Jallobert* *) und ein Andrer **) beobachtete und konnte also auch leicht durch Wirkungs - Aehnlichkeit und Homöopathie eine ähnliche Art Hüftweh heilen, wie *Hiort- berg*, *Lovet*, *Arrigoni*, *Daboueix*, *Mauduyt*, *Syme* und *Wesley* durch ihre Erfahrungen bewährt haben. — Eine Menge Aerzte haben eine Art Augenentzündung durch *Elektrisität* geheilt, nämlich mittelst eben der Kraft derselben, selbst ähnliche Augenentzündungen, wie *Patrik Dickson* ***) und *Bertholon* ****) von ihr sahen, zu erzeugen. — *Fuschel* heilte Aderkröpfe (varices) mit *Elektrisität*, welche diese Heilkraft blos ihrer, von *Jallabert* †) beobachteten Eigenschaft, Venengeschwülste erregen zu können, verdankt.

Starke Hitze eines acuten Fiebers mit 150 Pulsschlägen in der Minute ward von einem *heißen* Bade von 100 Grad Fahr. sehr

---

*) Experiences et observations sur l'électricité.
**) Philos. Transact. Vol. 63.
***) Bei *Bertholon*, I. S. 406.
****) A. a. O. II. S. 296.
†) A. a. O.

gemildert, und der Puls bis zu 110 Schlägen
herabgestimmt, wie *Albers* berichtet. Bei
Hirnentzündung von brennendem Sonnen-
scheine, oder wenn man den Kopf der Ofen-
hitze ausgesetzt hatte, in beiden Fallen fand
Loeffler *) h e i f s e Umschläge ungemein
hülfreich, so wie *Callisen* **) in der Hirnentzündung Umschläge von heifsem Wasser auf
den Kopf am hülfreichsten unter allen Mitteln fand.

———————

. Unzählig sind die theils nutzlosen, theils
schädlichen und verderblichen Curen, die
seit Anbeginn von Aerzten an Kranken aus-
geübt wurden, weil man auf der einen Seite
die Krankheiten nicht so nahm, wie sie die
Natur in ihrer sichern Einfachheit uns darbietet, nämlich als einen Zusammenflufs besondrer Symptomen und Beschwerden, sondern sich einen trüglichen Namen oder eine
innere, unsichtbare Beschaffenheit von ihnen
erdichtete und dieses Trugbild aus den Büchern und der Phantasie für den ärztlich zu
behandelnden Gegenstand hielt, und weil
man auf der andern Seite keine Beziehung
der Arzneien zu dem Krankheitszustande

chern (materia medica) davon erdichtet worden war, die reine, wahre Wirkung der
Arzneien aber gar nicht kannte, auch an gesunden Menschen nicht kennen zu lernen
suchte.

Im Allgemeinen konnten daher die Curen nicht anders als erbärmlich und unglück-
lich seyn und die Kranken mufsten sich
in diese traurige Nothwendigkeit fugen, da
sie keine bessere Hulfe bei keinem unter den
Aerzten fanden, indem sie alle aus denselben trugvollen Büchern waren gelehrt worden.

Nur in dem Verhältnisse von mehrern Hun-
derten solcher elenden Curen zu einer einzigen, geschah es durch die Fügung der all-
gütigen Vorsehung (freilich wegen der Natur
des grundlosen Arztgeschäftes, nur selten, ja
äufserst selten), dafs eine wunderbar schnelle
und dauerhafte Heilung mitunter lief. Es ist
daher äufserst wichtig für das Wohl
der Menschheit, zu untersuchen, wie
diese so äufseist seltnen, als ausgezeichnet heilbringenden Curen eigentlich zugingen. Den Aufschlufs, den
wir hievon finden, ist von der hochsten Be-
deutsamkeit. Sie erfolgten nämlich, wie die
in dieser Einleitung angeführten Beispiele
lehren, nie und auf keine Art anders, denn
durch Arzneien von homöopathischer, das

ist, ähnliche Krankheit erregender Kraft, als
der zu heilende Krankheitszustand war; sie
erfolgten schnell und dauerhaft durch Arzneien, deren ärztliche Verordner sie, selbst
im Widerspruche mit den Lehren aller bisherigen Systeme und Therapien, wie durch
ein Ungefähr ergriffen, oft, ohne selbst recht
zu wissen, was sie thaten und warum sie es
thaten, und so, wider ihren Willen, die
Wohlthätigkeit des einzig naturgemäfsen Heil-
gesetzes, der Homöopathie, thätlich bestätigen mufsten, eines Heilgesetzes, welches kein
ärztliches Zeitalter bisher, von medicinischen
Vorurtheilen geblendet, weder auffinden konnte, noch aufzufinden sich bemühte, so viele
Thatsachen und so unzählige Winke sie auch
dazu hinleiteten.

Denn sogar die Hausmittel-Praxis der
mit gesundem Beobachtungssinn begabten, un-
ärztlichen Classe von Menschen hatte diese
Heilart als die sicherste, gründlichste und
untrüglichste in der Erfahrung befunden.

Auf frisch erfrorne Glieder legt man gefrornes Sauerkraut oder reibt sie mit Schnee.

Eine mit kochender Brühe begossene Hand
hält der erfahrne Koch dem Feuer in einiger
Entfernung nahe, und achtet den dadurch
anfänglich vermehrten Schmerz nicht, da er
aus Erfahrung weifs, dafs er hiemit in kurzer Zeit, oft in wenigen Minuten, die ver-

brannte Stelle zur gesunden, schmerzlosen Haut wieder herstellen kann *),

Andre verständige Nichtärzte z. B. die Lackirer, legen auf die verbrannte Stelle ein ähnliches; Brennen erregendes Mittel. starken, wohlerwärmten Weingeist **), oder Ter-

---

*) So hält auch schon *Fernelius* (Therap., lib. VI. Cap. 20.) die Annäherung des verbrannten Theils ans Feuer für das geeignetste Hülfsmittel, wodurch der Schmerz aufhöre. *John Hunter* (On the blood, inflammation, etc. S. 218.) führt die grofsen Nachtheile von Behandlung der Verbrennungen mit kaltem Wasser an, und zieht die Annäherung ans Feuer bei weitem vor, — nicht nach den hergebrachten medicinischen Lehren, welche (contraria contrariis) kaltende Dinge für Entzündung gebieten, sondern durch Erfahrung belehrt, dafs eine ähnliche Erhitzung (similia similibus) das heilsamste sei.

**) *Sydenham* (Opera. S. 271.) sagt: „Weingeist sei gegen Verbrennungen jedem andern Mittel vorzuziehen, wiederholentlich „aufgelegt." — Auch *Benj. Bell* (System of surgery, third edit. 1789.) mufs der Erfahrung die Ehre geben, welche nur homöopathische Mittel als die einzig heilbringenden zeigt. Er sagt: „Eins der besten Mittel „für alle Verbrennungen ist Weingeist. „Beim Auflegen scheint er auf einen Augen-

bentinöl *) und stellen sich binnen wenigen

„blick den Schmerz zu vermehren (m. s. un-
„ten §. 164.), aber diefs läfst bald nach und
„es erfolgt eine angenehme, beruhigende Em-
„pfindung darauf. Am kraftigsten ist es, wenn
„man die Theile in den Weingeist eintaucht,
„wo diefs aber nicht angeht, mussen sie un-
„unterbrochen bedeckt von leinenen Lappen
„mit Weingeist angefeuchtet erhalten werden.“

*) *Edw. Kentish,* welcher die in den Steinkohl-
gruben so oft gräfslich von dem entzündlichen
Schwaden verbrannten Arbeiter zu behandeln
hatte, „läfst h e i f s gemachtes Terbentinol oder
„Weingeist auflegen, als das vorzüglichste Ret-
„tungsmittel bei den gröfsten, und schwersten
„Verbrennungen“ (Essay on Burns, London,
1798, Second Essay.) Keine Behandlung kann
homoopathischer seyn als diese, aber es giebt
auch keine heilsamere.

Der ehrliche und hocherfahrne *Heister* (Institut. Chirurg. Tom. I. S. 333.) bestätigt diefs
aus seiner Erfahrung und „rühmt die Aufle-
„gung des Terbentinöls, des Weingeistes und
„moglichst h e i f s e r Breie zu dieser Absicht,
„so heifs man sie nur erleiden konne.“

Am unwiderleglichsten aber sieht man den
erstaunlichen Vorzug der, Brenn-Empfindung
und Hitze vor sich erregenden (also hier homöopathischen) Mittel auf die durch Verbrennung
entzündeten Theile gelegt, vor den palliati-

Stunden damit wieder her, während die küh‑
lenden Salben, wie sie wissen, diefs in eben

---

ren, kühlenden und kältenden Mitteln, bei
reinen Versuchen, wo beide entgegen ge‑
setzte Curmethoden an demselben Körper und
bei gleichem Verbrennungsgrade zur Verglei‑
chung angewendet wurden.

So liefs *John Bell* (in *Kühns* phys. med.
Journale, Leipzig, 1801. Jun. S. 428.) einer
verbrühten Dame den einen Arm mit Ter‑
hentinöle benetzen, den andern aber in
kaltes Wasser tauchen. Der erstere Arm
befand sich schon in einer halben Stunde
wohl, der andre aber fuhr sechs Stunden
fort, zu schmerzen; wenn er nur einen Au‑
genblick aus dem Wasser gezogen ward, em‑
pfand sie daran weit gröfsere Schmer‑
zen und er bedurfte weit längere Zeit,
als ersterer, zum Heilen.

So behandelte auch *John Anderson* (bei
Kentish, am angef. Orte S. 43.) ein Frauenzim‑
mer, was sich Gesicht und Arm mit ko‑
chendem Fette verbrannt hatte. „Das Gesicht,
welches sehr roth und verbrannt war und ihr
„heftig schmerzte, ward nach einigen Minuten
„mit Terbentinol belegt, den Arm aber hatte
„sie selbst schon in kaltes Wasser gesteckt
„und wünschte ihn einige Stunden damit zu
„behandeln. Nach sieben Stunden sah ihr
„Gesicht schon weit besser aus und war er‑

so vielen Monaten nicht ausrichten, kaltes
Wasser *) aber Uebel ärger macht.

„leichtert. Das kalte Wasser für den Arm hatte
„sie oft erneuert, wenn sie ihn aber herausnahm,
„so klagte sie sehr über Schmerz und in der
„That hatte die Entzündung daran zugenom-
„men. Den Morgen darauf fand ich, dafs
„sie die Nacht grofse Schmerzen am Arme ge-
„habt hatte; die Entzündung ging über den
„Ellbogen herauf; verschiedne grófse Blasen
„waren aufgegangen und dicke Schorfe hatten
„sich auf Arm und Hand angesetzt, worauf
„nun warmer Brei gelegt ward. Das Gesicht
„aber war vollkommen schmerzlos; der Arm
„hingegen mufste 14 Tage lang mit erweichen-
„den Dingen verbunden werden, ehe er heilte."
Wer erkennt hier nicht den unendlichen Vorzug der (*homöopathischen*)
Behandlung durch Mittel von ähnlicher Einwirkung vor dem elenden
Verfahren durch Gegensatz (contraria
contrariis) nach der uralten, gemeinen
Arzneikunst?

*) Nicht nur *J. Hunter* führt (am gedachten
Orte) die grofsen Nachtheile von der Behandlung der Verbrennungen mit kaltem Wasser
an, sondern auch *W. Fabric. van Hilden* (De
combustionibus libellus, Basil. 1607. Cap. 5.
S. 11.) versichert: „Kalte Umschläge sind bei
„Verbrennungen höchst nachtheilig und brin-

Der alte, erfahrne Schnitter wird, wenn
er auch sonst keinen Branntwein trinkt, doch
in dem Falle, wenn er in der Sommergluth
sich bis zum hitzigen Fieber angestrengt hat,
nie kaltes Wasser (contraria contrariis) trinken — er kennt das Verderbliche dieses Verfahrens, — sondern er nimmt etwas weniges
einer, Hitze hervorbringenden Flüssigkeit,
einen mäfsigen Schluck Branntwein zu sich;
die Lehrerin der Wahrheit, die Erfahrung,
überzeugte ihn von dem grofsen Vorzuge und
der Heilsamkeit dieses homöopathischen Verfahrens; seine Hitze wird schnell hinweggenommen, so wie seine Ermüdung *).

Ja, es gab sogar von Zeit zu Zeit Aerzte,
welche ahneten, dafs die Arzneien durch
ihre Kraft, analoge Krankheits-Symptomen
zu erregen, analoge Krankheitszustände heilen.

„gen die schlimmsten Zustände hervor; es er-
„folgt davon Entzundung, Eiterung und zu-
„weilen Brand."

*) *Zimmermann* (Ueber die Erfahrung, II, S. 318.)
lehrt, dafs nach grofsen Erhitzungen die Be-
wohner heifser Länder eben so, mit dem besten
Erfolge, verfahren, und etwas geistige Flüssigkeit zu sich nehmen.

pokratisc ie i ve i ncnon uchs: περι τοπων
τῶν κατ᾽ ἄνθρωπον *) die merkwürdigen
Worte: διὰ τὰ ὅμοια νοῦσος γίνεται, καὶ διὰ
τὰ ὅμοια προςφερόμενα ἐκ νοσεύντων ὑγιαίνον-
ται, — διὰ τὸ ἐμέειν ἔμετος παύεται. —

Thomas Erastus behauptet **) gegen seine Gegner, dafs nur die Heilart *similia similibus* die vorzüglichste sei.

Gleichfalls haben auch nachgängige Aerzte die Wahrheit der homöpathischen Heilart
gefühlt und ausgesprochen. So sieht, z. B.
Boulduc ***) ein, dafs die purgirende Eigenschaft der Rhabarber die Ursache ihrer Durchfall stillenden Kraft sei.

Detharding erräth ****), dafs der Sens-
blätter-Aufgufs Colik bei Erwachsenen stille
vermöge seiner analogen, Colik erregenden
Wirkung bei Gesunden.

Bertholon †) gesteht, dafs die Elektrisität den höchst ähnlichen Schmerz, den sie
selbst errege, in Krankheiten abstumpfe und
vernichte.

Thoury *) bezeugt, dafs die positive
Elektrisität an sich zwar den Puls beschleu-
nige, aber wenn er krankhaft schon zu schnell
sei, denselben langsamer mache.

v. Stoerck **) kömmt auf den Gedanken: „Wenn der Stechapfel den Geist zer-
„rüttet und bei Gesunden Wahnsinn hervor-
„bringt, sollte man denn nicht versuchen
„durfen, ob er bei Wahnsinnigen durch Um-
„änderung der Ideen gesunden Verstand wie-
„der bringen könne?"

Am deutlichsten aber hat ein dänischer
Regiments-Arzt, *Stahl*, seine Ueberzeugung
hierüber ausgesprochen, da er ***) sagt:
„Ganz falsch und verkehrt sei die in der Ar-
„neikunst angenommene Regel, man müsse
„durch gegenseitige Mittel (contraria contra-
„riis) curiren; er sei im Gegentheile über-
„zeugt, dafs durch ein ähnliches Leiden
„erzeugendes Mittel (similia similibus) die
„Krankheiten weichen und geheilt werden, —
„Verbrennungen durch Annäherung ans Feuer,
„erfrorne Glieder durch aufgelegten Schnee

---

*) Memoire lû à l'acad. de Caen.

**) Libell. de stram. S. 8.

***) In *Jo. Hummelii* Commentatio de Arthritide
tam tartarea, quam scorbutica, seu podagra
et scorbuto, Büdingae, 1738. 8. S. 40 bis 42.

„und das kälteste Wasser, Entzündung und
„Quetschungen durch abgezogene Geister und
„so heile er die Neigung zu Magensäure durch
„eine sehr kleine Gabe Vitriolsäure mit dem
„glücklichsten Erfolge, in den Fällen, wo
„man eine Menge absorbirender Pulver ver-
„geblich gebraucht habe."

So nahe war man zuweilen der grofsen
Wahrheit! Aber man liefs es bei einem flüch-
tigen Gedanken bewenden, und so blieb die
so unentbehrliche Umänderung der uralten
ärztlichen Krankheitsbehandlung, des blin-
den bisherigen Curirens, in eine ächte, wahre
und gewisse Heilkunst, bis auf unsre Zeiten
unausgeführt.

Des Arztes höchster und einziger Beruf
ist kranke Menschen gesund zu machen, was
man Heilen nennt *).

---

*) Nicht aber (womit so viele Aerzte bisher
Kräfte und Zeit ruhmsüchtig verschwendeten)
das Zusammenspinnen leerer Einfalle und Hypothesen über das innere Wesen des Lebens-
vorgangs und der Krankheitsentstehungen im
unsichtbaren Innern zu sogenannten Systemen,
oder, die unzahligen Erklarungsversuche über
die Erscheinungen in Krankheiten und ihre (stets
verborgen bleibende) nächste Ursache, u. s. w.
in unverständliche Worte und einen Schwulst
abstrakter Redensarten gehullt, welche gelehrt
klingen sollen, um den Unwissenden in Erstaunen zu setzen — während die kranke Welt
vergebens nach Hulfe seufzt. Solcher gelehrter Schwärmereien (man nennt es theoretische Arzneikunst und hat sogar eigne
Professuren dazu) haben wir nun gerade genug
und es wird hohe Zeit, dafs, was sich Arzt
nennt, endlich einmal aufhore, die armen
Menschen mit Geschwätze zu täuschen und
nun zu handeln, das ist, wirklich zu helfen und zu heilen anfange.

Das höchste Ideal der Heilung ist schnelle, sanfte, dauerhafte Wiederherstellung der Gesundheit, oder Hebung und Vernichtung der Krankheit in ihrem ganzen Umfange auf dem kürzesten, zuverlässigsten, unnachtheiligsten Wege, nach deutlich einzusehenden Gründen.

3.

Sieht der Arzt deutlich ein, was an Krankheiten, das ist, was an jedem einzelnen Krankheitsfalle insbesondre, zu heilen ist. (Krankheits - Erkenntniſs, Indication); sieht er deutlich ein, was an den Arzneien, das ist, an jeder Arznei insbesondre, das Heilende ist (Kenntniſs der Arzneikräfte) und weiſs er nach deutlichen Gründen das Heilende der Arzneien auf das, was er an dem Kranken unbezweifelt Krankhaftes erkannt hat, so anzupassen, daſs Genesung erfolgen muſs, anzupassen sowohl in Hinsicht der Angemessenheit der für den Fall nach ihrer Wirkungsart geeignetsten Arznei (Wahl des Heilmittels, Indicat), als in Hinsicht der genau erforderlichen Menge derselben (rechte Gabe) und der gehörigen Wiederholungszeit der Gabe; — kennt er endlich die Hindernisse der Genesung in jedem Falle und weiſs sie hinwegzuräumen,

damit die Herstellung von Dauer sei: so versteht er zweckmäfsig und gründlich
zu handeln und er ist ein ächter
Heilkünstler.

4.

Er ist zugleich ein Gesundheit-Erhalter,
wenn er die, Gesundheit störenden und
Krankheit erzeugenden und unterhaltenden
Dinge kennt und sie von den gesunden Menschen zu entfernen weifs.

5.

Es läfst sich denken, dafs jede Krankheit eine Veränderung im Innern des
menschlichen Organismus voraussetzt.
Diese wird jedoch nach dem, was die Krank-
heits-Zeichen davon verrathen, vom Verstande blos dunkel und trüglich geahnet;
an sich erkennbar aber und täu-
schungslos erkennbar auf irgend
eine Weise ist sie nicht.

6.

Das unsichtbare, krankhaft Veränderte
im Innern und die unsern Sinnen merkbare
Veränderung des Befindens im Aeufsern (Sym-
ptomen-Inbegriff) bilden zusammen vor dem
Blicke der schaffenden Allmacht, was man
Krankheit nennt; aber blos die die Gesamt-

heit der Symptomen ist die dem Heilkünstler
zugekehrte Seite der Krankheit. blos diese
ist ihm wahrnehmbar und das einzige, was
er von der Krankheit wissen kann und zu
wissen braucht zum Heil-Behufe *).

---

*) Ich weiss daher nicht, wie es möglich war,
dass man das an Krankheiten zu Heilende
blos im verborgnen und unerkennbaren Innern
suchen zu müssen und finden zu können, sich
einfallen liefs, mit dem prahlerischen und la-
cherlichen Vorgeben, dafs man diefs im unsichtbaren Innern Veränderte, ohne auf die
Symptomen zu achten, erkennen und mit Arzneien wieder in Ordnung bringen könne, und
dafs diefs einzig gründlich und rationell curiren heifse.

Ist denn das durch die Zeichen an Krankheiten sinnlich Erkennbare nicht mit dem im
Innern, an sich Unerkennbaren Eins? Ist letzteres denn nicht blos die von uns unerreich-
bar unkenntliche Seite, jenes hingegen die
offenbar und mit Gewifsheit von gesunden Sinnen wahrnehmbare, uns von der Natur einzig
als Heilobject dargebotene Seite derselben
Krankheit? Wer kann das Gegentheil darthun? Granzt es daher nicht an Wahnsinn,
den unerkennbar unsichtbaren, innern Zustand
der Krankheit, die sogenannte prima causa
morbi zum Heilgegenstande sich vorzunehmen,
dagegen aber die sinnlich und deutlich wahr-

Der vorurtheillose Beobachter — er kennt
die Nichtigkeit übersinnlicher Ergrübelungen,
die sich in der Erfahrung nicht nachweisen
lassen — nimmt, auch wenn er der scharf-
sinnigste ist, an jeder einzelnen Krankheit

---

nehmbare Seite derselben Krankheit, die ver-
nehmlich zu uns sprechenden Symptome als
Heilgegenstand zu verwerfen und zu verach-
ten? Es soll, man merkt es wohl, recht tief
gelehrt seyn; aber es ist nichts als die lacher-
lichste Prahlerei und Thorheit, die sich nur
denken lafst. Nicht um ein Haar unver-
nünftiger würde es seyn, wenn man, um ein
von Wasser durchnässetes Papier wieder herzustellen, diefs nicht gründlicher thun zu
können glaubte, als dadurch, dafs man zuerst die (nie apriorisch zu ergründende) innere Natur der Nafsheit des Wassers durch
tiefe Speculation an sich erforschen und aus-
denken wollte, um dann ein Hülfsmittel für
diese Nässe darnach zu suchen. O Nein! Lege
das Papier an die Luft, bis du die sinnlich
erkennbaren Zeichen der Nasse des Papiers
verschwunden siehst, bis es sich nicht mehr
nafs anfuhlt, nicht mehr durchscheinend ist,
seine Steifigkeit wieder erlangt hat, und es
das vom Wasser angenommene Gewicht verloren hat; dann ist die Absicht erreicht.
Oder glaubst du etwa, das so wirklich vollkommen trocken gewordene Papier auf jenem

beś und der Seele, Krankheitszeichen,
Zufälle, Symptomen wahr; das ist, Abweichungen vom gesunden, ehemaligen Zu-

---

unmöglichen und lächerlichen Wege apriorischer Ergrübelung der prima causa der Nafsheit, gewisser, gründlicher und gelehrter haben trocken machen zu können? Thor!

Doch Andre wollen lieber unter der prima
causa des Krankheitsübels, die der vornehme,
phantastische Theil der Arztwelt einzig zum
Heilobjecte annehmen zu müssen wahnt, e i n e
solche innere, erste oder nächste
Ursache verstehn, die der Krankheit im
verborgnen Innern ankleben und die Ursache
ihrer Entstehung und Fortdauer seyn
soll, folglich hinweg geräumt werden müsse,
wenn das Uebel grundlich gehoben werden
solle. Versteht man also lieber diefs darunter — denn es scheint, als ob die
Arzneischule selbst nicht recht wisse, was sie unter ihrer prima causa
morbi verstehen wolle, — so ist diefs
ein gleich thörichter Einfall, ein undenkbares
Ding; denn an keiner nun schon bestehenden
weder physischen, noch dynamischen, lebenden
Erscheinung klebt ihre Entstehungsursache,
als ein eignes Ding, noch an; und es wäre
ungereimt, die Erscheinung durch Hinwegräu-

stände des jetzt Kranken, die dieser selbst
fühlt, die die Umstehenden an ihm wahrnehmen und die der Arzt an ihm beobachtet.
Alle diese wahrnehmbaren Zeichen repräsen-
tiren die Krankheit in ihrem ganzen Umfange,
das ist, sie bilden zusammen die wahre und
einzig denkbare Gestalt der Krankheit.

---

mung der nicht mehr mit ihr in Verbindung
stehenden, nicht mehr vorhandnen Entstehungsursache vernichten zu wollen. Eine Sache
oder ein Zustand bedürfen doch nur zum
Werden einer ersten nächsten Ursache; wenn
sie aber schon sind, so bedürfen sie zum
Seyn nun keiner Entstehungs-, keiner ersten
und nächsten Ursache mehr. Eben so dauert
auch die nun einmal entstandne Krankheit
fort, unabhängig von ihrer nächsten Entstehungsursache und ohne dafs diese noch dazu-
seyn braucht, ohne dafs sie noch da ist. Wie
hat man nun wohl in ihrer Wegnahme die
Krankheitsheilung suchen können, da eine solche nächste Entstehungsursache bei der schon
wirklichen Krankheit nicht mehr zugegen ist?
Unmöglich klebt einer fliegenden Kugel
noch eine prima causa ihres Flugs an, denn
was wir an ihr gegen ihren vorigen Ruhestand
Verändertes bemerken, ist blos eine abgeän-
derte Art ihrer Existenz, ein abgeänderter Zustand und es wurde mehr als lächerlich seyn,
zu behaupten, man könne diesen Zustand nicht
anders gründlich aufheben, man könne die Ku--

8.

Da an einer Krankheit sonst **nichts**
wahrzunehmen ist, als diese; so müssen es

---

gel nicht besser wieder in Ruhe bringen, als
erst durch Ausforschung, innere Anschauung
und Erdenkung der prima causa ihres Flugs
und dann durch Hinwegnahme dieser meta-
physisch ergrübelten prima causa. —
Mit nichten! Ein einziger dem Fluge der
Kugel in gerader Richtung entgegen gesetzter
Stofs von gleicher Gegenkraft (so lehrt uns die
Erfahrung) bringt sie augenblicklich zur Ruhe
ohne alle hypothetische und unmögliche Wegnahme der ersten, nicht mehr an ihr haften-
den Erregungs- und Entstehungsursache ihres
Fluges. Man braucht blos die Symptome des
Fluges dieser Kugel, das ist, die Kraft ihrer
Fortbewegung und ihrer Richtung genau zu
bemerken, um diesem Zustande ein gerade
opponirtes Gegenmittel von gleicher Kraft entgegensetzen und so augenblicklich Ruhe herstellen zu können; (denn der abnorme Zustand physischer Dinge wird durch
das Gegentheil aufgehoben, der
krankhafte Zustand mit Leben be-
seelter Organismen aber durch Umstimmung mittelst einer, einen ähnlichen (homoopathischen) Zustand erzeugenden, künstlichen Kraft wieder in
die regelmäfsige Verfassung gebracht.)

auch einzig die Symptomen seyn, durch welche die Krankheit die zu ihrer Hülfe geeignete
Arznei fodert, und auf dieselbe hinweisen
kann, — so mufs die Gesamtheit dieser ihrer Symptomen, dieses nach aufsen re-
flektirte Bild des innern Wesens der
Krankheit das einzige seyn, wodurch die
Krankheit zu erkennen geben kann, welches
Heilmittel sie bedürfe, das Einzige, was die
Wahl des angemessensten Hülfsmittels bestimmen kann, — so mufs, mit einem Worte,
die Gesamtheit *) der Symptomen für den

---

*) Von jeher suchte man, da man sich oft nicht
anders zu helfen wufste, in Krankheiten hie
und da ein einzelnes der mehrern Symptomen
durch Arzneien zu bestreiten und wo moglich
zu unterdrücken; — eine Einseitigkeit,
welche, unter dem Namen: symptomati-
sche Curart, mit Recht allgemeine Verach-
tung erregt hat, weil durch sie nicht nur
nichts gewonnen, sondern auch viel verdorben
wird. Ein einzelnes der gegenwärtigen Symptomen ist so wenig die Krankheit selbst, als
ein einzelner Fufs der Mensch selbst ist. Dieses Verfahren war um desto verwerflicher, da
man ein solches einzelnes Symptom nur durch
ein entgegen gesetztes Mittel (also blofs antipathisch und palliativ) behandelte, wodurch
es nach kurzdauernder Linderung nur desto
mehr sich nachgangig verschlimmert.

Heilkünstler das einzige seyn, was er an jedem Krankheitsfälle zu erkennen und durch
seine Kunst hinwegzunehmen hat, damit
er geheilet und in Gesundheit verwandelt
werde.

9.

Es läfst sich nicht denken, auch durch
keine Erfahrung in der Welt nachweisen,
dafs, nach Hebung aller Krankheitssymptomen und des ganzen Inbegriffs der wahrnehmbaren Zufälle, etwas andres, als Gesundheit, übrig bliebe, oder übrig bleiben
könne, so dafs die krankhafte Veränderung
im Innern ungetilgt geblieben wäre.

10.

Die unsichtbare krankhafte Veränderung
im Innern und der Inbegriff der von aufsen
wahrnehmbaren Symptomen sind nämlich so
nothwendig durch einander bedingt und machen die Krankheit in ihrem ganzen Umfange in einer solchen Einheit aus, dafs letztere
mit ersterer zugleich stehen und fallen, dafs
sie zugleich mit einander daseyn und zugleich
mit einander verschwinden müssen, so dafs,
was im Stande ist, die Gruppe der wahrnehmbaren Symptomen hervorzubringen, zugleich die dazu gehörige (von der äufsern
Krankheitserscheinung unzertrennliche) inne-

re, krankhafte Veränderung im Körper erzeugt haben mufs. — sonst wäre die Erscheinung der Symptomen unmöglich, — und dafs
folglich, was die Gesamtheit der wahrnehmbaren Krankheitszeichen tilgt, auch zugleich die krankhafte Aenderung im Innern
des Organismus getilgt haben mufs — weil
sich die Vernichtung der erstern ohne Verschwindung der letztern weder denken läfst,
noch durch irgend eine Erfahrung in der
Welt kund thut *).

11.

Da nun in der Heilung durch Hinwegnahme des ganzen Inbegriffs der wahrnehmbaren Zeichen und Zufälle der Krankheit zugleich die ihr zum Grunde liegende, innere
Veränderung — also jedesmal das Total der
Krankheit — gehoben wird, so folgt, dafs

---

*) Ein ahnungartiger Traum, eine abergläubige
Einbildung, oder eine feierliche Schicksal-Pro-
phezeiung des an, einem gewissen Tage oder
zu einer gewissen Stunde unfehlbar zu erwartenden Todes brachte nicht selten alle Zeichen entstehender und zunehmender Krankheit,
des herannahenden Todes und den Tod selbst
zur angedeuteten Stunde zuwege, welches ohne gleichzeitige Bewirkung der (dem von aussen wahrnehmbaren Zustande entsprechenden)

der Heilkünstler blos den Inbegriff der Symptomen hinwegzunehmen hat, um mit ihm zugleich das Veränderte im Innern — also das Total der Krankheit, die Krankheit selbst aufzuheben und zu vernichten. Die vernichtete Krankheit aber ist hergestellte Gesundheit, das höchste und einzige Ziel des Arztes, der die Bedeutung seines Berufes kennt, welcher nicht in gelehrt klingendem Schwatzen, sondern im Helfen besteht.

12.

Von dieser nicht zu bezweifelnden Wahrheit, dafs aufser der Gesamtheit der Symptomen, an Krankheiten auf keine Weise etwas auszufinden ist, wodurch sie ihr Hülfe-Bedürfnifs ausdrücken könnten, geht unwidersprechlich hervor, dafs blos der Inbegriff aller, in jedem einzelnen Krankheits-

---

innern Veränderung nicht möglich war; — und eben so wurden in solchen Fällen durch eine künstliche Täuschung oder Gegenüberredung nicht selten wiederum alle den nahen Tod ankündigenden Krankheitsmerkmale verscheucht und plötzlich Gesundheit wieder hergestellt, welches ohne Wegnahme der Tod bereitenden, innern krankhaften Veränderungen durch diese moralischen Heilmittel ebenfalls nicht möglich gewesen wäre.

falle wahrgenommenen Symptomen die einzige Indication, die einzige Hinweisung
auf ein zu wählendes Heilmittel seyn kann.

13.

Indem nun die Krankheiten nichts als
Befindensveränderung des Gesun-
den sind, die sich durch Krankheitszeichen
ausdrückt und die Heilung ebenfalls nur
durch Befindensveränderung des
Kranken zum gesunden Zustande
möglich ist, so sieht man leicht, dafs die
Arzneien auf keine Weise Krankheiten
würden heilen können, wenn sie nicht die
Kraft besäfsen, das auf Gefühlen und Thä-
tigkeiten beruhende Menschenbefinden, umzustimmen, ja, dafs blos auf dieser ihrer
Kraft, Menschenbefinden umzuändern, ihre
Heilkraft beruhen könne.

14.

Diese im innern Wesen der Arzneien geistig verborgene Kraft ist uns auf keine Weise
mit blofser Verstandesanstrengung an sich erkennbar; blos durch ihre Acufserungen beim
Einwirken auf das Befinden der Menschen
läfst sie sich in der Erfahrung, und zwar
deutlich wahrnehmen.

104

15.

Da nun, was Niemand leugnen kann, das
heilende Wesen in Arzneien nicht an sich erkennbar ist, und in reinen Versuchen selbst
vom scharfsinnigsten Beobachter an Arzneien
sonst nichts, was sie zu Arzneien oder Heilmitteln machen könnte, wahrgenommen werden kann, als jene Kraft, im menschlichen
Körper deutliche Veränderungen seines Befindens hervor zu bringen, besonders aber
den gesunden Menschen in seinem Befinden umzustimmen, und mehrere, bestimmte Krankheitssymptomen in und an demselben zu erregen; so folgt, dafs wenn die Arzneien als Heilmittel wirken, sie ebenfalls nur
durch diese ihre Kraft, Symptomen zu bewirken und Menschenbefinden umzustimmen,
ihr Heilvermögen in Ausübung bringen können und wir uns daher einzig an die krankhaften Zufälle, die die Arzneien im gesunden Körper erzeugen, als an die einzig mögliche Offenbarung ihrer inwohnenden Heilkraft, zu halten haben, um zu erfahren,
welche Krankheits-Erzeugungskraft jede einzelne Arznei, das ist zugleich, welche Krankheit-Heilungskraft jede besitze.

16.

Indem aber an Krankheiten nichts aufzuweisen ist, was an ihnen hinwegzunehmen

wäre, um sie in Gesundheit zu verwandeln,
als der Inbegriff ihrer Zeichen und Symptomen, und auch die Arzneien nichts Heil-
kräftiges aufweisen können, als ihre Neigung,
Krankeits-Symptome bei Gesunden zu erzeugen *) und am Kranken hinwegzunehmen,
so folgt auf der einen Seite, dafs Arzneien
nur dadurch zu Heilmitteln werden und Krankheiten zu vernichten im Stande sind, dafs
das Arzneimittel durch Erregung gewisser Zu-

---

*) Die Tinktur von einer Unze guter Chinarinde
mit einem Paar Pfunden Wasser gemischt und
binnen einem Tage ausgetrunken bringt eben so
gewifs ein mehrtägiges Chinafieber, und ein
laues Fufsbad von Arsenikauflösung eben so
gewifs ein wenigstens vierzehntägiges Arse-
nikfieber hervor, als der Aufenthalt in
herbstlicher Sumpfluft ein Wechselfieber
zuwegebringt, das in solchen Gegenden einheimisch ist. Ein Gürtel von Mercurialpflaster
(wie es in alten Zeiten im Gebrauche war)
bringt wohl noch schneller die Quecksilber - Speichelflufskrankheit hervor,
als das angelegte Hemde von einem Krätzigen
die Wollarbeiter - Krätze. Ein kräftiger
Hollunderblüthen - Aufgufs oder einige verschluckten Belladonnabeeren sind eben so gewifs krankmachende Potenzen, als ein-
geimpfter Kindblatterstoff, oder ein Viperbifs
oder ein grofser Schreck.

fälle und Symptomen, das ist, durch Erzeugung eines gewissen künstlichen Krank-
hcitszustandes die schon vorhandenen Symptomen, nämlich den zu heilenden natürlichen Krankheitszustand aufhebt und vertilget
— auf der andern Seite hingegen folgt, dafs
für den Inbegriff der Symptomen der zu heilenden Krankheit eine Arznei gesucht werden müsse, welche, (je nachdem die Erfahrung zeigt, ob die Krankheits-Symptomen
durch ähnliche oder durch entgegengesetzte
Arznei-Symptomen *) am leichtesten, gewissesten und dauerhaftesten aufzuheben und
in Gesundheit zu verwandeln sind) ähnliche
oder entgegengesetzte Symptomen zu erzeugen Neigung hat.

---

*) Die aufser diesen beiden noch mögliche An-
wendungsart der Arzneien gegen Krankheiten
(die allopathische oder Schlendrians-
Methode), wo Arzneien, deren Symptomen
gar keine Beziehung auf den Krankheitszustand
haben, also den Krankheits-Symptomen weder ähnlich, noch opponirt, sondern ganz
fremdartig sind, verordnet werden, wo man
nämlich, ohne ihre Symptomen zu kennen,
nach fingirten Nutzangaben, blind aufgeraffte
und zu Recepten gemischte Arzneien gegen
den ununtersuchten Krankheitszustand (gegen
ein erdichtetes Krankheits-Trugbild aus der

17.

Es überzeugt uns aber jede reine Erfahrung und jeder genaue Versuch, dafs von
entgegengesetzten Symptomen der Arznei (in der antipathischen oder palliativen Methode) anhaltende Krankheitssymptomen so wenig aufgehoben und vernichtet werden, dafs sie vielmehr, nach kurzdauernder, scheinbarer Linderung, dann nur
in desto verstärkterem Grade wieder hervor-
brechen und sich offenbar verschlimmern,
(s. §. 68 — 77. und 80.)

18.

Es bleibt daher keine andre hülfever-
sprechende Anwendungsart der Arzneien gegen Krankheiten übrig, als die homöopa-

---

Pathologie) anwendet, wie, in der gemeinen
Arzneikunst, beim alltäglichen Cur-Wesen
von jeher gewöhnlich war, ist kaum nennens-
werth. Und dennoch kann diefs so lange be-
standene, naturwidrige Mediciniren der bisherigen Arzneischule eben so wenig unerwähnt
bleiben, als die Menschengeschichte die tau-
sendjährigen Unterdrückungen der Menschheit
in den vernunftlosen, despotischen Regierungen
auslassen darf. Ich werde daher weiter unten
(§. 31 — 37 und 47 — 63.) davon das Nöthige
sagen.

thische, vermöge deren gegen die Gesamtheit der Symptomen des Krankheitsfalles eine Arznei gesucht wird, welche unter
allen (nach ihren, in gesunden Menschen bewiesenen, Befindensveränderungen gekannten)
Arzneien den dem Krankheitsfalle ähnlichsten, künstlichen Krankheitszustand zu erzeugen Kraft und Neigung hat.

19.

Nun lehrt aber das einzige und untrügliche Orakel der Heilkunst, die reine Erfahrung *) in allen sorgfältigen Versuchen, dafs

---

*) Ich meine nicht eine solche Erfahrung,
deren unsre gewöhnlichen Praktiker sich rühmen, nachdem sie Jahre lang mit einem Hau-
fen vielfach zusammengesetzter Recepte gegen
eine Menge Krankheiten gewirthschaftet haben,
die sie nie genau untersuchten, sondern sie
schulmäfsig für schon in der Pathologie be-
nannte hielten, oder ihnen einen eingebildeten Krankheitsstoff oder eine andre hypothetische, innere Abnormität andichteten. Da
sahen sie immer etwas, wufsten aber nicht, was
sie sahen und sie erfuhren Erfolge, die nur ein
Gott und kein Mensch aus den vielfachen, auf
den unbekannten Gegenstand einwirkenden
Kräften hätte enträthseln können, Erfolge, aus
denen nichts zu lernen, nichts zu erfahren

wirklich diejenige unter den auf ihre Menschenbefinden – Veränderungskraft ausgeprüf-
ten Arzneien, die, in ihrer Einwirkung auf
gesunde, menschliche Körper, die meisten
Symptomen in Aehnlichkeit erzeugen zu
können bewiesen hat, welche an dem zu heilenden Krankheitsfalle zu finden sind, auch die
Gesamtheit der Symptomen dieses Krankheitszustandes, das ist (s. §. 7 — 10.) die
ganze gegenwärtige Krankheit schnell, gründlich und dauerhaft aufhebe und in Gesundheit verwandle und dafs alle Arzneien die
ihnen an ähnlichen Symptomen möglichst
nahe kommenden Krankheiten ohne Ausnahme heilen und keine derselben ungeheilt
lassen.

20.

Diefs beruhet auf jenem, bisher uner-
kannten, aller wahren Heilung von jeher zum
Grunde liegenden *), homöopathischen Naturgesetze:

---

ist. Eine funfzigjährige Erfahrung dieser Art
ist einem funfzig Jahre langen Schauen in ein
Kaleidoscop gleich, was mit bunten, unbekannten Dingen angefullt in steter Umdrehung
sich bewegt; tausenderlei sich immerdar ver-
wandelnde Erscheinungen und keine Rechen-
schaft dafür!

*) M. s. oben die Einleitung.

*Eine schwächere dynamische Af-
fection wird im lebenden Organism
von einer stärkern dauerhaft ausgeloscht, wenn diese, dem Wesen nach*)
von ihr abweichend, ihr sehr ähnlich
in ihrer Aeusserung ist.*

21.

So werden physische Affektionen **) und

---

*) Ohne diese Verschiedenheit zweier
Krankheitspotenzen in ihrem Wesen wäre
nie eine Heilung der einen durch die andre
möglich, gesetzt sie wären auch übrigens sehr
ähnlich in ihren Symptomen und Aeusserungen, und die eine wäre auch starker als die
andre zu heilende. Es wäre daher unmoglich
und sehr lächerlich, mit Schankergift die venerische Krankheit, oder die Wollarbeiter-
Krätze mit Krätzgift heilen zu wollen. Die
venerische Krankheit wird mit einer ganz andern, dem Wesen nach von ihr verschiednen,
den Symptomen und Aeusserungen nach aber
sehr ähnlichen Krankheitspotenz, der Merkurial-
krankheit geheilt, so die Krätze durch Schwe-
felkrankheit und so die übrigen durch arzneiliche Krankheitspotenzen, die ihrem Wesen nach
ganz etwas anders, als die von ihnen zu heilenden Krankheiten sind.

**) Wie kann in der Fruhdammerung, der hell-
leuchtende Jupiter vom Sehnerven des ihn Be-

moralische *) Uebel des Menschen am gewissesten und dauerhaftesten geheilt.

---

trachtenden verschwinden? Durch eine stärkere, sehr ähnlich auf den Sehnerven einwirkende Potenz, die Helle des anbrechenden Tages! — Womit pflegt man in von übeln Gerüchen angefüllten Oertern die beleidigten Nasennerven wirksam zufrieden zu stellen? Durch Schnupftabak, der den Geruchssinn ähnlich, aber stärker ergreift! Keine Musik, kein Zuckerbrod, die auf die Nerven andrer Sinne Bezug haben, würden diesen Geruchs-Ekel heilen. — Wie schlau wußte der barbarische Krieger das Gewinsel des Spitzruthen-Läufers aus den mitleidigen Ohren der Umstehenden zu verdrängen? Durch die quikende, feine Pfeife mit der lärmenden Trommel gepaart! Und den in seinem Heere Furcht erregenden, fernen Donner der feindlichen Kanonen? Durch das tief erbebende Brummen der grofsen Trommel! Für beides würde weder die Austheilung eines glänzenden Montirungsstücks, noch irgend ein dem Regimente ertheilter Verweis geholfen haben.

*) Z. B. Trauer und Gram wird durch einen andern, neuen, stärkern Trauerfall, gesetzt er sei auch nur erdichtet, im Gemüthe ausgeloscht. Der Nachtheil von einer allzu lebhaften Freude wird durch den, Ueberfreudigkeit erzeugenden Kaffeetrank aufgehoben. Völker,

22.

Das Heilvermögen der Arzneien beruht
daher auf ihren der Krankheit ähnlichen
Symptomen, so dafs jeder einzelne Krankheitsfall nur durch eine, die Gesamtheit
seiner Symptomen am ähnlichsten und vollständigsten, im menschlichen Befinden, selbst
zu erzeugen fähige Arznei am gewissesten,
gründlichsten, schnellsten und dauerhaftesten
vernichtet und aufgehoben wird.

25.

Da dieses Naturheilgesetz sich in allen
reinen Versuchen und allen ächten Erfahrungen in der Welt als nie zu bezweifelnde Thatsache beurkundet, so kömmt auf die scienti-
vische Erklärung, wie diefs zugehe, wenig
an, und ich setze wenig Werth darauf. Doch

---

wie die Deutschen, Jahrhunderte hindurch
allmälig mehr und mehr in willenlose Apathie
und unterwürfigen Sklavensinn herabgesunken,
bis vor einem Jahrzehend, mufsten erst von
dem Tyrannen aus Westen noch tiefer in den
Staub getreten werden, bis zum Unerträgli-
chen und hiedurch erst ward ihre Selbst-
Nichtachtung uberstimmt und aufgehoben, es
ward ihnen ihre Menschenwurde wieder fühl-
bar und sie erhoben ihr Haupt zum ersten
Male wieder als deutsche Männer, als Freie.

bewährt sich folgende Ansicht als die wahr-
scheinlichste, da sie sich auf lauter Erfahrungs - Prämissen gründet.

24.

Der lebende menschliche Organism läfst
sich in seinem Befinden bei weitem leichter
und stärker durch Arzneien umstimmen und
krank machen, als durch natürliche Krankheiten. Diefs ist leicht zu erweisen.

25.

Denn erstlich werden die Krankheiten
durch Arzneien geheilt, welches ohne gröfsere Stärke der letztern nicht möglich wäre.
Zweitens kömmt folgendes in Betrachtung.
Es wirken täglich und stündlich mehrere
Krankheiterregungs - Ursachen auf uns ein,
aber sie vermögen unser Gleichgewicht nicht
aufzuheben und die Gesunden nicht krank
zu machen; die Thätigkeit der Lebenerhal-
tungs - Kraft in uns pflegt den meisten zu
widerstehen; der Mensch bleibt in der Regel gesund. Nur wenn diese äufsern Schädlichkeiten zu einem heftigen Grade gesteigert
auf uns eindringen und wir uns ihnen all-
zusehr blosstellen, erkranken wir, doch auch
nur dann bedeutend, wenn unser Organism
gerade jetzt eine vorzüglich angreifbare, schwache Seite (Disposition) hat, die ihn aufge-

H

legter macht, von der gegenwärtigen (einfachen oder zusammengesetzten) Krankheits-
Ursache angegriffen und in seinem Befinden
verstimmt *) zu werden.

26.

Besäfsen die feindlichen, theils psychi-
schen, theils physischen Potenzen in der Natur, die man krankhafte Schädlichkeiten
nennt, eine unbedingte Kraft, das menschliche Befinden zu verstimmen, so würden sie,
da sie überall verbreitet sind, niemand gesund lassen, jederman müfste krank seyn
und wir würden nicht einmal eine Idee von
Gesundheit haben. Da aber, im Ganzen ge-

---

*) Wenn ich Krankheit eine Stimmung oder
Verstimmung des menschlichen Befindens
nenne, so bin ich weit entfernt, dadurch einen hyperphysichen Aufschlufs über die innere Natur der Krankheiten überhaupt oder eines einzelnen Krankheitsfalles insbesondre geben zu wollen. Es soll mit diesem Ausdrucke
nur angedeutet werden, was die Krankheiten
erwiesener Masen nicht sind, und nicht
seyn können, nicht mechanische oder chemische Veränderungen der materiellen Körper-
substanz und nicht von einem materiellen
Krankheitsstoffe abhängig — sondern blos geistige, dynamische Verstimmungen des Lebens.

nommen; Krankheiten nur Ausnahmen im
Befinden der Menschen sind und ein Zusammentreffen so vieler und mancherlei Umstände und Bedingungen theils von Seiten der
Krankheitspotenzen, theils von Seiten der in
Krankheit umzustimmenden Menschen erfordert wird, ehe eine Krankheit durch ihre
Erregungsursachen entsteht, so folgt, dafs
der Mensch von dergleichen Schädlichkeiten
nur so wenig erregt werde, dafs sie ihn n i e
unbedingt krank machen können und dafs
der menschliche Organism nur unter einer
besondern Disposition von ihnen zur Krankheit verstimmt zu werden fähig sei.

27.

Ganz anders verhält sichs aber mit den
künstlichen Krankheits-Potenzen, die wir
Arzneien nennen. Jede wahre Arznei wirkt
nämlich zu jeder Zeit, unter allen Umständen auf jeden lebenden Menschen und
erregt in ihm die ihr eigenthümlichen Symptomen (selbst deutlich in die Sinne fallend,
wenn die Gabe grofs genug war), so dafs
offenbar jeder lebende menschliche Organism
jederzeit und durchaus (unbedingt) von
der Arzneikrankheit behaftet und gleichsam
angesteckt werden mufs, welches, wie gesagt,
mit den natürlichen Krankheiten gar nicht
der Fall ist.

28.

Aus allen Erfahrungen gehet diesemnach
unläugbar hervor, dafs der menschliche Körper bei weitem aufgelegter und geneigter ist,
sich von den arzneilichen Kräften erregen
und sein Befinden umstimmen zu lassen, als
von krankhaften Schädlichkeiten und Anstek-
kungsmiasmen, oder, was dasselbe sagt, dafs
die krankhaften Schädlichkeiten eine untergeordnete und sehr beding-
te, die Arzneikräfte aber eine abso-
lute, unbedingte, jene weit überwie-
gende Macht besitzen, das menschliche Befinden umzustimmen.

29.

Die gröfsere Stärke der durch Arzneien
zu bewirkenden Kunst = Krankheiten ist jedoch nicht die einzige Bedingung ihres Heil-
vermögens der natürlichen Krankheiten. Es
wird eben so gewifs zur Heilung erfordert,
dafs sie eine der zu heilenden Krankheit möglichst ähnliche Kunst = Krankheit im menschlichen Körper zu erzeugen fähig seyen, um
durch diese mit gröfserer Stärke gepaarte
Aehnlichkeit sich an die Stelle der natürlichen
Krankheit zu setzen und sie auf diese Art
auszulöschen. Diefs ist so wahr, dafs keine
ältere Krankheit durch eine neu hinzutretende
unähnliche Krankheit, sei diese auch noch

so stark, von der Natur *) selbst nicht geheilt werden kann und eben so wenig durch
ärztliche Curen mit Arzneien, welche keinen ähnlichen Krankheitszustand im gesunden Körper zu erzeugen vermögend sind.

30.

Diefs zu erläutern, werden wir in drei
verschiednen Fällen sowohl den Vorgang in
der Natur bei zweien im Menschen zusam-
mentreffenden natürlichen, einander unähnlichen Krankheiten, als auch den Erfolg von
der gemeinen ärztlichen Behandlung der
Krankheiten mit allopathisch unpassenden
Arzneien betrachten, welche keinen der zu
heilenden Krankheit ähnlichen, künstlichen
Krankheitszustand hervorzubringen fähig sind,
woraus erhellen wird, dafs selbst die Natur
nicht vermögend ist, durch eine unhomöopathische, selbst stärkere Krankheit eine schon
vorhandne unähnliche aufzuheben, so wenig
unhomöopathische Anwendung auch noch so
starker Arzneien irgend eine Krankheit zu
heilen jemals im Stande ist.

*) Wie die Natur bei Selbst-Heilungen (ohne Zu-
tritt einer neuen Krankheit und ohne Arznei)
verfährt, werde ich weiter unten (s. Anm. zu
§. 63.) andeuten.

31.'

I, Entweder sind beide, sich unähnliche, im Menschen zusammentreffende Krankheiten von gleicher Stärke, oder ist vielmehr
die ältere stärker, so wird die neue
durch die alte vom Körper abgehalten und
nicht zugelassen. Ein schon an einer schwe-
ren chronischen Krankheit Leidender wird
von einer mäfsigen Herbstruhr oder einer.an-
dern Seuche nicht angesteckt.— Die levantische
Pest kömmt, nach *Larrey* *) nicht dahin,
wo der Scharbock herrscht und an Flechten
leidende Personen werden von ihr nicht angesteckt. Rachitis läfst, nach *Jenner*, die
Schutzpockenimpfung nicht haften. Ge-
schwürig Lungensüchtige werden von nicht
allzu heftigen, epidemischen Fiebern nicht
angesteckt, nach *von Hildenbrand.*

32.

Und so bleibt auch bei einer gewöhnlichen ärztlichen Cur ein altes chronisches Uebel ungeheilt und wie es war, wenn
es nach Art des Cur - Schlendrians allopathisch, das ist, mit Arzneien, die keinen
der Krankheit ähnlichen Befindenszustand vor

---

*) Memoires et observations, in der Description
d'Egypte, Tom. I.

sich ·in˙gesunden·Menschen erzeugen können,
nicht. allzu heftig behandelt wird, auch ·wenn
die˙ Cur Jahre lang dauerte. Diefs sieht man
in˙der Praxis täglich und es bedarf keiner be-
stätigenden Beispiele.

33.

II. Oder die neue unähnliche Krank-
heit˙ ist stärker. ˙Hier wird˙ die, woran
der Kranke bisher litt, als die schwächere˜von
der stärkern hinzutretenden Krankheit so lange .aufgeschoben und suspendirt, ˙bis
die neue wieder verflossen oder geheilt ist;
dann kömmt die alte, ungeheilt wieder˙her-
vor. Zwei ·mit einer Art Fallsucht behaftete
Kinder˙ blieben˙ nach˙ Ansteckung mit dem
Grindkopfe (tinea) von epileptischen Anfällen frei; sobald aber der Kopfausschlag wieder verging, war die Fallsucht wieder da,
wie zuvor, nach˙ *Tulpius* ˙*) Beobachtung.
Die Krätze, wie *Schöpf* **) sah, verschwand
als˙ der Scharbock eintrat, kam aber nach
Heilung des Scharbocks wieder zum Vorscheine. So stand die geschwürige Lungensucht still, wie der Kranke von einem heftigen Typhus ergriffen ward, ging aber nach

---

*) Lib. I. obs. 8.

**) In *Hufel.* Journ. XV, 11.

dessen Verlaufe wieder ihren Gang fort *).
Wenn die Masern und Menschenpocken zugleich herrschen, und beide dasselbe Kind
angesteckt haben, so werden gewöhnlich die
ausgebrochenen Masern von den dann hervorbrechenden Menschenpocken in ihrem Verlaufe aufgehalten, den sie nicht eher wieder
fortsetzen, bis die Kindblattern abgeheilt
sind; doch wurden nicht selten auch die
nach der Einimpfung ausgebrochenen Menschenpocken, von den indefs hervorkommenden Masern vier Tage lang suspendirt, wie
Manget **) bemerkte, nach deren Abschuppung die Pocken dann ihren Lauf bis zu Ende fortsetzten. Auch wenn der Impfstich von
Menschenpocken schon sechs Tage gehaftet
hatte, und die Masern nun ausbrachen, stand
die Impf-Entzündung still, und die Pocken
brachen nicht eher aus, bis die Masern ihren siebentägigen Verlauf vollendet hatten ***).
Den vierten oder fünften Tag nach eingeimpften Menschenpocken brachen bei einer Maserepidemie bei Vielen Masern aus, und verhinderten den Pockenausbruch, bis sie selbst

---

*) *Chevalier* in Hufel. neuesten Ann. der franz.
Heilk. II. S. 192.

**) In Edinb. med. Comment. Th. I. 1.

***) *John Hunter*, über die vener. Krankh. S. 5.

vollkommen verlaufen waren, dann kamen
erst die Pocken und verliefen gut *). Das
wahre, glatte, rothlaufartige, Sydenhami-
sche **) Scharlachfieber mit Bräune ward
den vierten Tag durch den Ausbruch der
Kuhpocke gehemmt, welche völlig bis zu
Ende verlief, nach deren Endigung dann erst
das Scharlachfieber sich wieder einstellte; so
ward aber auch, da beide von gleicher Stärke
zu seyn scheinen, die Kuhpocke am achten
Tage von dem ausbrechenden wahren, glatten, Sydenhamischen Scharlachfieber suspendirt, und ihr rother Hof verschwand, bis
das Scharlachfieber vorüber war, worauf die
Kuhpocke sogleich ihren Weg bis zu Ende
fortsetzte ***). Die Masern suspendirten die
Kuhpocke; am achten Tage da die Kuhpocken zu ihrer Vollkommenheit gelangt waren, brachen die Masern aus, die Kuhpok-
ken standen nun still und erst da die Masern sich abschuppten, gingen die Kuhpok-
ken wieder ihren Weg bis zur Vollendung,

---

*) *Rainey* in med. Comm. of Edinb. III. S. 480.
**) Auch von *Withering* und *Plenciz* sehr rich-
tig beschrieben, vom Purpur – Friesel aber
(oder dem rothen Hunde) was man auch Scharlachfieber zu nennen beliebt, himmelweit verschieden.
***) *Jenner* in Med. Annalen, 1800. Aug. S. 747.

so dafs· sie den sechszehnten Tag aussahen, wie sonst am zehnten, wie *Kortum* beobachtete *).

Auch bei schon ausgebrochenen Masern schlug die Kuhpockenimpfung noch an, machte aber ihren Verlauf erst da die Masern vorbei waren, wie ebenfalls *Kortum* bezeugt **).

Ich selbst sah einen Bauerwezel (angina parotidea, Mumps, Ziegenpeter, Tölpel) sogleich verschwinden, als die Schutzpockenimpfung gehaftet hatte und sich ihrer Vollkommenheit näherte; erst nach völligem Verlaufe der Kuhpocke und der Verschwindung ihres rothen Hofs, trat diese fieberhafte Ohr – und Unterkiefer – Drüsengeschwulst von eignem Miasm (der Bauerwezel) wieder hervor und durchging ihre siebentägige Verlaufzeit.

Und so suspendiren sich alle einander unähnliche Krankheiten, die stärkere die schwächere, (wo sie sich nicht, wie selten, compliciren,) heilen einander aber nie. —

54.

Diefs sah nun die gewöhnliche Arzneikunst so viele Jahrhunderte mit an, sah, dafs

---

*) In *Hufel.* Journ. d. pr. Arz. XX, III. S. 5o.
**) A. a. O.

die Natur selbst nicht einmal irgend eine
Krankheit durch Hinzutritt einer andern, auch
noch so starken heilen kann, wenn die hinzutretende der schon im Körper wohnenden
unähnlich ist. Was soll man von ihr denken, dafs sie dennoch fortfuhr, die Krankheiten mit allopathischen Curen zu behandeln, nämlich mit Arzneien, und Recepten,
die, Gott weifs, welchen? doch fast stets
einen dem zu heilenden Uebel nur unähnlichen Krankheitszustand vor sich zu erzeugen vermögend waren? Und wenn die
Aerzte, wie bekannt, die Natur auch nicht
beobachteten, so hätten sie doch, aus den
elenden Folgen ihres Verfahrens inne werden
sollen, dafs sie auf zweckwidrigem, falschem
Wege waren. Sahen sie denn nicht, wenn
sie, wie allgewöhnlich, gegen eine langwierige Krankheit eine angreifende allopathische
Cur dieser Art brauchten, dafs sie damit nur
eine der ursprünglichen unähnliche Kunst-
Krankheit erschufen, welche nur, so lange
sie unterhalten ward, das ursprüngliche Uebel
blos zum Schweigen brachte, blos unter-
drückte und blos suspendirte, was jedoch alle-
mal wieder zum Vorschein kam und kommen
mufste, sobald die Kraft-Abnahme des Kranken nicht mehr gestattete, die allopathischen
Angriffe auf das Leben fortzusetzen? So verschwindet freilich durch oft wiederholte, hef-

tige Purganzen die Wollarbeiter - Krätze gar
bald von der Haut, aber wenn der Kranke
die erzwungene (unähnliche) Darmkrank-
heit nicht mehr aushalten, und die Purganzen nicht mehr einnehmen kann, dann blüht
der Haut-Ausschlag, nach wie vor, wieder
auf, und der Kranke hat zu seinem unver-
minderten Uebel, noch erdultete künstliche
Schmerzen und Kräfteverlust zur Zugabe. So,
wenn die gemeinen Aerzte künstliche Hautgeschwüre und Fontanellen äufserlich am Körper unterhalten, um dadurch eine chronische
Krankheit zu tilgen; so können sie zwar *nie*
damit ihre Absicht erreichen, können dieselbe *nie* damit heilen, da solche künstliche
Hautgeschwüre dem innern Leiden ganz fremd
und allopathisch sind; aber indem der durch
mehrere Fontanellen erregte Reitz ein oft
stärkeres (unähnliches) Uebel ist, als die
inwohnende Krankheit, so wird diese dadurch
oft zum Schweigen gebracht und suspendirt.
Aber auch nur suspendirt, und zwar unter allmäliger Abmergelung des Kranken.
Viele Jahre hindurch von Fontanellen unter-
drückte Fallsucht kam stets und schlimmer
wieder zum Vorscheine, sobald man sie zu-
heilen liefs, wie *Pechlin* *) und Andre bezeugen. Purganzen können aber für die Krä-

---

*) Obs. phys. med. lib. 2. obs. 3o.

tze, und Fontanellen für eine Fallsucht nicht
fremdartigere, nicht unähnlichere Umstim-
mungs-Potenzen, nicht allopathischere Cur-
mittel seyn, als, wie allgewöhnlich, aus zu-
sammengerafften, ungekannten Ingredienzen
gemischte Recepte für die übrigen namenlosen, unzählbaren Krankheiten in der bisherigen Praxis. Auch diese schwächen blos
und unterdrücken und suspendiren die Uebel
nur auf kurze Zeit, ohne sie heilen zu können, wenn sie nicht gar, wie oft, durch
langwierigen Gebrauch einen neuen Krankheitszustand zu dem alten Uebel hinzufügen.

35.

III. Oder die neue Krankheit tritt
nach langer Einwirkung auf den Organism
endlich zu der alten ihr unähnlichen,
und bildet mit ihr eine complicirte Krankheit, so dafs jede von ihnen eine eigne Gegend im Organism, d. i. die besonders ihr angemessenen Organe und gleichsam nur den für
sie eigenthümlich gehörigen Platz einnimmt,
den übrigen aber der andern, ihr unähnlichen überläfst. So kann ein Venerischer auch
noch krätzig werden und umgekehrt. Als
zwei, sich unähnliche Krankheiten
können sie einander nicht aufheben,
nicht heilen. Anfangs schweigen die venerischen Symptomen, während die Krätze

zu herrschen anfängt, und werden suspendirt, mit der Zeit aber (da die venerische
Krankheit wenigstens eben so stark als die
Krätze ist) gesellen sich beide zu einander *);
das ist, jede nimmt blos die für sie geeigneten Theile des Organisms ein und der Kranke ist dadurch kränker geworden und schwieriger zu heilen. So sind die Vereinigungen
(Complicationen) des Scharbocks, der venerischen Krankheit, des Weichsel-Zopfs, u.
s. w. nicht selten.

Beim Zusammentreffen einander unähn-
licher, acuter Ansteckungskrankheiten z. B.
der Menschenpocken und Masern, suspendirt
gewöhnlich, wie vorhin angeführt worden,
eine die andre; doch gab es auch heftige
Epidemien, dieser Art, wo sich in seltnen
Fällen zwei sich unähnliche Krankheiten die-

---

*) Nach genauen Versuchen und Heilungen die-
   ser Art complicirter Krankheiten bin ich nun
   fest überzeugt, dafs sie keine Zusammen-
   schmelzung beider sind, sondern dafs in solchen Fällen die eine nur neben der andern
   im Organism bestehet, jede in den Theilen, die
   für sie geeignet sind, denn ihre Heilung wird
   vollständig bewirkt durch eine zeitgemäfse
   Abwechselung des besten Quecksilberpräpa-
   rats mit Schwefel jedes derselben in der angemessensten Gabe und Zubereitung.

ser Art an einem und demselben Körper ein-
fanden und sich so gleichsam auf kurze Zeit
complicirten. In einer Epidemie, wo Menschenpocken und Masern zugleich herrschten,
gab es unter 300 Fällen, wo sich diese Krankheiten einander mieden oder suspendirten,
und die Masern erst 20 Tage nach dem Pok-
kenausbruche, die Pocken aber 17, 18 Tage
nach dem Masernausbruche den Menschen
befielen, so daſs die erstere Krankheit vorher erst völlig verlaufen war, doch einen
einzigen Fall, wo *P. Ruſsel* *) beide unähnliche Krankheiten zugleich an derselben Person antraf. *Rainey* **) sah bei zwei Mädchen Menschenpocken und Masern zusammen.
J. Maurice ***) will in seiner ganzen Praxis
nur zwei solche Fälle beobachtet haben. Dergleichen findet man auch bei *Ettmüller* ****)
und noch einigen wenigen Andern. —
Kuhpocken sah *Zencker* †) ihren regel-
mäſsigen Verlauf neben Masern und neben
Purpurfriesel behalten.

---

*) S. Transact. of a soc. for the improvem. of
med. and chir. knowl. II.

**) In den med. Comment. v. Edinb.. III. S. 480.

***) In Med. and phys. Journ. 1805.

****) Opera, II. P. I. Cap. 10.

†) In *Hufel.* Journ. XVII.

Kuhpocken gingen bei einer Merkurial-
Cur gegen Lustseuche, ihren Weg ungestört,
wie *Jenner* sah.

56.

Ungleich häufiger als die natürlichen,
sich zu einander in denselben Körper gesel-
lenden und sich so complicirenden Krankheiten sind die durch gewöhnliche Arztes
Kunst entstehenden Krankheits - Complicationen, welche das zweckwidrige ärztliche
Verfahren (die allopathische Curart) durch
langwierigen Gebrauch unangemessener Arzneien zuwege zu bringen pflegt. Zu der natürlichen Krankheit, die geheilt werden sollte, gesellen sich dann durch anhaltende Wiederholung des unpassenden Arzneimittels die
nach der Natur seiner eigenthümlichen Kräfte
zu erwartenden neuen Krankheitszustände,
welche mit dem ihnen unähnlichen chronischen Uebel (was sie nicht durch analogen
Gegenreitz, das ist, nicht homöopathisch heilen konnten) allmälig zusammenpaaren und
compliciren, zu der alten eine neue, unähnliche Krankheit hinzusetzen und so den bisher einfach Kranken doppelt krank, das heifst
um vieles kränker und unheilbarer machen.
Mehrere in ärztlichen Journalen zur Consul-
tation aufgestellte Krankheitsfälle, so wie andre in medicinischen Schriften erzählte Kran-

kengeschichten gehören hieher. Von gleicher
Art sind die häufigen Fälle, wo die venerische Krankheit unter langwieriger oder oft
wiederholter Behandlung mit unpassenden
Quecksilberpräparaten nicht heilt, sondern
neben dem indefs allmälig erzeugten chronischen Quecksilbersiechthume *) im Organismus Platz nimmt und so mit ihm ein oft
grausames Ungeheuer von complicirter Krankheit bildet (verlarvte venerische Krankheit),
die nun, wo nicht ganz unheilbar, doch nur
mit gröfster Schwierigkeit wieder in Gesundheit herzustellen ist.

37.

Die Natur selbst erlaubet, wie gesagt,
nur in wenigen Fällen den Zusammentritt
zweier natürlichen Krankheiten in einem und
demselben Körper. Diese Complicirung ereignet sich aber, wie man wohl zu bemerken hat, nur bei zwei sich unähnlichen
Krankheiten, die nach ewigen Naturgesetzen
einander nicht aufheben, einander nicht vernichten und nicht heilen können, und zwar

---

*) Denn Quecksilber hat aufser den Krankheits-
symptomen, welche, als das Aehnliche, die
venerische Krankheit homoopathisch heilen
können, noch viele andre, der Lustseuche unähnliche, in seiner Wirkungsart.

so, wie es scheint, dafs sich beide, so zu
sagen, in den Organism theilen und jede die
für sie eigenthümlich gehörigen Theile einnimmt, wie wegen Unähnlichkeit beider Uebel
auch geschehen kann, der Einheit des Lebens unbeschadet.

38.

Aber ganz anders erweiset sich die Natur
bei zwei *ähnlichen* Krankheiten, wenn zu
der schon vorhandenen Krankheit eine stärkere ähnliche hinzutritt. Hier zeigt die Natur, wie sie selbst heilen kann, und wie sie
will, dafs von Menschen geheilt werden solle.

39.

Zwei so sich einander ä h n l i c h e n
Krankheiten können sich weder (wie von den
unähnlichen in I. gesagt ist) einander abhalten, noch (wie bei der Bedingung II.
von den unähnlichen gezeigt wird) einander
suspendiren, so dafs die alte nach Verlauf der neuen wieder käme, und eben so
wenig können die beiden ähnlichen (wie
bei III. von den unähnlichen gezeigt worden)
in demselben Organism neben einander
bestehen oder eine doppelte, complicirte Krankheit bilden.

40.

Nein! stets und in jedem Falle vernichten sich zwei, ihrem Wesen nach *) zwar
verschiedne, ihren Aeufserungen und Wirkungen aber und den durch jede von ihnen
verursachten Leiden und Symptomen nach
sehr ähnliche Krankheiten/ einander, sobald
sie-im Organism zusammentreffen, nämlich
die stärkere Krankheit' die schwächere, und
zwar aus der nicht schwer zu errathenden
Ursache, weil (nicht wie zwei unähnliche,
die bei der Complication, ihrer Unähnlichkeit
wegen, zwei verschiedne Sitze im Körper einnehmen können) die stärkere hinzukommen-
de Krankheitspotenz, ihrer Wirkungsähnlich-
keit wegen, dieselben Theile im Organism,
denselben Sitz von Gefühl und Thätigkeit in
Anspruch nimmt, als die schon vorhandne,
schwächere ergriffen hatte, bei letzterer daher nicht in gleichem Sitze bestehen, sondern sie im Organism überstimmen (verdrängen) und auslöschen mufs, wie von dem stärkern in unsre Augen fallenden Sonnenstrahle
das Bild einer Lampenflamme im Sehnerven
überstimmt und verwischt wird.

41.

Es würden sich sehr viele Beispiele von

---

*) Man s. oben §. 20. die Anm.

Krankheiten anführen lassen, die die Natur
durch Krankheiten von ähnlichen Symptomen
homöopathisch geheilt hat, wenn wir uns
nicht einzig an jene sich stets gleichbleibenden, aus einem feststehenden Miasm entsprin-
genden und daher eines bestimmten Namens
werthen Krankheiten halten müfsten, um von
etwas Bestimmtem und Unzweifelhaftem reden
zu können.

Unter diesen raget die wegen der grofsen
Zahl ihrer heftigen Symptomen, so berüch-
tigte Menschenpockenkrankheit hervor, welche schon zahlreiche Uebel mit ähnlichen
Symptomen aufgehoben und homöopathisch
geheilt hat.

Wie allgemein sind nicht die heftigen,
bis zur Erblindung steigenden Augenentzündungen bei der Menschenpocke und siehe!
sie heilte, eingeimpft, eine langwierige Augenentzündung vollständig bei *Dezoteux* *)
und eine andre bei *Leroy* **) auf immer.

Eine von unterdrücktem Kopfgrinde entstandene, zweijährige Blindheit wich ihr nach
Klein ***) gänzlich.

Wie oft erzeugte die Menschenblatter-
krankheit nicht Taubhörigkeit und Schwer-

---

*) Traité de l'inoculation. S. 189.
**) Heilkunde für Mütter. S. 384.
***) Interpres clinicus. S. 293.

äthmigkeit! und beide langwierigen Uebel,
hob sie, als sie zu ihrer größten Höhe ge-
stiegen war, wie *J. Fr. Cloſs* beobachtete *).

Hodengeschwulst, auch sehr heftige, ist
ein häufiges Symptom der Menschenpocke und
deshalb konnte sie durch Aehnlichkeit eine
von Quetschung entstandene große, harte
Geschwulst des linken Hodens heilen, wie
Klein **) beobachtete. Und eine ähnliche
Hodengeschwulst ward von ihr unter den Augen eines andern Beobachters ***) geheilt.

So gehört auch unter die beschwerlichen
Zufälle der Menschenpocke ein ruhrartiger
Stuhlzwang und sie besiegte daher als ähnli-
che Krankheitspotenz eine Ruhr nach *Fr.
Wendt's* ****) Beobachtung.

Die zu Kuhpocken kommende Menschenpockenkrankheit hebt, wie bekannt, eben sowohl ihrer größern Stärke als ihrer großen
Aehnlichkeit wegen, erstere sogleich gänzlich,
homöopathisch, auf und läßt sie nicht zur
Vollendung kommen; doch wird hinwiederum durch die ihrer Reife schon nahe ge-

---

*) Neue Heilart der Kinderpocken, Ulm, 1769.
S. 68. und specim. Obs. No. 18.
**) Ebendaselbst.
***) Nov. Act. Nat. Cur. Vol. I. Obs. 22.
****) Nachricht von dem Krankeninstitut zu Er-
langen 1783.

kommene Kuhpocke, ihrer grofsen Aehnlichkeit wegen, die darauf ausbrechende Menschenpocke homöopathisch, wenigstens um
vieles gemindert und gutartiger gemacht, wie
Mühry *) und viele Andre bezeugen.

, Die eingeimpfte K u h p o c k e, deren Lym-
phe, aufser Schutzpockenstoff, auch noch'
einen Zunder zu einem allgemeinen Hautausschlage, andrer Natur, von (selten, gröfsern
eiternden) gewöhnlich kleinen, trocknen, auf
rothen Fleckchen sitzenden, spitzigen Blüthen
(pimples), oft mit untermischten, rothen, run-
den Hautfleckchen enthält, nicht selten mit
dem heftigsten Jücken begleitet, welcher Ausschlag bei nicht wenigen Kindern auch wirklich erscheint mehrere Tage v o r, öfterer
jedoch n a c h dem rothen Hofe der Kuhpocke
und, mit Hinterlassung kleiner, rother, har-
ter Hautfleckchen, in ein Paar Tagen vergeht, die geimpfte Kuhpocke, sage ich, heilt
durch Aehnlichkeit dieses Neben - Miasms
ähnliche, oft sehr alte und beschwerliche
Hautausschläge der Kinder, nachdem die Kuhpockenimpfung bei ihnen gehaftet hat, vollkommen und dauerhaft nach Homöopathie,
wie eine Menge Beobachter **) bezeugen,

---

*) Bei *Robert Willan*, über die Kuhpockenimpfung.
- **) Vorzüglich *Clavier*, *Hurel* und *Desormeaux*,
  in Bulletin des sc. medicales, publié par les

Die Kuhpocken, deren eigenthümliches Symptom es ist, Armgeschwulst *) zu verursachen, heilten nach ihrem Ausbruche einen. g.e s.c.h.w o l l e.n e n, halbgelähmten Arm **).

Das Fieber bei der Kuhpocke, welches sich zur Zeit der Entstehung des rothen Hofs einfindet, heilte homöopathisch. ein. Wechselfieber bei zwei Personen, wie *Hardege d. jüng.* ***) berichtet, zur Bestätigung dessen, was schon *J. Hunter* ****) gemerkt hatte, dafs nicht zwei Fieber in einem Körper zugleich bestehen können.

Ein der Krätz-Krankheit, wenn sie lange dauert, eigenthümliches Symptom ist Engbrüstigkeit, die sich zwar nicht selten schon bei noch gegenwärtigem Hautausschlage von Zeit zu Zeit an den Tag legt, am häufigsten jedoch, und oft ungeheuer, krampfhaft und lebensgefährlich sich hervor-

---

membres du comité central de la soc. de médecine du departément de l'Eure, 1808. So auch in Journal de Médecine continué. Vol. XV. S. 206.

*) *Balhorn* in *Hufel.* Journ. X. 11.
**) *Stevenson* in *Duncan's* Annals of medicine, Lustr. II. Vol. I. Abth. 2. No. 9.
***) In *Hufel.* Journ. d. pr. Arzn. XXIII.
****) Ueber die vener. Krankheit. S. 4.

thut, wenn man durch äufsere Mittel den
Ausschlag einseitig vertrieben hat, ohne die
innere Krätzkrankheit vorher geheilt zu haben, welche dann mit ihren innern Symptomen ausbricht. Daher ward ein Mann von
einer dreifsigjährigen krampfhaften, oft nahe
Erstickung drohenden Engbrüstigkeit auf einmal homöopathisch befreit und geheilt, sobald er mit der Wollarbeiter-Krätze, die,
wie gesagt, dieses Symptom in Aehnlichkeit
eigenthümlich enthält, angesteckt worden
war, wie *Bonifax* *) bezeugt. Und so wurden noch Mehrere von heftiger krampfhafter
Engbrüstigkeit durch Krätze befreiet **).
Alle die Uebel, welche nach einseitiger Vertreibung des Ausschlags von der Haut, nach
der sogenannten Zurücktreibung der Krätze
entstehen (die Schriften einer grofsen Menge
Beobachter sind voll davon), sind ursprüngliche und der Krätzkrankheit eigenthümliche
Symptomen, die nur schwiegen, so lange
diese Krankheit ihr inneres Leiden auf die
Haut als Ausschlag ableiten und so beschwich-

---

*) In Recueil d'observ. de Médecine, par *Hau-*
  tesierck Paris, 1672. Tom. II.
**) In Eph. Nat. Cur. Dec. III. ann. 5, 6. obs.
  117. — *Bang*, Auswahl aus den Tageb. d. k.
  Krankenhauses, 1785, Mai — *Muzell*, Beob.
  Samml. II. S. 32 bis 36.

tigen konnte, aber zurückkehren, sobald ihr
dieser Ableitungskanal verschlossen worden
ist durch örtliche Austrocknung der Krätz-
blüthen. So berichten eine grofse Menge
Schriftsteller den Ausbruch einer geschwüri-
gen Lungensucht, der oft so unmittelbar
und schnell nach äufserlicher Vertreibung des
Krätzausschlags erfolgt, dafs man ihre schon
vorgängige, nur durch den Ausschlag bisher
verdeckte Anwesenheit unbezweifelt erkennt *).
Da also unter den Symptomen der Krätzkrankheit eine Art geschwüriger Lungensucht
enthalten ist, was Wunder, wenn ihre Einimpfung schon gegenwärtige Lungensuchten
homöopathisch heilen konnte, wie *Fr. May* **)
und der Verfasser in den Eph. Nat. Cur. ***)
beobachteten.

In Fieber und in Hustenbeschaffenheit
haben die Masern viel Aehnlichkeit mit dem
Keichhusten und defshalb sah *Bosquillon* ****),
dafs bei einer Epidemie, wo beide herrschten,
viele Kinder, welche die Masern damals über-
standen hatten, vom Keichhusten in dieser
Epidemie frei blieben. Sie würden alle und
auch in der Folge vom Keichhusten frei und

---

*) Z. B. *Unzer*, Arzt CCC. St. S. 508.
**) Vermischte Schriften, Manh. 1786.
***) Dec. II, ann. 2. obs. 146.
****) Elemens de médec. prat. de M. *Cullen*
traduits, P. II. l. 3. Ch. 7.

unansteckbar durch die Masern geworden
seyn, wenn der Keichhusten nicht eine den
Masern nur zum Theil ähnliche Krankheit
wäre, das ist, wenn er auch einen ähnlichen
Hautausschlag, wie die letztern, bei sich führte. So aber konnten die Masern nur viele
und nur in der gegenwärtigen Epidemie von
Keichhusten homöopathisch frei erhalten.

Wenn aber die Masern eine im Aus-
schlage, ihrem Hauptsymptome, ähnliche
Krankheit vor sich haben, da können sie sie
ohne Widerrede aufheben und homöopathisch
heilen. So ward eine langwierige Flechten-
krankheit vom Ausbruche der Masern sogleich
gänzlich und dauerhaft (homöopathisch) geheilt, wie *Kortum* *) beobachtete.

42.

Unmöglich kann es für den Arzt eine
deutlichere und überzeugendere Belehrung als
diese geben, welche Art von künstlicher
Krankheitspotenz (Arznei) er zu wählen habe, um nach dem Vorgange der Natur gewiſs,
schnell und dauerhaft zu heilen.

43.

Die Natur vermag selbst nicht, wie wir
aus allen diesen Beispielen sehen, vermag

---

*) In *Hufel,* Journ. XX., III. S. 50.

selbst nie und in keinem Falle, eben so wenig als der Arzt, ein vorhandnes Leiden und
Uebelseyn mit einer unähnlichen, auch
noch so starken Krankheitspotenz aufzuheben und zu heilen, wohl aber einzig und
wie durch Wunder, mit einer an Symptomen ähnlichen; nach ewigen, unwieder-
ruflichen Naturgesetzen, die bisher verkannt
waren.

44.

Wir würden von dieser Art ächter, homöopathischer Natur-Heilungen noch weit
mehrere finden, wenn theils die Beobachter
mehr Aufmerksamkeit auf sie gerichtet hätten, theils wenn es der Natur nicht an homöopathischen Hülfs-Krankheiten gebräche.

45.

Die Natur selbst hat zu homöopathischen
Heilwerkzeugen, wie wir sehen, fast nur die
wenigen miasmatisch festständigen Krankheiten zur Hülfe, die Krätze, die Masern, die
Menschenpocken *), Krankheitspotenzen, die
theils (nämlich die Menschenpocken und Masern) als Heilmittel lebensgefährlicher und
schrecklicher, als das damit zu heilende Uebel

---

*) Und den Hautausschlags-Zunder, der neben-
bei in der Kuhpocken-Lymphe befindlich ist.

sind, theils solche (wie die Krätze) die nach
vollführter Heilung selbst wieder Heilmittel
bedürfen, um hinwiederum vertilgt zu werden. Und wie wenig giebt es Krankheitszustände unter den Menschen, die an Pocken,
Masern und Krätze ihr ähnliches Heilmittel
finden! Die Natur kann defshalb auch wenige Uebel mit diesen bedenklichen und mifs-
lichen, homöopathischen Heilmitteln heilen
und nur mit Gefahr und grofser Beschwerde, da sie die Gaben dieser Krankheitspotenzen nicht nach den Umständen verkleinern kann, sondern mit der ganzen gefährlichen und beschwerlichen Krankheit, mit der
ganzen Menschenpocken-, Maser- und Krätz-
Krankheit den mit einem alten, ähnlichen
Uebel Behafteten, um ihn davon zu heilen,
überziehen mufs. Und dennoch haben wir
von ihr, wie man sieht, schöne homöopathische Heilungen aufzuweisen, als eben so
viele, unwiderlegliche Belege von dem in ihnen waltenden, grofsen, einzigen Natur-
Heilgesetze: Heile durch Symptomen-
ähnlichkeit!

46.

Dem fähigen Geiste des Menschen ward
dieses Heilgesetz aus ihnen kund und hiezu
waren sie hinreichend. Dagegen, siehe! welchen Vorzug hat er nicht vor der rohen Na-

tur! Wie viel tausend homöopathische Krankheitspotenzen mehr zur Hülfe für die leidenden Mitbrüder hat nicht der Mensch an den
überall in der Schöpfung verbreiteten Arzneien! Krankheits - Erzeugerinnen hat er an
ihnen von allen möglichen Wirkungsverschie-
denheiten für alle die unzähligen, für alle
nur erdenklichen und unerdenklichen natürlichen Krankheiten, denen sie homöopathische Hülfe leisten können — Krankheitspotenzen (Arzneien), deren Kraft nach vollendeter Heil - Anwendung von selbst verschwindet, ohne einer abermaligen Hülfe zur Wieder - Vertreibung, wie die Krätze, zu bedürfen — Krankheitspotenzen, (Arzneien), die
der Arzt bis an die Grenzen der Unendlich-
keit verdünnen, zertheilen und in ihrer Gabe
bis dahin vermindern kann, daſs sie nur um
ein Kleines stärker bleiben, als die damit zu
heilende, ähnliche, natürliche Krankheit, so
daſs es bei dieser unübertrefflichen Heilart
keines heftigen Angriffs auf den Organism
bedarf, um auch ein altes, hartnäckiges Uebel
dauerhaft auszurotten, ja daſs diese Heilart
nur einen sanften, unmerklichen, und doch
geschwinden Uebergang aus den quälenden,
natürlichen Leiden in die erwünschte, dauerhafte Gesundheit sehen läſst.

47.

Unmöglich kann ein vernünftiger Arzt
nach jenen sonnenklar einleuchtenden Beispielen noch in der allopathischen Curart der
gemeinen Medicin fortfahren und nach ihrer
reinen Wirkung ihm unbekannte Krankheitspotenzen (Arzneien) zur Krankheitsbestreitung
fernerhin 'anwenden, das ist, solche, die,
ohne homöopathisch gewählt zu seyn, in allen Fällen dem zu heilenden Uebel unähnlich und allopathisch, folglich hülflos und
schädlich seyn müssen (wenn nicht ein äus-
serst seltner Zufall ihn eine ähnliche Krankheitspotenz, eine homöopathische Arznei einmal aus dem Glücksrade greifen läfst); unmöglich kann der vernünftige, obige Thatsachen beherzigende Arzt fernerhin solche
nicht nach Symptomen-Aehnlickeit gewählte
(allopathische) Arzneien seinem Kranken verschreiben, deren Gebrauch keinen andern
Erfolg haben kann, als der sich nach ewigen Gesetzen in den oben erzählten und so
in allen übrigen Fällen in der Welt zeigt, wo
eine unähnliche Krankheit zu der andern in
den menschlichen Organism geräth, nämlich
dafs nie eine Heilung dadurch, sondern stets eine Verschlimmerung erfolgt, — also keinen andern Erfolg haben
kann, als dafs entweder (weil nach dem Vorgange in der Natur, bei I., die ältere Krank-

heit im Körper die hinzutretende unähnliche, schwächere abweiset) die natürliche
Krankheit bei milder allopathischer, auch
noch so lang dauernder Cur, unter Schwächung des Kranken, bleibt wie sie war, oder
(weil nach dem Vorgange in der Natur, bei
II., die neue stärkere die schon vorhandene,
schwächere, unähnliche nur auf kurze
Zeit unkenntlich macht und suspendirt) durch
heftigen Angriff auf den Körper mit starken,
allopathischen Arzneien das ursprüngliche
Uebel auf einige Zeit zu weichen scheint, um,
nach dem Aussetzen derselben, in gleicher
Stärke wieder zu kommen, oder (weil nach
dem Vorgange in der Natur, bei III., zwei
sich unähnliche Krankheiten, wenn beide
langwieriger Art oder gleich stark sind, neben einander im Organism Platz nehmen und
sich compliciren) dafs in solchem Falle, wenn
die der natürlichen Krankheit vom Arzte
entgegengesetzten unähnlichen Krankheitspotenzen und allopathischen Arzneien in heftigen Gaben und lange angewendet werden,
solche allopathische Curen, ohne jemals die
ursprüngliche (unähnliche) Krankheit aufheben und heilen zu können, nur noch eine
neue Kunst-Krankheit daneben erzeugen und
den Kranken, wie die tägliche Erfahrung
lehrt, um vieles kränker machen, und unheilbarer.

48.

Ich weifs zwar wohl, dafs die Aerzte solche allopathische, nicht nach Aehnlichkeits-
Wirkung gewählte Arzneien nicht defshalb
in Krankheiten brauchen, um mit Fleifs allopathische und falsche Krankheitspotenzen
brauchen zu wollen. Nein; sie wissen nur
von allen ihren anzuwendenden Arzneien
nicht, weder ob sie der Krankheit ähnliche
(folglich heilbringende), noch ob sie unähnliche (folglich hier unhülfreiche und schädliche) Krankheitspotenzen sind. Sie haben gar
keine Ahnung von dieser beim Heilen
hauptsächlich zu bedenkenden Rücksicht, hauptsächlich zu erfüllenden
Bedingung, sondern sie verschreiben die
Arzneien gegen den vermuthlichen Krankheitsnamen oder gegen eine vermuthete, innere, unsichtbare Krankheitsursache, weil es
Andre vor ihnen so gewollt und vorgeschrie-
ben haben, ohne aller der in das Recept ge-
mischten Arzneien eigentliche Bedeutung und
reine Wirkung auf das menschliche Befinden
zu kennen. Das können dann freilich keine
andern als dem Krankheitszustande unähnliche, allopathische, also hülflose und hier
nachtheilige Arzneien seyn!

49.

Am meisten aber verführte sie diejenige
Theorie, welche vom Ur-Anbeginn des Cur-

'wesens., bis jetzt immer die herrschendste blieb, ich meine, der Wahn von einem der Krankheit jederzeit zum Grunde liegen sollenden Krankheitsstoffe, einer obgleich noch so fein gedachten Krankheits-Materie, (oder giftigen Schärfe), welche durch die Ausdünstung oder durch den Harn aus den Gefäfsen, am meisten aber aus der 'Brust, dem Magen und dem Darmkanale fortgeschafft werden müsse, wenn die Krankheit geheilt werden solle. Diese (eingebildete) materielle Krankheits-Erzeugerin, wähnten sie, musse erst fort und der Körper erst gänzlich von ihr gereinigt und gesäubert werden. Nur so, bildeten sie sich ein, würden die Krankheiten aus dem Grunde gehoben, wenn ihre Grundursache, der Krankheitsstoff, vorher erst hinweggeräumt und aus Blute und allen Säften, vorzüglich aber aus (Brust,) Magen und Darm ausgefegt worden sei.

50.

Ich gebe zu, dafs es der menschlichen Schwäche bequemer war, für die zu heilenden Krankheiten einen grobsinnlich denkbaren, materiellen Krankheitsstoff anzunehmen, weil man dann auf nichts weiter hinzuarbeiten hatte, als wo man genug Blut- und Säfte reinigende, Brustauswurf befor-

K

dernde und Magen und Darm ausscheuernde
Mittel hernehme.

51.

Daher steht auch, vom Dioskorides
an, in allen materiis medicis bis auf die neuesten Bücher dieser Art nichts von den einzelnen Arzneien angemerkt, was jeder ihre
specielle, eigentliche Wirkung sei, sondern,
aufser den Angaben von ihrem vermeintli-
chen Nutzen gegen diesen oder jenen Krankheitsnamen der Pathologie, blos: ob sie Harn,
Schweifs, Brustauswurf oder Monatreinigung
befördern, und vorzüglich ob sie Ausleerung
aus dem Speisekanal von oben oder unten
bewirken, weil alles Dichten und Trachten
der praktischen Aerzte auf Ausleerung eines
materiellen Krankheitsstoffs und einer Menge
den Krankheiten zum Grunde liegen sollen-
der, fingirter Schärfen gerichtet war.

52.

Diefs waren aber alles eitel Träume und
Hypothesen klüglich ersonnene zur Bequemlichkeit der Theorie, die am leichtesten mit
Heilung der Krankheiten durch Hinwegschaffung materieller Krankheitsstoffe (si modo es-
sent) fertig zu werden hoffte.

53.

Nun kann sich aber das Wesen der Krankheiten und ihre Heilung nicht nach unsern
Träumen und nach unsrer Bequemlichkeit
richten; die Krankheiten können unsrer
Thorheit zu gefallen nicht aufhören, geistige Verstimmungen unsers geistigen
Lebens in Gefühlen und Thätigkei-
ten, oder, mit andern Worten, sie können
nicht, unsrer dunkelhaft ersonnenen Patho-
genie und Therapie zu fröhnen, etwas andres
seyn, als immaterielle Verstimmungen unsers Befindens.

54.

Die mindeste, materielle, fremdartige
Substanz, sie scheine uns auch noch so mild,
wird, in unsre Blutgefäfse gebracht, plötzlich
wie ein Gift ausgestofsen, oder es erfolgt, wo
diefs nicht angeht, der Tod. Das Leben
stand auf dem Spiele, als etwas reines Wasser in eine Vene gespritzt ward *). In die
Adern eingespritzte, atmosphärische Luft tö-
dete **), und auch die mildesten in die Ve-

---

*) *Mullen*, bei *Th. Birch*, History of the royal
society. IV.

**) *J. H. Voigt*, Magazin für d. neuest. Zust. d.
Naturk. I. III. S. 25.

nen gebrachten Flüssigkeiten erregten Lebensgefahr *). Auch wenn der mindeste Split-
ter in unsre empfindlichen Theile geräth, so
ruht das in unserm Körper allgegenwärtige
Leben nicht eher, bis er durch Schmerz, Fieber, Eiterung oder Brand wieder heraus ge-
schafft worden ist. Und das Leben sollte bei
einer zwanzig Jahr alten Ausschlags-Krank-
heit zwanzig Jahre lang einen fremdartigen,
feindseligen, materiellen Ausschlagsstoff, eine
Flechtenschärfe u. s. w. in den Säften gutmüthig dulden?

55.

Und welcher Nosologe sah je mit leibli-
chen Augen einen solchen Krankheitsstoff,
dafs er so zuversichtlich davon sprechen und
ein medicinisches Verfahren darauf bauen
will? Wer hat je einen Gichtstoff, ein Skro-
phelgift oder ein andres, sogenanntes Krank-
heitsgift den Augen darlegen können?

56.

Und wenn die Anbringung eines materiellen Stoffs in eine Wunde Krankheiten
durch Ansteckung fortgepflanzt hat, wer kann,
wie so oft von unsern materiellen Krankheit-
Entstehungs-Lehren (Pathogenien) behaup-

----

*) *Autenrieth*, Physiologie, II. §. 784.

tet worden, beweisen, dafs von diesen Stoffen etwas Materielles in unsre Säfte eingedrungen oder eingesaugt worden sei? Kein auch noch so sorgfältiges, alsbaldiges Abwaschen der Zeugungstheile schützt mit Gewifsheit vor der Ansteckung mit der venerischen Krankheit; schon ein Lüftchen, was von einem Menschenpocken-Kranken herüber weht, kann in dem gesunden Kinde diese fürchterliche Krankheit hervorbringen. Wie viel materieller Stoff an Gewichte mag auf diese Weise wohl in die Säfte eingesaugt worden seyn, um in ersterm Falle eine, vor sich erst mit dem entferntesten Lebensende erlöschende, peinliche Krankheit, im letztern Falle aber eine mit fast allgemeiner Vereiterung *),

---

*) Um die oft grofse Menge faulichten Unraths und stinkender Geschwürjauche in Krankheiten für Krankheit erzeugenden und unterhaltenden Stoff ausgeben zu können, da doch bei der Ansteckung nichts Merkbares von Miasm, nichts Materielles in den Korper eingedrungen seyn konnte, nahm man zu der Hypothese seine Zuflucht, dafs der auch noch so feine Ansteckungsstoff im Körper als Ferment wirke, die Säfte in gleiche Verderbnifs bringe und sie auf diese Art selbst in ein solches Krankheitsferment umwandle, was immerdar während der Krankheit wuchere, und die Krank-

oft schnell tödtende Krankheit hervorzubringen?, Dem von einem tollen Hunde gebisse-
nen, achtjährigen Mädchen in Glasgow schnitt
der Wundarzt die Stelle sogleich rein aus
und dennoch bekam sie nach 56 Tagen die
Wasserscheu, woran sie in zwei Tagen starb *).
Ist hier und in allen diesen Fällen an einen
materiellen, in das Blut übergegangenen Krankheitsstoff zu denken? Ein im Krankenzim-
mer geschriebner Brief aus weiter Entfernung
theilte schon oft dem Lesenden dieselbe Krankheit mit; ist hier wohl an einen materiellen

heit unterhalte. Durch welche allmächtigen
und allweisen Reinigungstränke wolltet Ihr
aber dann wohl dieses sich immer wieder erzeugende Ferment, diese Masse sogenannten
Krankheitsstoffs so rein aus den menschlichen
Säften aussondern und aussäubern lassen, dafs
nicht noch ein Stäubchen solchen Krankheits-
ferments drin bliebe, was die Safte immer
wieder, wie zuerst, zum neuen Krankheitsstoffe umbilden und verderben könnte? Dann
wird es ja unmöglich, die Krankheiten auf
Eure Art zu heilen! — Man sieht, wie alle
auch noch so fein ausgesonnene Hypothesen
auf die handgreiflichsten Inconsequenzen fuhren, wenn Unwahrheit zum Grunde liegt!

*) Medic. Comment. of Edinb. Dec. II. Vol. II.
1793.

in die Säfte eingedrungenen Krankheitsstoff zu
denken? ·.

57.

Doch wozu alle diese Beweise? Wie oft
hat nicht schon ein kränkendes Wort ein ge-
fährliches Gallenfieber, eine abergläubige To-
des-Prophezeihung ein baldiges Absterben,
eine jählinge traurige oder freudige Nachricht
den plötzlichen Tod zuwege gebracht?.. Wo
ist der materielle Krankheitsstoff, der in den
Körper leibhaftig übergegangen seyn, die
Krankheiten erzeuget und unterhalten haben
und ohne dessen arzneiliche Hinwegschaffung
und Ausführung keine gründliche Cur möglich seyn soll?

58.

Die Verfechter so grobsinnlich ange-
nommener Krankheitsstoffe mögen sich schä-
men, die geistige Natur unsers Lebens und
die geistig dynamische Kraft der Krankheit
erregenden Ursache so unverständig, so blind
übersehen und verkannt zu haben. Sind denn
die übelartigen, oft sehr ekelhaften Auswürfe
in Krankheiten gerade der sie erzeugende und
unterhaltende Stoff *) und nicht dagegen je-

------

*) Dann müfste jeder Schnupfen, auch der lang-
wierigste, blos durch sorgfältiges Schneuzen
und Säubern der Nase unfehlbar und schnell
geheilt werden.

derzeit Auswürfe und Produkte der Krankheit, des blos dynamisch ge-, störten Lebens?

59.

Bei solchen falschen, materiellen Ansichten von der Entstehung und dem Wesen der Krankheiten war es freilich nicht zu verwundern, daſs in allen Jahrhunderten von den Barbiergehülfen an bis zu den vornehmen Leibärzten und den Erdichtern der sublimsten, medicinischen Systeme, immer hauptsächlich nur auf Ausscheidung und Abführung einer eingebildeten krankmachenden Materie hingearbeitet und die häufigste Indikation gestellt ward auf Beweglichmachung des sogenannten Krankheitsstoffs, auf seine Ausführung durch Speichel, Luftröhrdrüsen, Schweiſs und Harn, auf eine durch die Verständigkeit der Wurzel- und Holztränke treugehorsam zu bewirkende Reinigung des Blutes von (Schärfen und Unreinigkeiten) Krankheitsstoffen, die es nie gab, auf mechanische Abzapfung der erdichteten Krankheitsmaterie durch Haarseile und Fontanellen, vorzüglich aber auf Abführung und Auspurgirung der schadhaften Stoffe, wie sie sie nannten, durch den Darmkanal mittelst laxirender und purgirender Arzneien, die sie oft, um ihnen eine tiefsinnigere Bedeutung und

ein schmeichelhafteres Ansehn zu geben, auch
auflösende und gelind: eroffnende benannten;
lauter Veranstaltungen zur Fortschaffung
feindseliger Krankheitsstoffe, dergleichen es
nie geben könnte und nie gegeben hat: bei
Erzeugung und Unterhaltung der Krankheiten des durch ein geistiges Princip lebenden
menschlichen Organisms, der Krankheiten,
die nie etwas anderes, als geistig dynamische
Verstimmungen seines an Gefühl und Thätigkeit geänderten Lebens seyn konnten.

60.

Die beliebtesten jedoch waren in allen
Jahrhunderten die Purganzen und Laxanzen,
von denen sie am häufigsten und schnellesten
Aenderung in den Krankheiten aller Art gesehen hatten, nicht weil sie den inwohnenden, unmöglichen Krankheitsstoff ausgeführt
hätten (der nirgend im Organismus war, und
sich am wenigsten, wenn er möglich wäre,
in dem, fremdartige Dinge so leicht, und so
gewiss von selbst fortschaffenden Darmkanale
hätte aufhalten können), nein! aus dem einfachen Grunde, weil diese schmerzlichen
Reitzungen des Darmkanals am ehesten eine,
die ursprüngliche Krankheit auf einige Zeit
unterdrückende und suspendirende (§. 53. 54.)
künstliche Krankheit der ersten Wege bewirken; der Magen und der Darmkanal wer-

den durch die Purganzen krank und je kränker sie werden, desto mehr schweigt das Leiden indefs, zu dessen Abhülfe der Arzt gerufen war, ohne aber, wenn es eine ältere Krankheit war, je dadurch geheilt zu werden.

61.

Oder sollte diefs eine Heilung seyn? Nein! die natürliche Krankheit kömmt, sobald der Arzt wegen zunehmender Schwäche vom Abführen nachlassen mufs, nicht nur eben so stark wieder, als vorher, sondern sogar verstärkt, wegen Schwächung des Kranken durch diesen mit Schmerzen erlittenen Säfteverlust und wegen der zugesetzten Schädlichkeit von den eigenthümlichen übrigen Wirkungen der abführenden Arzneien (denn alle Purganzen haben noch ganz andre und viele arzneiliche Wirkungen auf den Menschen). Kein chronisches Uebel wird durch diefs allopathische Verfahren geheilt und nur schnell entstandne Uebel (die von selbst vergangen seyn würden) scheinen davon zu weichen, weil die Zeit ihrer natürlichen Dauer unterdessen verflofs, und die Körperkräfte allmälig von selbst wieder kamen.

62.

Vorausgesetzt nun, wie nicht zu zweifeln ist, dafs keine von den Krankheiten, die (wenn

sie nicht von verschluckten unverdaulichen
oder sonst sehr schädlichen in die ersten
Wege oder in andre Oeffnungen oder Höh-
lungen gerathenen Substanzen, von Verwundungen oder durch Hautbedeckungen gedrun-
genen fremden Körpern herrühren) dynamische
zu nennen sind, irgend einen materiellen
Stoff zum Grunde hat, sondern dafs, jede
blos und stets eine besondre virtuelle oder
dynamische Verstimmung des Befindens ist;
wie elend und zweckwidrig mufs da nicht ein
auf Ausführung *) dieses erdichteten Stoffs

---

*) Einen Anschein von Nothwendigkeit hat die
Auspurgirung der Wurmer bei sogenannten
Wurmkrankheiten. Aber auch dieser Anschein
von Nothwendigkeit ist falsch. Einige, wenige Spulwürmer findet man vielleicht bei
den meisten, auch den gesundesten Kindern
und diese oder jene Gattung von Bandwurm
bei nicht wenigen Erwachsenen. Die Ueber-
menge der Spulwürmer bei Kindern rührt von
einer allgemeinen Kränklichkeit des Körpers,
gewöhnlich aus ungesunder Lebensart, her.
Bessere die Lebensart solcher Kinder und hebe
ihre Kränklichkeit, homoopathisch, wie andre
Krankheiten, so bleiben nur die wenigen, dem
Kindesalter eigenthümlichen Spulwürmer ubrig,
wovon gesunde Kinder nie belästigt werden.
Bei Erwachsenen pflegen auch diese zu verschwinden. Schnelle Unbäfslichkeiten, die von

gerichtetes Curverfahren in den Augen jedes
vernünftigen Mannes erscheinen, -da nichts,

Spulwürmern herzurühren scheinen, eigentlich
aber nur anderwärts hergekommene Krankheit
sind, wobei nur die Spulwürmer mit leiden;
werden gewöhnlich schnell durch die feinste
homöopathische Gabe von Tinktur des Cina-
samens gehoben, das Kind wird wieder wohl
und die wenigen Spulwürmer kehren zu ihrer,
gewöhnlichen Ruhe zurück, gleich als wären
sie nicht mehr vorhanden, wie bei gesunden
Kindern.

„Aber der Bandwurm,“ höre ich sprechen, „dieses zur Quaal des Menschen ge-
„schaffene Ungeheuer muß doch wohl mit al-
„ler Macht ausgetrieben werden.“

Ja, er wird zuweilen ausgetrieben, aber
mit welchen Schmerzen, mit welchen Nachwehen, und mit welcher Lebensgefahr! Ich mag
den Tod so vieler Hunderte nicht auf meinem
Gewissen haben, die durch die angreifendsten,
schrecklichsten Purganzen, gegen den Bandwurm
gerichtet, ihr Leben haben einbüßen müssen,
oder das Jahre- lange Siechthum derer, die
dem Purgir-Tode noch entrannen. Und wie
oft wird er durch alle diese, oft mehrjährigen, Gesundheit und Leben zerstörenden Curen
ganz und gar nicht ausgetrieben!

Wie nun, wenn die gewaltsame Forttrei-
bung oder Tödung dieses Thieres gar nicht
nöthig wäre?

damit gewonnen werden kann, sondern alle-
mal geschadet wird!

Die Familie der Eingeweide-Würmer, namentlich der Bandwurm ward vom Schöpfer
nicht zu unsrer Quaal geschaffen. Es kann
uns gleichgültig seyn, ob wir einen Bandwurm
beherbergen oder nicht, wenn wir nur gesund sind. So lange wir gesund sind, lebt
dieses wunderbar gebildete Geschöpf Gottes
nicht unmittelbar in unsern Gedärmen, sondern in den Ueberbleibseln der Speisen, dem
Unrathe der Gedärme, wie in seiner Welt,
ganz ruhig und ohne uns im mindesten zu be-
lästigen und es giebt viele Menschen, die
sich fortwährend gesund und wohl
befinden, denen doch von Zeit zu Zeit einige Glieder des Bandwurms abgehen. Er
ward geschaffen, in dem Darmunrathe, der
für uns nichts Brauchbares mehr enthält, sein
Leben zu leben, und zu finden, was er zu
seiner Nahrung braucht. So lange wir gesund
sind, berührt er unsre Gedärme nicht und ist
uns unschädlich.

Sein Aufenthalt wird ihm aber widrig,
wenn der Mensch krank wird, denn dann wird
der Inhalt der Gedärme dem Wurme unleidlich, welcher sich windet und in seinem Uebel-
behagen auch die empfindlichen Wände der
Gedärme berührt und beleidigt, wodurch die
Beschwerden des kranken Menschen vermehrt
werden. (So wird auch die Frucht im Mut-

63.

Der durch ein geistiges Leben im gesunden und kranken Zustande (nur dann, regel-
widrig) thätige Organism ist ja im kranken
Zustande nicht wie ein todter, verunreinigter
Schlauch anzunehmen, der, um wieder
brauchbar zu werden, ausgefegt und rein aus-
gespühlt werden müfste. Die dann sichtbar
werdenden, entarteten Stoffe und Unreinig-

---

terleibe unruhig, windet sich und stöfst, doch
nur wenn die Mutter krank ist, schwimmt
aber ruhig in seinem Wasser, ohne der Mutter
wehe zu thun, wenn diese wieder gesund ist.)
Es ist bemerkenswerth, dafs die Krankheitszeichen des sich zu dieser Zeit übel be-
findenden Menschen gröfstentheils von der
Art sind, dafs sie an der Tinktur der männli-
chen Farnkrautwurzel und zwar in der kleinsten Gabe, ihr homöopathisches, schnelles
Heilmittel finden; die Menschenkrankheit wird
dadurch gehoben und der Bandwurm befindet
sich wieder wohl und lebt wieder ruhig fort
in dem Darmunrathe, ohne den Menschen
oder seine Gedärme zu belastigen.
Der Bandwurm lebt im gesunden Menschen (am gewöhnlichsten findet sich der Bandwurm vor der Mannbarwerdung — doch auch,
wiewohl seltner, in andern Lebensaltern ein)
nur wenige Jahre, so lange namlich als der
Darmunrath so beschaffen ist, dafs er noch Nah-

keiten sind ja nur Erzeugnisse der Krankheit des in innormale Verstimmung gesetzten Organisms, welche von diesem selbst oft heftig genug (oft allzuheftig) fortgeschafft werden, ohne der Hülfe der sogenannten Kunst zu bedürfen, und deren er immer wieder neue erzeugt, so lange er an dieser Krankheit leidet. Diese Stoffe bieten sich dem ächten Arzte

rung für den Wurm enthält. Aendert sich aber die Natur des Menschen allmälig und wird er vollkommner und kräftiger, dann enthalten seine Darmunreinigkeiten keinen Nahrungsstoff mehr für den Bandwurm; dieser nimmt ab und vergeht endlich ganz, gleichsam wie verhungert oder vor Alterschwäche.

Hieraus folgt, dafs der Arzt die Menschen, welche mit einem Bandwurme behaftet sind, nicht zweckmäfsiger behandeln kann, als dafs er die krankhaften Zustände, die sie befallen, von Zeit zu Zeit heile, wie oben angegeben worden, und sie in den Stand setze, dafs sie gesund bleiben, — denn dann ist auch der Bandwurm so ruhig als, wäre er nicht vorhanden, — bis ihr Körper die gehörige Umanderung und Vervollständigung erlangt hat, da dann auch der Bandwurm von selbst (verhungert oder veraltet) verschwindet, und der Mensch, selbst wenn ihn eine Unbäfslichkeit befallt, nichts mehr von dem Wurme gewahr wird.

selbst als Krankheits – Symptomen dar und
helfen ihm, die Beschaffenheit und das Bild
der Krankheit erkennen, um sie mit einer
arzneilichen ähnlichen Krankheitspotenz heben zu können *).

---

*) Wahrscheinlich hat eine falsche Beurtheilung
der sogenannten Crisen zu Ende der schnell
verlaufenden Krankheiten die Aerzte in dem
Wahne bestärkt, daſs ein materieller Stoff den
Krankheiten zum Grunde liege und keine Heilung ohne seine Fortschaffung möglich sei.
Man sah die Selbsthülfe der Natur bei Krankheiten, wo keine Arznei gebraucht worden
war, als nachahmungswürdige Muster-Curen
an. Aber man irrte sich sehr. Die jammer-
volle, höchst unvollkomne Anstrengung der
Natur zur Selbsthülfe in Krankheiten ist ein
Schauspiel, was die Menschheit zum wirksamen Mitleid und zur Aufbietung aller Kräfte
des Geistes auffordert, um dieser Selbst-
quaal durch ächte Heilung ein Ende zu machen. Kann die Natur eine im Organism schon
bestehende Krankheit nicht durch Anbringung
einer neuen andern, ähnlichen Krankheit
(§. 41.); dergleichen ihr äuſserst selten zu Ge-
bote steht (§. 45.), homoopathisch heilen, und bleibt es dem Organism allein überlassen, aus eignen Kräften, ohne Hülfe von
auſsen, eine neu entstandne Krankheit zu über-
winden (bei chronischen ist ohnehin sein Wi-

64.

Heile die Krankheit *), so ist zugleich
die Quelle dieser ausgearteten Stoffe, aller

---

derstand gewöhnlich unmächtig), so sehen wir
nichts als qualvolle, oft gefährliche Anstrengung der Natur, sich zu retten, es koste was
es wolle, nicht selten mit Auflösung des irdischen Daseyns, mit dem Tode, geendigt.
So wenig wir Sterbliche den Vorgang im
Haushalte des gesunden Lebens einsehen, so
gewifs er uns, den Geschopfen, eben so verborgen bleiben mufs, als er dem Auge des
allsehenden Schöpfers und Erhalters des Lebens seiner Geschöpfe offen da liegt, so wenig können wir auch den Vorgang im Innern
beim gestörten Leben, bei Krankheiten, einsehen. Der innere Vorgang in Krankheiten
wird nur durch die wahrnehmbaren Veränderungen,

*) Die venerische Krankheit mit noch gegenwär-
tigem Schanker und die Wollarbeiter-Krätze,
welche beide, dem allgemeinen medicinischen
Wahne zufolge, durchaus einen materiellen
Gichtstoff zum Grunde haben sollen, werden
ganz ohne äufsere Mittel, durch wenige innere Gaben der besten Präparate ihrer specifischen Mittel, die gar keine Ausleerung durch
Stuhl, Harn, Schweifs oder Speichel erregen,
am gewissesten, schnellsten und vollkommen-
sten geheilt binnen kurzer Zeit.

der krankhaften Auswürfe und alles dessen
vernichtet, was man bisher für Krankheitsstoff ansah. Dies heifst geheilt. Diese Art,
wahrer, schneller, sanfter. und dauerhafter
Heilung findet. man leicht beim Hinsehn auf
den Vorgang der Natur, um theils jedes Verfahren zu vermeiden, bei welchem, auch die

---

rungen, Beschwerden und Symptomen kund,
wodurch unser Leben die innern Störungen
einzig laut werden läfst, so dafs wir in vor-
liegendem Falle nicht einmal erfahren, welche
von den Krankheitssymptomen Erstwirkung der
krankhaften Schädlichkeit, oder welche Re-
action, der Natur zur Selbsthülfe seyen. Beide
fliefsen vor unsern Augen zusammen und stellen uns blos ein nach aufsen reflektirtes Bild
des innern Gesamt-Leidens dar, indem die
unhülfreichen Bestrebungen des sich selbst
überlassenen Lebens, das Leiden zu enden,
selbst Leiden des ganzen Organisms sind. Daher liegt auch in den durch die Natur, zu Ende
schnell entstandener Krankheiten zuweilen
veranstalteten Ausleerungen, die man Crisen
nennt, oft mehr Leiden, als heilsame Hülfe.

.Was die Natur in den sogenannten Crisen
veranstaltet, bleibt uns, wie aller innere Vorgang des Lebens, verborgen; so viel ist indefs sicher, dafs sie in dieser ganzen Anstrengung Mehr oder Weniger von den leidenden Theilen aufopfert und ver-

Natur die Heilabsicht nie erreicht, wenn sie
dem ursprünglichen Uebel eine unähnliche
(allopathische) Krankheit zuschickt (§. 31. 33.
55.), durch welche es folglich nicht gehoben,
sondern stets verschlimmert wird, theils dagegen ihre hülfreichen Heilungen (§. 41.) nach-
zuahmen, wo sie durch Anbringung einer

---

nichtet, um das Uebrige zu retten, nicht
aber einen Krankheitsstoff heilsamlich auszu-
führen beabsichtigt, den es nie gab.

Nur durch Zerstörung und Aufopferung
eines Theils des Organisms selbst kann die
sich allein überlassene Natur des Menschen
sich aus Krankheiten retten und, wenn der
Tod nicht erfolgt, nur langsam und gewöhnlich nur unvollkommen die vollige Harmonie
des Lebens, kräftige Gesundheit wieder herstellen.

Die bei Selbstgenesungen zurückbleiben-
de, grofse Schwäche der dem Leiden ausgesetzt gewesenen Theile, ja des ganzen Körpers,
die Magerkeit, u. s. w. geben uns diefs zu
verstehen.

Mit einem Worte, der ganze Vorgang der
Selbsthülfe des Organisms bei ihm zugestofse-
nen Krankheiten zeigt dem Beobachter nichts
als Leiden, nichts was er, um ächt heil-
künstlerisch hülfreich zu wirken, nachahmen
könnte oder dürfte.

dem ursprünglichen Uebel ähnlichen, obgleich andern Krankheitspotenz das Urleiden
schnell aufhebt, vernichtet und heilet.

65.

Diese ihre Heilungen geschehen, wie man
sieht, blos auf homöopathischem Wege, einem Wege, der, da wir ihn auch oben (§. 8
bis 18.) auf eine andre Weise, durch Erfahrungen und Schlüsse fanden, folglich der
wahre und einzige ist, wodurch die Krankheiten am gewissesten, schnellsten und dauerhaftesten auch von der Kunst ausgelöscht werden, weil diese Heilart auf einem ewigen,
untrüglichen Naturgesetze beruht.

66.

Dieser Weg muſs, wie oben (§. 18.) erin-
nert, auch schon deſshalb der einzig hülfreiche seyn, weil es nur drei mögliche Anwen-
dungsarten der Arzneien nach ihren eigenthümlichen reinen Wirkungen geben kann,
erstens, den eben erwähnten allopathischen, durch Gebrauch einer dem Zustande
des zu heilenden Uebels unähnlichen
Krankheitspotenz, wodurch, wie aus vielen
Beispielen gezeigt worden (§. 51. 53. 55.), die
Natur selbst kein Uebel heilen kann, sondern es blos verschlimmert; zweitens,
den durch eine ähnliche Krankheitspotenz,

den homöopathischen, wodurch allein
jede wahre *) Heilung in der Natur zu Stande
kam und durch welche auch der Arzt **)
die, auf andern Wegen unmöglich zu bewirkende Heilung einzig und gewifs voll-
bringt durch Gebrauch einer Arznei, die in
gesunden Körpern die Gesamtheit der Symptomen der zu heilenden Krankheit in möglichster Aehnlichkeit selbst erzeugen kann.

67.

Die dritte noch einzig übrige (aufser
den beiden gedachten noch einzig mögliche)
Anwendungsweise der Arzneien gegen Krankheiten ist die antipathische, die palliative, womit der Arzt bisher noch am hülfreichsten scheinen konnte und des Kranken Vertrauen noch am gewissesten zu erhalten hoffte, indem er ihn mit augenblicklicher
Besserung täuschte. Wie unhülfreich aber
und wie schädlich dieser dritte noch übrige
Weg war, wollen wir jetzt darthun.

68.

Um so antipathisch zu verfahren, giebt
ein solcher gewöhnlicher Arzt gegen ein einzelnes beschwerliches Symptom unter den

*) M. s. §. 38, 39, 40, 41.
**) M. s. die Einleitung.

vielen übrigen, von ihm nicht geachteten
Symptomen der Krankheit eine Arznei, von
welcher es bekannt ist, dafs sie das gerade
Gegentheil des zu beschwichtigenden Krankheits -Symptoms hervorbringt; wovon er
demnach, zufolge der ihm seit mehr als tausend Jahren vorgeschriebnen Regel der uralten, medicinischen Schule (contraria contrariis), die schleunigste (palliative) Hülfe
erwarten kann. Er giebt starke Gaben Mohnsaft gegen Schmerzen aller Art, weil diese
Arznei die Empfindung schnell betäubt, und
giebt eben dieses Mittel gegen Durchfälle, weil
es schnell die wurmförmige Bewegung des
Darmkanals hemmt und ihn alsbald unem-
pfindlich macht und so auch gegen Schlaf-
losigkeit, weil Mohnsaft schnell einen betäubten, stupiden Schlaf zuwege bringt; er
giebt Purganzen, wo der Kranke schon lange
an Leibverstopfung und Hartleibigkeit leidet;
er läfst die verbrannte Hand in kaltes Wasser
tauchen, was durch die Kälte den Brenn-
schmerz augenblicklich wie wegzuzaubern
scheint, setzt den Kranken, der über Frostigkeit und Mangel an Lebenswärme klagt, in
warme Bäder, die ihn augenblicklich erwär-
men, und läfst den langwierig Geschwächten
Wein trinken, wodurch er augenblicklich be-
lebt und erquickt wird und wendet so noch
einige andre opponirte (antipathische) Hülfs-

veranstaltungen an, doch aufser diesen nur
noch wenige, da der gewöhnlichen Arzneikunst nur von wenigen Mitteln einige eigenthümliche (Erst-) Wirkung bekannt ist.

69.

Wenn ich auch bei Beurtheilung dieser
Arznei-Anwendung den Umstand übergehen
wollte, dafs hiebei sehr fehlerhaft (s. Anm.
zu §. 8.) nur einseitig für ein einzelnes Symptom, also nur für einen kleinen
Theil des Ganzen gesorgt wird, wovon offenbar nicht Hülfe für das Total der Krankheit, die allein der Kranke wünschen kann,
zu erwarten ist, — so mufs man doch auf
der andern Seite die Erfahrung fragen, ob
wohl in einem einzigen Falle solchen antipathischen Arzneigebrauchs gegen eine langwierige oder anhaltende Beschwerde, nach er-
folgter kurz dauernder Erleichterung, nicht
eine gröfsere Verschlimmerung der so palliativ Anfangs beschwichtigten Beschwerde, ja
der ganzen Krankheit erfolgte? und da wird
jeder aufmerksame Beobachter übereinstim-
men, dafs auf eine solche antipathische kurze
Erleichterung jederzeit und ohne Ausnahme Verschlimmerung erfolgt, obgleich
der gemeine Arzt diese nachgängige Verschlimmerung dem Kranken anders zu deuten und sie auf eine sich jetzt erst offenba-

rende Bösartigkeit ,der, ursprünglichen Krankheit zu schieben pflegt ,*)..., .

70.

Noch nie in der Welt wurden bedeutende Symptomen anhaltender Krankheiten

---

*) So wenig auch bisher die Aerzte zu beob-
achten pflegten, so konnte ihnen doch die auf
solche Palliative gewifs erfolgende Verschlimmerung nicht entgehen. Ein starkes Beispiel
dieser Art findet man in *J. H. Schulze*, Diss.
qua corporis humani momentanearum altera-
tionum specimina quaedam expenduntur, Hálae,
1741. §. 28. Etwas Aehnliches bezeugt *Willis*,
Pharm. rat. Sect. 7. Cap. I. S. 298. Opiata dolores atrocissimos plerumque sedant atque indo-
lentiam — procurant, eamque — aliquam-
diu et pro stato quodam tempore continuant,
qua spatio elapso dolores mox recrudescunt et
brevi ad solitam ferociam augentur. Und so:
§. 295. Exactis opii viribus illico redeunt tor-
mina, nec atrocitatem suam remittunt, nisi
dum ab eodem pharmaco rursus incantantur.
So, sagt *J. Hunter* (ub. d. ven. Kr. S. 13.) dafs
Wein bei Schwächen die Wirkungskraft vermehre, ohne ihnen eine wahre Stärke mitzutheilen und dafs die Kräfte hintennach in demselben Verhältnisse wieder sinken, als sie zuvor erregt worden waren, wodurch man keinen Vortheil erhalte, sondern die Kräfte gröfstentheils verloren gingen.

durch solche palliative Gegensätze behandelt,
wo nicht nach wenigen Stunden das Gegentheil, die Rückkehr, ja offenbare Verschlimmerung eines solchen Uebels erfolgt wäre.
Gegen langwierige Neigung zu Tagesschläfrigkeit, verordnete man den in seiner Erstwirkung ermunternden Kaffee und da er ausgewirkt hatte, nahm die Tagesschläfrigkeit
zu; — gegen öfteres nächtliches Aufwachen
gab man Abends Mohnsaft, der seiner Erst-

ten, dummen) Schlaf zuwege brachte, aber
die folgenden Nächte wurden dann noch
schlafloser; — den chronischen Durchfällen
setzte man eben diesen, in seiner Erstwirkung
Leib verstopfenden, Mohnsaft entgegen, und
nach kurzer Hemmung des Durchfalls ward
derselbe hinterdrein nur desto ärger; — heftige, oft wiederkehrende Schmerzen aller Art
konnte man mit dem, Gefühl betäubenden
Mohnsaft nur auf kurze Zeit unterdrücken,
dann kamen sie stets erhöhet, oft unerträg-
lich erhöhet wieder zurück; — gegen alten
Nachthusten weiss der gemeine Arzt nichts
besseres als den, jeden Reitz in der Erstwirkung unterdrückenden Mohnsaft zu geben,
welcher davon die erste Nacht vielleicht
schweigt, aber die folgenden Nächte nur
desto angreifender wird, und wenn er dann
nochmals und abermals mit diesem Palliative

in hochgesteigerter Gabe unterdrückt wird,
so kömmt Fieber und Nachtschweifs hinzu; —
eine geschwächte Harnblase und daher rüh-
rende Harnverhaltung suchte man durch den
antipathischen Gegensatz der die Harnwege
aufreitzenden Cantharidentinktur zu besiegen,
wodurch zwar Anfangs Ausleerung des Urins
erzwungen, hinterdrein aber die Blase noch
unreitzbarer und unvermögender wird, sich
zusammenzuziehn und die Harnblasen-Läh-
mung ist vor der Thüre; — mit den in starker Gabe die Därme zu häufiger Ausleerung
reitzenden Purgir-Arzneien und Laxir-Sal-
zen wollte man alte Neigung zu Leibverstopfung aufheben, aber in der Nachwirkung
ward der Leib stets nur desto verstopfter; —
langwierige Schwäche will der gemeine Arzt
durch Weintrinken heben, was doch nur in
der Erstwirkung aufreitzt, daher sinken die
Kräfte nur desto tiefer in der Nachwirkung; —
durch hitzige Gewürze will er langwierig
schwache und kalte Magen stärken und er-
wärmen, aber der Magen wird von diesen
Palliativen in der Nachwirkung nur desto un-
thätiger; — lang anhaltender Mangel an Lebenswärme und Frostigkeit soll auf verordnete warme Bäder weichen, aber desto mat-
ter, kälter und frostiger werden die Kranken
hinterdrein; — stark verbrannte Theile fühlen auf Behandlung mit kaltem Wasser zwar

augenblickliche Erleichterung, aber der Brenn-
schmerz vermehrt sich hinterdrein unglaublich und die Entzündung greift um sich und
steigt zu einem desto höhern Grade (m. s. die
Einleitung, zu Ende); — durch Schleim erregende Niesemittel will man alten Stock-
schnupfen heben, merkt aber nicht, dafs er
durch diefs Entgegengesetzte immer mehr (in
der Nachwirkung) sich verschlimmert und die
Nase nur verstopfter wird; — mit den in der
Erstwirkung die Muskelbewegung stark aufreitzenden Potenzen, der Elektrisität und dem
Galvanism, setzte man langwierig schwache,
fast lähmige Glieder schnell in thätigere Bewegung; die Folge aber (die Nachwirkung)
war gänzliche Ertödung aller Muskel-Reitz-
barkeit und vollendete Lähmung; — mit Aderlassen wollte man langwierigen Blutandrang
nach dem Kopfe wegnehmen, aber es erfolgte darauf stets gröfsere Blutaufwallung; —
die lähmige Trägheit der Körper- und Gei-
stesorganen mit Unbesinnlichkeit gepaart,
welche in vielen Typhus-Arten vorherr-
schen, weifs die gemeine Arzneikunst mit
nichts Besserm zu behandeln, als mit gröfsen
Gaben Baldrian, weil dieser eins der kräftigsten ermunternden und beweglich machenden Arzneimittel sei; ihrer Unwissenheit war
aber nicht bekannt, dafs diese Wirkung blos
Erstwirkung ist und dafs der Organism nach

derselben jedesmal in der Nachwirkung (Gegenwirkung) in eine desto gröfsere Betäubung
und Bewegungslosigkeit, das ist, in Lähmung
der Geistes- und Körper-Organe (und Tod)
mit Gewifsheit verfällt; sie sahn nicht, dafs
gerade diejenigen Kranken, die sie am meisten mit dem hier opponirten, antipathischen
Baldrian fütterten, am unfehlbarsten starben. — Wie oft man, mit einem Worte, durch
solche entgegengesetzte (antipathische) Mittel
in der Nachwirkung die Krankheit verstärkte,
auch oft noch etwas Schlimmeres damit er-
reichte, sieht die falsche Theorie nicht, aber
die Erfahrung lehrt es mit Schrecken.

71.

Entstehen nun diese, vom antipathischen
Gebrauche der Arzneien sehr natürlich, zu erwartenden, übeln Folgen, so weifs sich der
gemeine Arzt dadurch, wie er glaubt, zu
helfen, dafs er, bei jeder erneueten Verschlimmerung, eine verstärktere Gabe des
Mittels reicht, wovon dann ebenfalls nur
kurz dauernde Beschwichtigung und bei dann
noch nöthiger, immer höherer Steigerung des
Palliativs entweder ein anderes, gröfseres
Uebel, oder oft gar Lebensgefahr und Tod
erfolgt; nie aber Heilung eines etwas äl-
teren oder alten Uebels.

72.

Wären die Aerzte fähig gewesen, über solche traurige Erfolge von opponirter Arzneianwendung nachzudenken, so würden sie schon längst die grofse Wahrheit gefunden haben, *dafs im geraden Gegentheile von solcher antipathischen Behandlung der Krankheitssymptomen die wahre dauerhafte Heilart zu finden seyn müsse;* sie würden inne geworden seyn, dafs, so wie eine den Krankheitssymptomen entgegengesetzte Arzneiwirkung (antipathisch angewendete Arznei) nur kurz dauernde Erleichterung und nach ihrer Verfliefsung stets Verschlimmerung zur Folge hat, nothwendig das umgekehrte Verfahren, die homöopathische Anwendung der Arzneien nach ihrer Symptomen-Aehnlichkeit eine dauernde, vollständige Heilung zuwege bringen müsse. Aber weder hiedurch, noch dadurch, dafs kein Arzt je eine schnelle, dauerhafte Heilung bewirkte, wenn sich in seiner Verordnung nicht ein vorwirkendes homöopathisches Arzneimittel befand (s. die Einleitung), auch nicht dadurch, dafs alle schnelle, vollkommne Heilung, die je von der Natur zu Stande gebracht worden (§. 41.) stets nur durch eine ähnliche, zu der alten hinzugekommene Krankheit bewirkt ward,

kamen sie in einer so, grofsen Reihe von
Jahrhunderten auf diese einzig heilbringende
Wahrheit.

73.

Woher aber dieser verderbliche Erfolg
des palliativen, antipathischen Verfahrens
und die Heilsamkeit des umgekehrten, des
homöopathischen Verfahrens rühre, erklären
folgende, aus vielfältigen Beobachtungen abgezogene Erfahrungen, die niemanden vor
mir in die Augen fielen, so nahe sie auch
lagen, so einleuchtend und so unendlich
wichtig sie auch zum Heilbehufe sind.

74.

Jede auf das Leben einwirkende Kraft,
jede Arznei erregt eine gewisse Befindens-
Veränderung im Menschen auf längere oder
kürzere Zeit. Man benennt sie mit dem Namen: Erstwirkung. Dieser Einwirkung
bestrebt sich unser lebender Organism stets
den opponirten Zustand, wo es nur positiv
einen solchen giebt, entgegen zu setzen; man
nennt ihn: Nachwirkung oder Gegenwirkung.

75.

Bei der Erstwirkung der künstlichen
Krankheits-Potenzen (Arzneien) auf unsern
gesunden Körper scheint sich dieser blos em-

pfänglich (receptiv, gleichsam leidend) zu
verhalten und, so zu sagen, wie gezwungen
die Eindrücke der von aufsen einwirkenden
Kraft in sich geschehen zu lassen, dann aber
sich gleichsam wieder zu ermannenund den,
dieser in ihm geschehenen Einwirkung (Erstwirkung) gerade entgegen gesetzten Befindenszustand (Gegenwirkung, Nachwirkung) hervorzubringen in gleichem Grade,
als grofs die Einwirkung (Erstwirkung) der
Arznei auf ihn gewesen war und nach dem
Mafse seiner eignen Lebenskraft.

76.

Beispiele hievon liegen jedermann vor
Augen. Eine in heifsem Wasser gebadete
Hand ist zwar anfänglich viel wärmer, als
die andre, ungebadete Hand (Erstwirkung),
aber nach einiger Zeit wird sie kalt und viel
kälter, als die andre (Nachwirkung). Nach
starker Erhitzung von heftiger Leibesbewe-
gung (Erstwirkung) erfolgt Frost und Schauder (Nachwirkung). Dem gestern durch viel
Wein Erhitzten (Erstwirkung) ist heute jedes
Lüftchen zu kalt (Gegenwirkung des Organisms, Nachwirkung). Ein in das kälteste
Wasser lange getauchter Arm ist zwar anfänglich weit blässer und kälter (Erstwirkung)
als der andre, aber nachgehends wird er
nicht nur wärmer, als der andre, sondern

sogar heifs, roth und entzündet (Nachwirkung, Gegenwirkung des Körpers). Auf starken Kaffee erfolgt Uebermunterkeit (Erstwirkung), aber hintennach bleibt lange Trägheit
und Schläfrigkeit zurück (Gegenwirkung,
Nachwirkung), wenn diese nicht immer wieder durch neues Kaffeetrinken (palliativ) auf
kurze Zeit hinweggenommen wird. Auf von
Mohnsaft erzeugten tiefen, betäubten Schlaf
(Erstwirkung) wird die folgende Nacht desto
schläfloser (Gegenwirkung, Nachwirkung).
Nach der durch Mohnsaft erzeugten Leibverstopfung (Erstwirkung) erfolgt Durchfällig-
keit (Nachwirkung) und nach dem Purgiren
durch darmerregende Arzneien (Erstwirkung)
erfolgt mehrtägige Leibverstopfung und Hartleibigkeit (Nachwirkung). Und so bringt unser lebender Organism gegen jede starke Einwirkung von aufsen auf sein Befinden sichtbar den entgegengesetzten Zustand hervor;
auf jede Erstwirkung einer das Befinden des
gesunden Körpers stark umändernden Potenz
in grofser Gabe wird stets das gerade Gegentheil, wenn es positiv dergleichen giebt,
durch unser Leben in der Nachwirkung zu
Wege gebracht.

77.

Eine so auffallende, opponirte Nachwirkung ist aber begreiflicher Weise nicht auf
Einwirkung ganz kleiner homöopathischer

Gaben der umstimmenden Potenzen im ge=
sunden Körper wahrzunehmen. Ein Wenig
von diesem allen bringt zwar eine bei gehöriger Aufmerksamkeit wahrnehmbare Erstwirkung hervor; aber der lebende Organism
macht dagegen nur so viel Gegenwirkung
(Nachwirkung), als zur Wiederherstellung
des gesunden Zustandes erforderlich ist.

78.

Diese aus Natur und Erfahrung sich von
selbst darbietenden, unwidersprechlichen
Wahrheiten erklären uns den hülfreichen
Vorgang bei homöopathischen Heilungen, so
wie sie auf der andern Seite die Verkehrt-
heit der antipathischen und palliativen Behandlung der Krankheiten mit entgegengesetzt wirkenden Arzneien darthun *).

---

*) Blos bei höchst dringenden Gefahren, in neu
entstandnen Uebeln, bei vorher gesunden Menschen, z. B. bei Asphyxien und dem Scheintode vom Blitze, vom Ersticken, Erfrieren,
Ertrinken, u. s. w. ist es erlaubt und zweckmäfsig, durch ein Palliativ, z. B. durch gelinde elektrische Erschütterungen, durch Kly-
stire von starkem Kaffee, durch ein excitiren-
des Riechmittel, allmälige Erwärmungen u. s. w.
vorerst wenigstens die Reitzbarkeit und Empfindung (das physische Leben) wieder aufzu-

79.

Bei homöopathischen Heilungen zei‐
gen sie uns, dafs auf die ungemein kleinen
Gaben Arznei (§. 300 — 508.), die bei dieser
Heilart nöthig sind, welche nur so eben hin-

---

regen; ists dann nur aufgeregt, so geht das
Spiel der Lebensorgane wieder seinen vorigen
gesunden Gang fort, wie es von einem vorher
gesunden Körper zu erwarten ist. Hieher gehören auch verschiedne Antidote jählinger Vergiftungen, Alkalien gegen Mineralsäuren,
Schwefelleber gegen Metallgifte, Kaffee und
Campher (und Ipecacuanhe) gegen Opium-
Vergiftungen, u. s. w.

. Auch ist eine homöopathische Arznei defshalb noch nicht gegen einen Krankheitsfall
unpassend gewählt, wenn einige Arzneisymptomen einigen mittlern und kleinen Krankheitssymptomen nur antipathisch entsprechen;
wenn nur die übrigen, die stärkern, vorzüglich ausgezeichneten (charakteristischen) und
sonderlichen Symptomen der Krankheit durch
dasselbe Arzneimittel mit Symptomen‐Aehn-
lichkeit (homöopathisch) gedeckt und befrie-
digt, das ist, überstimmt, vertilgt und ausgelöscht werden; dann vergehen auch die wenigen entgegen gesetzten Symptomen nach verflossener Wirkungsdauer des Medicaments von
selbst, ohne im mindesten die Heilung zu
verzögern.

reichend waren, durch Aehnlichkeit ihrer Symptomen die ähnliche natürliche Krankheit zu überstimmen und auszulöschen, zwar, nach Vertilgung der letztern, Anfangs noch einige Arzneikrankheit allein im Organism herrschend bleibt, aber, der aufserordentlichen Kleinheit der Gabe wegen, so überhin gehend, so leicht und so bald von selbst verschwindend, dafs der Organism gegen diese kleine, künstliche Verstimmung seines Befindens keine bedeutendere Gegenwirkung vorzunehmen nöthig hat, als zur Erhebung seines jetzigen Befindens auf den gesunden Standpunkt, das ist, zur völligen Herstellung gehört, wozu er nach Verschwindung aller krankhaften Verstimmung wenig Anstrengung bedarf.

80.

Bei der antipathischen (palliativen) Verfahrungsart aber geschieht gerade das Widerspiel. Das dem Krankheitssymptome vom Arzte entgegen gesetzte Arzneisymptom (z. B. der gegen dem empfindlichen Schmerz gegebne, in der Erstwirkung Unempfindlichkeit und Betäubung verursachende Mohnsaft) ist zwar der erstern nicht fremdartig, nicht allopathisch; es ist offenbare Beziehung des Arzneisymptoms auf das Krankheitssymptom sichtbar, aber umgekehrte; die Vernich-

tung des Krankheitssymptoms soll hier durch
ein opponirtes Arzneisymptom geschehen,
was unmöglich ist. Zwar berührt die antipathisch gewählte Arznei auch denselben krankhaften Punkt im Organism, als die ähnlich
krankmachende, homöopathisch gewählte
Arznei; erstere verdeckt aber nur als ein
Entgegengesetztes das entgegengesetzte Krankheitssymptom und macht es nur auf kurze
Zeit unmerklich, so dafs im ersten Momente
der Einwirkung des opponirten Palliativs der
Organism von beiden nichts unangenehmes
fühlt (weder von dem Krankheits- noch vom
entgegengesetzten Arzneisymptome) da sie
sich beide einander gegenseitig aufgehoben
und gleichsam dynamisch neutralisirt zu haben scheinen (z. B. die Betäubungskraft des
Mohnsaftes, den Schmerz). Der Organism
fühlt sich in den ersten Minuten wie gesund
und fühlt weder Mohnsaft-Betäubung noch
Krankheitsschmerz. Aber da das opponirte
Arzneisymptom nicht (wie beim homöopathischen Verfahren) die Stelle der vorhandnen
Krankheitsverstimmung im Organism als eine
ähnliche, stärkere (künstliche) Krankheit einnehmen, den Organism nicht wie eine
homöopathische Arznei durch Erzeugung einer sehr ähnlichen Kunstkrankheit um ihre
bisherige natürliche Krankheitsverstimmung
bringen und ihm nicht, wie diese, eine an-

dre, ganz ähnliche Kunstkrankheit dafür, so
zu sagen, unterschieben kann, so muſs die
palliative Arznei, als ein von der Krankheitsverstimmung durch Gegensatz gänzlich
Abweichendes, sie unvertilgt lassen, macht
sie zwar dem Organism, wie gesagt, durch einen Schein von dynamischer Neutralisation *)
anfänglich unfühlbar, verlöscht aber bald

---

*) Im lebenden Menschen findet keine bleiben-
de Neutralisation streitiger oder entgegengesetzter Empfindungen statt, wie etwa bei Substanzen entgegengesetzter Eigenschaften in der
chemischen Werkstatt, wo, z. B. Schwefel-
säure und Potasch-Kali sich zu einem ganz
andern Wesen, zu einem Neutralsalze' verei-
nigen, was nun weder Säure, noch Laugensalz
mehr ist und sich selbst im Feuer nicht wieder zersetzt. Solche Zusammenschmelzungen
und innige Vereinigungen zu etwas bleibend
Neutralem und Gleichgültigem finden, wie gesagt, bei Eindrücken entgegengesetzter Natur
in unsern Empfindungs-Werkzeugen nie statt.
Nur ein Schein von Neutralisation und gegen-
seitiger Aufhebung ereignet sich in diesem
Falle anfänglich, aber die opponirten Gefühle
heben einander nicht dauernd auf. Dem Traurigen werden durch ein lustiges Schauspiel nur
kurze Zeit die Thränen getrocknet; er ver-
gifst aber die Possen bald und seine Thränen
flieſsen dann nur desto reichlicher.

wie jede Arzneikrankheit und läfst nicht nur
die Krankheit, wie sie vorher war, zurück,
sondern nöthigt auch den Organism (da sie,
wie alle Palliative, in gröfser Gabe gegeben
werden musste, um die Schein-Beschwich-
tigung zu erreichen), einen opponirten Zustand (§. 74 — 76.) auf diese palliative Arznei hervorzubringen, das Gegentheil der Arzneiwirkung, also das Aehnliche von der vorhandnen, ungetilgten, natürlichen Krankheitsverstimmung, die durch diesen vom Organism erfolgten Zusatz (Gegenwirkung auf
das Palliativ) nothwendig verstärkt und vergröfsert wird. Das Krankheitssymptom
(die Krankheit) wird also schlimmer
nach verflossener Wirkungsdauer
des Palliativs; desto schlimmer, je
gröfser die Gabe des Palliativs gewesen war. Je gröfser (um bei demselben
Beispiele zu bleiben) die zur Verdeckung des
Schmerzes gereichte Gabe Mohnsaft gewesen
war, um desto mehr vergröfsert sich der
Schmerz über seine ursprüngliche Heftigkeit,
sobald der Mohnsaft ausgewirkt hat *).

---

*) Wie wenn in einem dunkeln Kerker, wo der
 Gefangene nur mit Muhe die nahen Gegenstände erkennen konnte, jähling angezünde-
 ter Weingeist, dem Elenden auf einmal alles um ihn her tröstlich erhellet, bei Ver-

81.

Nach dem bisher Vorgetragenen ist es nicht zu verkennen:

dafs alles, was der Arzt wirklich Krankhaftes und zu Heilendes an Krankheiten finden kann, blos in den Beschwerden des Kranken und den an ihm sinnlich wahrnehmbaren Veränderungen seines Befindens, mit einem Worte, blos in der Gesamtheit der Symptomen bestehe, durch welche die Krankheit die zu ihrer Hülfe geeignete Arznei fodert, hingegen jede ihr angedichtete, innere Ursache und verborgene Beschaffenheit ein nichtiger Traum sei;

dafs diese Befindens – Verstimmung, die wir Krankheit nennen, blos durch eine andre Befindens – Umstimmung mittelst Arzneien zur Gesundheit gebracht werden könne, deren einzige Heilkraft folglich nur in Veränderung des Menschenbefindens, das ist, in eigenthümlicher Erregung krankhafter Symptomen bestehen kann

---

löschung desselben aber, je stärker die verloschene Flamme vorher gewesen war, ihn nun eine nur desto schwärzere Nacht umgiebt und ihm alles umher weit unsichtbarer macht, als vorher.

und am deutlichsten und reinsten beim Probiren derselben an gesunden Körpern erkannt wird;

dafs nach allen Erfahrungen durch Arzneien, die einen von der zu heilenden Krankheit abweichenden, fremdartigen Krankheitszustand (unähnliche krankhafte Symptomen) vor sich in gesunden Menschen zu erregen vermögen, die ihnen unähnliche natürliche Krankheit nie geheilt werden könne (nie also durch ein allopathisches Cur-Verfahren) und dafs selbst in der Natur keine Heilung vorkomme, wo eine inwohnende Krankheit durch eine hinzutretende zweite, jener unähnliche, aufgehoben, vernichtet und geheilt würde, sei die neue auch noch so stark;

dafs auch, nach allen Erfahrungen, durch Arzneien, die ein dem zu heilenden Krankheitssymptome entgegengesetztes, künstliches Krankheitssymptom vor sich in gesunden Menschen zu erregen Neigung haben, blos eine schnell vorüber gehende Linderung, nie aber Heilung einer ältern Beschwerde, sondern stets nachgängige Verschlimmerung derselben bewirkt werde; und dafs, mit einem Worte, diefs antipathische und

blos palliative Verfahren in ältern, wichtigen Uebeln durchaus zweckwidrig sei;
dafs aber die dritte, einzig noch übrig
mögliche Verfahrungsart (die homöopathische), wodurch gegen die Gesamtheit der Symptome einer natürlichen
Krankheit eine, möglichst ähnliche Symptomen in gesunden Menschen zu erzeugen fähige Arznei in angemessener Gabe
gebraucht wird, die allein hülfreiche
Heilart sei, wodurch die Krankheiten
stets schnell, leicht, gewifs, vollkommen
und dauerhaft ausgelöscht und vernichtet
werden, — worin auch die freie Natur
selbst mit ihrem Beispiele uns vorangeht,
wenn sie zu einer alten Krankheit eine
neue, der alten ähnliche hinzutreten läfst,
wodurch die alte schnell und auf immer
vernichtet und geheilt wird.

82.

Da es nun weiter keinem Zweifel unterworfen ist, dafs die Krankheiten des Menschen blos in Gruppen gewisser Symptomen
bestehen, durch einen Arzneistoff aber blos
dadurch, dafs dieser ähnliche krankhafte
Symptomen künstlich zu erzeugen vermag,
vernichtet und in Gesundheit verwandelt werden (worauf der Vorgang aller ächten Heilung

beruhet) so wird sich das Heilgeschäft auf
folgende drei Punkte beschränken:

I. Wie erforscht der Arzt, was er zum
   Heilbehufe von der Krankheit zu wissen
   nöthig hat?

II. Wie erforscht er die zur Heilung der
   natürlichen Krankheiten bestimmten
   Werkzeuge, die krankmachende Potenz
   der Arzneien?

III. Wie wendet er diese künstlichen Krankheitspotenzen (Arzneien) zur Heilung der
   natürlichen Krankheiten am zweckmäfsigsten an?

83.

Was den ersten Punkt betrifft, so können wir ohne Bedenken die bisherigen ver-
unglückten Versuche der Arzneischule übergehen, sich solche Begriffe von den Krankheiten zu bilden, wonach sich eine festständige Curmethode (Therapie) für alle in der
Natur zu erwartenden im voraus einrichten
liefse. Wir können es übergehen, dafs man
bisher die Krankheiten, — jene unendlich
verschiednen Abweichungen des menschlichen
Befindens vom gesunden Zustande — unter
eine mäfsige Zahl Namen *) zu bringen und

---

*) So viel ist offenbar, dafs der Namen einer
   Krankheit nichts, gar nichts zu ihrer Heilung beiträgt (gesetzt die Krankheiten könn-

mit festständigen Beschreibungen in der einen
Pathologie so, in der andern anders, zu versehen beflissen gewesen ist, damit ein leicht

---

ten auch bestimmte Namen erhalten, was doch
so unmöglich ist, als jeder einzelnen, nie genau so dereinst wieder-geformten und gefärb-
ten Wolke besondre Namen geben wollen); da
jede Heilindication für diese oder jene Krankheit
doch blos in Aufsuchung ihrer genauen, individuellen Beschaffenheit, das ist, in Ausforschung
der jedem Krankheitsfalle insbesondre eigenthümlichen Zeichen, Beschwerden, Symptomen und Veränderungen des Befindens gegen
den vorigen gesunden Zustand besteht, um für
diese Gesamtheit von Leiden ein passendes
Analogon von künstlicher Arzneikrankheit zur
Hülfe, das ist, ein homöopathisch heilendes
Arzneimittel wählen zu können.
Die wenigen Krankheiten, die sich stets
gleich bleiben, weil sie stets von demselben
gleichartigen Ansteckungszunder entspringen,
wie die levantische Pest, die Menschenpocken, die Kühpocken, die Masern,
das jetzt in Deutschland verschollene, glatte,
rothlaufartige, von *Sydenham*, *Withering* und
Pléncitz beschriebene Scharlachfieber, der
fälschlich für Scharlachfieber von den Neuern
ausgegebne, in Holland einheimische, seit
18 Jahren in Deutschland verbreitete, jetzt
nur sporadisch bei uns vorkommende Röthe
Hund, oder das Purpurfriesel, die Mumps

übersehbares Cur-Verfahren für jede so
künstlich bestimmte Krankheitsform in der
Therapie festgesetzt werden könne; wir kön-

(Bauerwezel, angina parotidea), die
venerische Krankheit, die Wollarbeiter-Krätze — auch wohl die Hundswuth,
der Keichhusten, und der Wichtelzopf, erscheinen in ihrem Charakter und Verlaufe so
selbstständig, dafs, wo sie sich zeigen, sie wie
schon bekannte Individuen an ihren sich gleichbleibenden Zeichen immer kennbar bleiben.
Man konnte ihnen daher, jeder einen eignen
Namen geben und sich bemühn, für jede derselben eine festständige Heilart, als Regel,
einzuführen.

Aber auch hier siehet man, wie leicht
Krankheitsnamen gemifsbraucht und durch den
Namen eine ganz falsche Sache untergeschoben
werden kann, wenn man die Krankheiten nicht
nach dem ganzen Umfange ihrer Zeichen un-
terscheidet. So machte ich im Jahre 1801
(Heilung und Verhütung des Schar-
lachfiebers, in der Beckersch. Buchh.) ein
Vorbauungs- und Heilungsmittel des alten,
glatten, rothlaufartigen, von *Sydenham*, *Wi-*
thering und *Plencitz* beschriebenen Scharlach-
fiebers bekannt; wovon ich ein Jahr vorher
in Niedersachsen eine Epidemie, die dritte in
meiner praktischen Laufbahn, erlebt hatte.
In der Zeit da meine Schrift erschien, war
eine neue Ausschlagskrankheit, ursprünglich

.nen es übergehen, dafs die generelle Pathologie (dem Systemgeiste in Krankheiten öfterer vorzukommen geschienene) Krankheits-

in Holland einheimisch, der Rothe Hund
(das Purpurfriesel), durch Hessen und Thü-
ringen in Sachsen eingedrungen, deren Ausschlag aus dunkelrothem Friesel in grofsen
Flecken zusammengedrängt besteht. An jedem
Orte, wo sie hinkam, hatte einige Monate
vorher eine wahre Scharlachepidemie gutartig
geherrscht; sie selbst, die neue Krankheit,
erschien dann auch epidemiseh, aber mit einer mörderischen Heftigkeit, wie alle neue,
noch nie dagewesene Ausschlagskrankheiten zu
thun pflegen. Wo nun die Aerzte in der vorhergegangenen Scharlachepidemie das von mir
entdeckte Schutz- nnd Heilmittel (ganz kleine
Gaben Belladonne) den zu schützenden
Kindern gegeben hatten, da hatte es jedesmal
(wie die damaligen Bekanntmachungen im
Allgemeinen Anzeiger der Deutschen
zeigen) vor dem wahren Scharlachfieber ge-
schützt; als die Aerzte aber auch das nachgängige Purpurfriesel (Rothe Hund) für eine
Art Scharlachfieber ansahen und es, so verschieden es auch vom krebsrothen, glatten
Scharlachfieber in allen seinen Symptomen ist,
eben so behandelten und auch bei ihm die
Belladonne als Vorbauungsmittel gaben, da
half es (natürlich) nicht und man schrie über
die Nichtigkeit des Schutzmittels, da man im

zuständе (Communitäten) abgesondert, und
als durchgängig gleichartig verzeichnete, um
sie von der übrigen Krankheit abgerissen, nach

Gegentheile die thörichte Verwechselung zweier
so sehr verschiednen Krankheiten und ihre
Belegung mit einerlei Namen hätte anklagen
sollen. Nach dieser ersten Epidemie des rothen Hundes, kam das alte, glatte, *Sydenhami-*
sche Scharlachfieber sehr selten und nur hie
und da wieder zum Vorscheine, und wo man
über Todesfalle vom Scharlachfieber klagte,
da war es jenes fälschlich sogenannte, es war
Purpurfriesel (rother Hund), das nach seiner
ersten Epidemie seitdem nur sporadisch vorgekommen ist. Nach Sachsen indefs wieder
zurückgekommen, sah und behandelte ich diefs
neue Fieber selbst und unterliefs nicht, die
Aerzte auf ihre Verwechselung beider Krankheiten unter einem und demselben Namen of-
fentlich aufmerksam zu machen. Aber alles
vergeblich; sie fuhren fort, den rothen Hund,
das dunkelfarbige, in jeder Rücksicht höchst
verschieden geartete Purpurfriesel mit dem Namen Scharlachfieber, (was Viele vordem
nie gesehen hatten, weil es nur aller 8, 10,
12 Jahre einmal zu herrschen pflegte) fälsch
zu belegen und falsch zu behandeln; daher
die grofse Sterblichkeit davon. Spater versuchte ich es nochmals (im Allgem. Anzeiger der Deutschen, 1808, Nr. 160.) die
grofse Verschiedenheit der Symptomen beider

einer allgemeinen Methode überein in der
generellen Therapie schulmäfsig behandeln
zu können, sie mochten nun einer Krankheit

Krankheiten einander gegen über aufzustellen,
und bekannt zu machen, dafs während das
alte, nun nicht mehr vorhandne Scharlachfieber zur Vorbauung und Heilung einzig die
Belladonna bedürfe, das Purpurfriesel dagegen blos durch Aconitum Napellus in
der kleinsten Gabe geheilt werden könne. Ich
habe aber nicht wahrgenommen, dafs die gemeinen Aerzte hiedurch belehrt, von dieser
Namenverwechselung und dem Cur-Schlen-
driane, den Purgirmitteln, dem Calomel, ihrem Hollunderblüthenthee und der Bett-Hitze,
abgegangen wären und die Purpurfrieselkran-
ken durch Akonit gerettet hätten, — und zwar
alles aus der falschen Voraussetzung des nun
einmal beliebten, falschen Namens, Scharlachfieber. So brachte dieser falsche Namen und
die nach ihm gemodelte, empirische Behandlung schon vielen tausend Kindern den Tod.

Andre Krankheiten sind gar nicht so fest-
ständig, dafs uns ihr Namen zu einer gleichartigen Behandlung berechtigen könnte. Vom
sogenannten gelben Fieber ist es bekannt,
dafs es in verschiednen Jahren und verschiednen Gegenden sehr ungleichartig vorkam und
dennoch mit gleichem Namen belegt und nach
demselben über Einem Leisten behandelt worden ist.

angehören, welcher sie wollten. Jene künstliche Verfertigung und Benamung einer gewissen Zahl Krankheitsarten, so wie diese

---

Wie oft sind nicht Kinder mit etwas Engbrüstigkeit und heischem Husten fur Candi-
daten der häutigen Bräune erklärt und
mit einer Menge Blutigeln, Aderlassen, spanischen Fliegen, Quecksilbereinreibungen, grofsen Gaben Calomel, Senega, heftigen Brech-
mitteln, u. s. w. zu Tode gemartert worden,
blos des mifsbräuchlichen Namens wegen.

, Wie sehr von einander verschieden sollte,
den Büchern nach, nicht die häutige Bräune
von dem Millarischen Asthma seyn! und
doch zeiget *C. E. Fischer* (*Hufel.* Journ. 1813.
Jul.) dafs erstere gar sehr von sich selbst ab-
weiche und zugleich mit *Autenrieth* (Versuche
üb. d/ pr. Heilk. I. 1. S. 5.), dafs beide sehr
mit einander übereinkommen, auch wohl in
einander übergehen, zum Beweifse, dafs für
beide nicht nach dem Namen, sondern nach
dem Inbegriffe der Zeichen die Heilung gefuhrt
werden musse.

Und was sollen vollends die übrigen pa-
thologischen Namen, deren jeden man sehr
verschiedenartigen Krankheiten giebt: Fallsucht, Catalepsie, Tetanus, Veitsdanz, Pleuritis, Lungensucht, Dia-
betes, Brustbräune, Gesichtsschmerz,
Ruhr, Pemphigus, Zona, (s. uber beide
letztere *Kraft* in *Hufel.* Journ. 1813. Jul.) oder

naturwidrigen Abtrennungen einzelner Stücke
von den Krankheiten sind so offenbar für den
therapeutischen Leisten von der Vernünftelei

andre, noch mifsbräuchlichere, vieldeutige
Namen, unter deren jedem man höchst verschiedene, oft nur mit einem einzigen Symptome sich ähnelnde Krankheitszustände begreift: kaltes Fieber, Gelbsucht, Wassersucht, Schwindsucht, Leucorrhöe,
Hämorrhoiden, Rheumatism, Schlagflufs, Krämpfe, Hysterie, Hypochon-
drie, Melancholie, Manie, Bräune,
Lähmung, u. s. w., die man für sich gleich
bleibende Krankheiten ausgiebt und des Namens wegen nach einem festgesetzten Leisten
behandelt? Wie könnte man mit einem solchen Namen eine gleichartige, arzneiliche Behandlung rechtfertigen? Und soll die Cur nicht
immer dieselbe seyn, wozu der gleiche Cur
voraussetzende, identische Namen? „Nihil sane
„in artem medicam pestiferum magis unquam
„irrepsit malum, quam generalia quaedam no-
„mina morbis imponere iisque aptare velle ge-
„neralem quandam medicinam,‟ spricht der
so einsichtsvolle als seines zarten Gewis-
sens wegen verehrungswerthe *Huxham.* (Op.
phys. med. Tom. I.) Und eben so beklagt sich
Fritze (Annalen, I. S. 80.) „dafs man wesent-
„lich verschiedene Krankheiten mit Einem
„Namen benenne." Selbst jene Volkskrank-
heiten, welche sich wohl bei jeder einzel-

ersonnene Willkürlichkeiten, dafs sie hier,
, wo die Natur genau so, wie sie nach ihrer
unendlichen Mannigfaltigkeit ist, als Heilob-

---

hen Epidemie durch einen eignen Anstek-
kungsstoff fortpflanzen mögen, /werden in der
Arzneischule, gleich als wären sie stets gleichartig wiederkehrende, festsstandige Krankheiten, mit Namen belegt wie Spital-, Ker-
ker-, Lager-, Faul-, Gallen-, Ner-
ven-, Schleim-Fieber, obgleich jede
Epidemie solcher herumgehenden Fieber sich.
jedesmal als eine andre, neue, nie ganz so
jemals da gewesene Krankheit auszeichnet, sehr
abweichend in ihrem Verlaufe sowohl, als in
mehrern der auffallendsten Symptomen und
ihrem ganzen jedesmaligen Verhalten. Jede
ist allen vorhergegangenen, so oder so benannten Epidemien so unähnlich, dafs man alle
logische Genauigkeit in Begriffen verleugnen
müfste, wenn, man diesen von sich selbst so
sehr abweichenden Seuchen einen jener in der
Pathologie eingeführten Namen geben und sie
dem mifsbräuchlichen Namen nach, arzneilich
überein behandeln wollte. Diefs sah blos der
redliche *Sydenham* ein, da er (Oper. Cap. 2.
de morb. epid. - S. 43.) drauf dringt, keine
epidemische Krankheit für eine da gewesene
zu halten und sie nach Art einer andern ärztlich zu behandeln, da sie alle, so viel ihrer
nach und nach kämen, von einander verschieden wären: animum admiratione percellit,

jekt jedesmal individuell ergriffen wird,
durchaus keine Beachtung verdienen.

___

quam discolor et sui plane dissimilis morborum epidemicorum facies; quae tam aperta ho-
rum morborum diversitas tum propriis ac sibi
peculiaribus symptomatis, tum etiam medendi ratione, quam hi ab illis disparem sibi ven-
dicant, satis illucescit. Ex quibus constat,
morbos epidemicos utut externa quatantenus
specie et symptomatis aliquot utrisque pariter
convenire paullo incautioribus videantur, re
tamen ipsa, si bene adverteris animum, alienae
admodum esse indolis et distare ut aera lu-
pinis.

Aus Allem diesem erhellet, dafs diese
nutzlosen und mifsbräuchlichen Krankheitsnamen keinen Einflufs auf die Curart eines ächten Heilkünstlers haben durfen, welcher weifs,
dafs er die Krankheiten nicht nach der vagen
Namens-Aehnlichkeit eines einzelnen Symptoms, sondern nach dem ganzen Inbegriffe
aller Zeichen des individuellen Zustandes jedes einzelnen Kranken zu beurtheilen und zu
heilen habe, dessen Leiden er genau auszuspähen die Pflicht hat, nie aber hypothetisch
vermuthen darf.

Glaubt man aber dennoch zuweilen Krankheitsnamen zu bedüfen, um, wenn von einem
Kranken die Rede ist, sich dem Volke in der
Kürze verständlich zu machen, so bediene
man sich derselben nur als Kollektivnamen,

84.

‚Ausgenommen also jene wenigen, aus einem eigenartigen, festständigen Miasma sich erzeugenden, oder sonst von immer gleicher Schädlichkeit entstehenden, bilden alle übrigen, unzähligen Krankheiten, Gebrechen und Siechthume in jedem Falle eigenthümliche Uebelseyns-Formen, weil sie aus einem Zusammenflusse ungleichartiger Ursachen und Potenzen entspringen, die an Zahl, Stärke und Art äußerst von einander abweichen.

85.

Denn was giebt es nicht für eine unzählige Menge ungesunder Dinge und Krankheit erzeugender Ursachen! Alle Dinge, die nur einigermaßen wirksam sind (ihre Zahl ist unübersehlich) vermögen auf unsern, mit allen Theilen des Weltalls in Verbindung und

---

und sage ihnen z. B. der Kranke hat eine Art Veitsdanz, eine Art von Wassersucht, eine Art von Nervenfieber, eine Art kalten Fiebers, nie aber (damit endlich einmahl die Täuschung mit diesen Namen aufhöre): er hat den Veitsdanz, das Nervenfieber, die Wassersucht, das kalte Fieber, da es doch gewiß keine festständigen, sich gleichbleibenden Krankheiten dieser und ähnlicher Namen giebt.

Conflict stehenden Organism einzuwirken und
Veränderungen hervorzubringen, jedes eine
verschiedenartige, so wie es selbst verschie-
denartig ist.

86.

Wie abweichend, ich möchte sagen, unendlich abweichend von einander müssen nun
nicht die Krankheiten, das ist, die Erfolge
der Einwirkung dieser unzähligen *), oft sehr

---

*) Einige dieser, Krankheit vorbereitenden oder
erzeugenden Einflüsse sind z. B. die unzählige
Menge mehr oder weniger nachtheiliger Aus-
dünstungen aus leblosen und organischen Substanzen; — die so verschiedentlich reitzenden,
mancherlei Gasarten, die in der Atmosphäre,
in unsern Werkstätten und Wohnungen auf
unsre Nerven ändernd oder zerstörend wirken,
oder uns aus Wasser, Erde, Thieren und Pflanzen entgegen strömen; — Mangel an reiner,
freier Athemluft, dem unentbehrlichen Nahrungsmittel für unsre Vitalität; — Uebermaas
oder Mangel des Sonnenlichts; — Uebermaas
oder Mangel der elektrischen Stoffe; — ab-
weichende Druckkraft der Atmosphäre, ihre
Feuchtigkeit oder Trockenheit; — die noch
unbekannten Eigenheiten und Nachtheile hoher
Gebirgsgegenden und dagegen die der niedri-
gen Orte und tiefen Thäler; — die Eigenheiten der Climate und andrer Ortslagen auf

feindseligen Potenzen seyn; wenn sie entweder einzeln, oder ihrer mehrere oder weni-
gere zugleich und in verschiedner Folge auf

---

grofsen Ebenen, auf gewächs- oder wasserlo-
sen Einöden, gegen das Meer hin, gegen Süm-
pfe; Berge, Wälder oder gegen die verschiednen Winde; Eigenheiten der Ortsláge und des
Bodens, des kalk- und kreideartigen, des
sandigen, des sumpfigen; — Einflufs sehr ver-
änderlicher, oder allzu gleichförmiger, lang anhaltender Witterung; Einflufs der Stürme und
mehrerer Meteore; — allzugrofse Wärme oder
Kälte der Luft, Blöfse, oder übertriebne künstliche Wärme unsrer Körperbedeckung oder der
Stuben; — Beengung einzelner Glieder durch
verschiedne Anzüge; — allzu hoher Grad der
Warme oder Kälte unsrer Nahrungsmittel und
Getränke; — Hunger oder Durst oder Ueber-
füllung mit Speisen und Getränken; — Ueber-
mäfsiger Genufs des Kochsalzes oder des Zuk-
kers; — arzneiliche Schädlichkeiten der Genüsse und ihre das Befinden umändernde Kraft,
die sie theils schon vor sich besitzen (Wein,
Branntwein, mit mehr oder weniger schädlichen Kräutern gewürzte Biere, Trinkwasser mit
fremdartigen Stoffen geschwängert, Kaffee,
Thee, ausländische und einheimische Gewurz-
kräuter und die damit reitzend gemachten Speisen, Saucen, Liqueure, Schokolade, Backwerk,
die unerkannte Schädlichkeit einiger Gemüfse
und Thiere im Genusse) — theils sie durch

einander, in verschiedner Beschaffenheit oder
Stärke auf unser Befinden einwirken, zumal
da die Körperbeschaffenheiten der Menschen

---

nachlässige Zubereitung, Verderbnifs, Verwechselung oder Verfälschung bekommen (z. B.
schlecht gegohrnes und nur halb ausgeback-
nes, oder aus verdorbnem Getreide oder Mehle
zubereitetes Brod, halbgekochte Fleisch- und
Gewächsspeisen, oder andre vielfach verdorb-
ne, gefaulte, verschimmelte Nahrungsmittel, in
metallenen Geschirren zubereitete oder aufbe-
wahrte Speisen und Getränke, gekünstelte, ver-
giftete Weine, mit ätzenden Substanzen ver-
schärfter Essig, Fleisch kranker Thiere, mit
Gyps verfälschtes Mehl, mit schädlichen Samen vermischtes Getreide, mit gefährlichen
Gewächsen aus Bosheit, Unwissenheit oder
Dürftigkeit vermischte oder vertauschte Gemüse); — Unreinlichkeit des Körpers, der Kör-
perbedeckungen, der Wohnung; — nachtheilige Dinge, die durch Unreinlichkeit oder Nach-
lässigkeit bei der Zubereitung und Aufbewah-
rung in die Nahrungsmittel gerathen; — Ein-
hauchung schädlicher Dünste in Krankenstu-
ben, schädlichen Staubes und Dampfes in
Bergwerken, Pochwerken, Rösten und Schmelz-
hütten; — der auf uns eindringende Staub mancherlei schädlichen Gehalts von den Stoffen
unsrer übrigen Fabricationen und Gewerbe; —
Vernachlässigung mehrerer Anstalten der Po-
licey zur Sicherung des allgemeinen Wohls; —

schon vor sich so unendlich von einander,
abweichen, dafs in ihnen die unzählbaren,
äufsern Schädlichkeiten durchaus unendlich
verschiedne Formen von Uebelseyn hervorbringen müssen.

87.

Daher die unaussprechliche Zahl ungleichartiger Leibes- und Seelen-Gebrechen,
die so verschieden von einander sind, dafs,

---

allzuheftige Anspannung unsrer Körperkräfte,
allzuschnelle oder übermäfsige Anstrengung
einzelner Körpertheile oder Sinnorgane, mancherlei unnaturliche Lagen und Stellungen,
welche die verschiednen Arbeiten der Menschen mit sich bringen; — Mangel des Gebrauchs einiger Glieder oder allgemeine un-
thätige Körperruhe; — ungeregelte Zeiten
des Schlafs (langer Mittagsschlaf in Betten),
Uebermaas oder Mangel des Nachtschlafs, Unzeit der Arbeit, der Mahlzeiten; — Anstrengung in Geistesarbeiten überhaupt, oder in
solchen, welche widrig und gezwungen sind,
oder einzelne Seelenkrafte besonders ermü-
den; — empörende, gewaltsame Leidenschaften, Zorn, Schreck, Aergernifs, Gram, Furcht,
Gewissensvorwürfe; — entnervende Leidenschaften, durch wollustigen Umgang, Lesereien,
verführerische Erziehung oder Angewöhnung
unterhalten, u. s. w.

genau genommen, jedes derselben, jeder Krankheitsfall nur ein einziges
Mal in der Welt erscheint und dafs
(jene wenigen von einem sich gleichbleibenden Ansteckungszunder, oder von einer und
derselben Ursache entstehenden Uebel ausgenommen) jeder vorkommende Kranke an
einer eignen, namenlosen Krankheit leidet,
die sich nie so ereignete als in diesem Falle,
in dieser Person und unter diesen Umständen
und genau so nie wieder in der Welt vor-
kommen kann.

88.

Da nun die Natur selbst die Krankheiten
nicht in so gleichen Formen, wie das patho-
logische Handbuch sie künstlich und eigenmächtig zugeschnitzt hat, sondern jeden
Krankheitsfall abweichend von dem andern,
das ist, individuell verschieden hervorbringt,
so kann keine ächte Heilkunst statt finden,
ohne strenge Eigenbehandlung (Individuali-
sation) jedes Krankheitsfalles und ohne dafs
der Arzt jeden ihm zum Heilen dargebotenen
Krankheitsfall einzeln und vor sich allein so
nehme, wie er genau ist.

89.

Diese individualisirende Untersuchung
jedes vorkommenden Krankheitsfalles, so wie

er an sich selbst ist, verlangt von dem Heilkünstler nichts als Unbefangenheit und gesunde Sinne, Aufmerksamkeit im Beobachten und Treue im Aufzeichnen des Bildes der
Krankheit,

90.

Der Kranke klagt den Vorgang seiner
Beschwerden; die Angehörigen erzählen seine
Klagen, sein Benehmen und was sie an ihm
wahrgenommen; der Arzt sieht, hört und
bemerkt durch die übrigen Sinnen, was verändert und ungewöhnlich an ihm ist. Er
schreibt alles genau mit denselben Ausdrük-
ken auf, deren der Kranke und die Angehörigen sich bedienen. Stillschweigend läfst
er sie ausreden, wo möglich ohne Unterbrechung *). Blos langsam zu sprechen ermahne
sie der Arzt gleich Anfangs, damit er den
Sprechenden im Nachschreiben folgen könne,

91.

Mit jeder Angabe des Kranken oder der
Angehörigen bricht er die Zeile ab, damit die
Symptomen alle einzeln unter einander zu

---

*) Jede Unterbrechung stört die Gedankenreihe
der Erzählenden, und es fällt ihnen hinterdrein nicht alles genau so wieder ein, wie
sie's Anfangs sagen wollten.

stehen kommen. So kann er bei jedem nach-
tragen, was ihm anfänglich allzu unbestimmt,
nachgehends aber deutlicher angegeben wird.

92.

Sind die Erzählenden fertig mit dem,
was sie von selbst sagen wollten, so trägt der
Arzt bei jedem einzelnen Symptome die nähere Bestimmung nach, auf folgende Weise
erkundigt. Er liest die einzelnen, ihm ge-
sagten Symptomen, und fragt bei jedem insbesondre: z. B. zu welcher Zeit ereignete sich
dieser Zufall? In der Zeit vor dem bisherigen Arzneigebrauche? Während dem Arznei-
nehmen? Oder erst einige Tage nach Beisei-
tesetzung der Arzneien? Was für ein Schmerz,
welche Empfindung, genau beschrieben, war
es, die sich an dieser Stelle ereignete? Welche genaue Stelle war es? Erfolgte der Schmerz
abgesetzt und einzeln, zu verschiednen Zeiten? Oder war er anhaltend, unausgesetzt?
Wie lange? Zu welcher Zeit des Tages oder
der Nacht, und in welcher Lage des Körpers war er am schlimmsten, oder setzte
ganz aus? Wie war dieser, wie war jener
angegebene Zufall oder Umstand — mit
deutlichen Worten beschrieben — genau beschaffen?

93.

»Und so läfst sich der Arzt die nähere
Bestimmung von jeder einzelnen Angabe noch
dazu sagen, ohne jedoch jemals dem Kranken bei der Frage schon die Antwort mit in
den Mund zu legen *), so dafs der Kranke
dann blos mit Ja, oder Nein drauf zu ant-
worten hätte, sonst wird er verleitet, etwas
Unwahres, Halbwahres oder anders Vorhandnes, aus Bequemlichkeit oder dem Fragenden
zu Gefallen, zu bejahen oder zu verneinen,
wodurch ein falsches Bild der Krankheit und
eine unpassende Curart entstehen mufs.

94.

Ist nun bei diesen freiwilligen Angaben
von mehrern Theilen oder Funktionen des
Körpers nichts erwähnt worden, so fragt der
Arzt, was in Rücksicht dieser Theile und
dieser Funktionen **) noch zu erinnern sei,

---

*) Der Arzt darf z. B. nicht fragen: „war nicht
„etwa auch dieser oder jener Umstand da?"
„Nicht wahr, es ist so und so?" Dergleichen
zu einer falschen Antwort und Angabe ver-
führende Suggestionen darf sich der Arzt nie
zu Schulden kommen lassen.

**) Z. B. Wie ist es mit dem Stuhlgange? Wie
geht der Urin ab? Wie ist es mit dem Schlafe,
bei Tage, bei der Nacht? Wie ist sein Ge-

aber in allgemeinen Ausdrücken, damit der
Berichtgeber genöthigt sei, sich speciell darüber zu äufsern.

95.

Hat nun der Kranke (— denn diesem ist
in Absicht seiner Empfindungen, aufser in
Verstellungs-Krankheiten, der meiste Glaube
beizumessen —) auch durch diese freiwilligen, und blos veranlafsten Aeufserungen dem
Arzte gehörige Auskunft gegeben und das Bild
der Krankheit ziemlich vervollständigt, so ist
es diesem erlaubt, nähere speciellere Fragen
zu thun *).

---

müth, seine Laune beschaffen? Wie ist es mit
dem Durste? Wie ist es mit dem Geschmacke
so vor sich im Munde? Welche Speisen und
Getränke schmecken ihm am besten? Welche
sind ihm am meisten zuwider? Hat jedes seinen natürlichen, vollen oder einen andern,
fremden Geschmack? Wie wird ihm nach Essen oder Trinken? Ist etwas wegen des Kopfs,
der Glieder, oder des Unterleibes zu erinnern?

*) Z. B. Wie oft hatte er Stuhlgang; von wel-
cher genauen Beschaffenheit? War der weifs-
lichte Stuhlgang Schleim oder Koth? Wären
Schmerzen beim Abgange oder nicht? Welche
genaue und wo? Was brach der Kranke aus?
Ist der garstige Geschmack im Munde faul,
oder bitter, oder sauer, oder wie sonst? vor,

96.

Ist der Arzt mit Niederschreibung dieser
Aussagen fertig, so merkt er sich an, was er

---

oder nach dem Essen und Trinken oder während demselben? Zu welcher Tageszeit am
meisten? Von welchem Geschmacke ist das
Aufstofsen? Wird der Urin erst beim Stehen
trübe, oder läfst er ihn gleich trübe? von
welcher Farbe ist er, wenn er ihn eben gelassen hat? von welcher Farbe ist der Satz? —
Wie gebehrdet und äufsert er sich im Schlafe? wimmert, stöhnt, redet oder schreiet er
im Schlafe? erschrickt er im Schlafe? schnarcht
er beim Einathmen, oder beim Ausathmen?
liegt er einzig auf dem Rücken oder auf welcher Seite? Deckt er sich selbst fest zu, oder
leidet er das Zudecken nicht? Wacht er leicht
auf, oder schläft er allzu fest? Wie oft kömmt
diese, wie oft jene Beschwerde; auf welche
jedesmalige Veranlassung kömmt sie? im Siz-
zen, im Liegen, im Stehn oder bei der Bewegung; blos nüchtern, oder doch früh, oder
blos Abends, oder blos nach der Mahlzeit,
oder wann sonst gewöhnlich? — Wann kam
der Frost? war es blos Frostempfindung oder
war er zugleich kalt? an welchen Theilen?
oder war er bei der Frostempfindung sogar
heifs anzufuhlen? war es blofs Empfindung
von Kälte ohne Schauder? war er heifs ohne
Gesichtsröthe? an welchen Theilen war er

selbst an dem Kranken wahrnimmt *) und erkundigt sich, was dem Kranken hievon in gesunden Tagen eigen gewesen.

---

heiſs anzufuhlen? oder klagte er Hitze ohne heiſs zu seyn beim Anfuhlen? wie lange dauerte der Frost, wie lange die Hitze? — Wann kam der Durst, beim Froste? bei der Hitze? oder vorher, oder nachher? wie stark war der Durst und worauf? — Wann kömmt der Schweiſs? beim Anfange, oder zu Ende der Hitze, oder wie viel Stunden nach der Hitze? im Schlafe oder im Wachen? wie stark ist der Schweiſs? heiſs oder kalt? an welchen Theilen? von welchem Geruche? — Was klagt er an Beschwerden vor oder bei dem Froste, was bei der Hitze, was nach derselben, was bei, oder nach dem Schweiſse? u. s. w.

*) Z. B. Wie sich der Kranke bei dem Besuche gebehrdet hat, ob er verdrieſslich, zänkisch, hastig, weinerlich, ängstlich, verzweifelt, oder getrost, gelassen, u. s. w. ob er schlaftrunken, oder überhaupt unbesinnlich war; ob er heisch, sehr leise, oder ob er unpassend, oder wie anders er redete; wie die Farbe des Gesichts und der Augen, und die Farbe der Haut überhaupt, wie die Lebhaftigkeit und Kraft der Mienen und Augen, wie die Zunge, der Odem, der Geruch aus dem Munde, oder das Gehör beschaffen ist; wie sehr die Pupillen erweitert, oder

97.

Die Zufälle und das Befinden des Kranken während eines etwa vorgängigen Arzneigebrauchs geben nicht das reine Bild der
Krankheit; diejenigen Symptomen und Beschwerden hingegen, welche er vor dem
Gebrauche der Arzneien oder nach
ihrer mehrtägigen Zurücksetzung
litt, geben den ächten Grundbegriff von der
ursprünglichen Gestalt der Krankheit,
und vorzüglich diese muſs der Arzt sich aufzeichnen; er kann auch wohl, wenn die
Krankheit langwierig ist, den Kranken, wenn
er bis jetzt noch Arznei genommen hatte, einige Tage ganz ohne Arznei lassen, oder ihm
etwas Unarzneiliches indeſs geben und bis

-----

verengert sind, wie schnell, wie weit sie sich
im Dunkeln und Hellen verändern; wie der
Puls, wie der Unterleib; wie feucht oder
heiſs, wie kalt, oder trocken die Haut an diesen oder jenen Theilen oder überhaupt anzu-
fühlen ist; ob er mit zurückgebogenem Kopfe,
mit halb oder ganz offenem Munde, mit über
den Kopf gelegten Armen, ob er auf dem
Rücken oder in welcher andern Stellung er
liegt; mit welcher Anstrengung er sich auf-
richtet, und was von dem Arzte sonst auffallend Bemerkbares an ihm wahrgenommen werden konnte.

dahin die genauere Prüfung der Krankheitszeichen verschieben, um die dauerhaften, un-
vermischten Symptomen des alten ebels in
ihrer Reinheit aufzufassen und ein untrugli-
ches Bild von der Krankheit entwerfen zu
können.

98.

Ist es aber eine schnell verlaufende Krankheit und leidet ihr dringender Zustand keinen Verzug, so muſs sich der Arzt mit dem,
selbst von den Arzneien geänderten Krankheitszustande begnügen — wenn er die vor
dem Arzneigebrauche bemerkten Symptomen
nicht erfahren kann, — um wenigstens die
gegenwärtige Gestalt des Uebels, das heiſst,
um die mit der ursprünglichen Krankheit
vereinigte Arzneikrankheit, welche durch die
oft zweckwidrigen Mittel gewöhnlich beträchtlicher und gefährlicher als die ursprüngliche
ist, und daher oft dringend zweckmäſsige
Hülfe heischt, in ein Gesamtbild zusammen
fassen und, damit der Kranke an der genommenen schädlichen Arznei nicht sterbe,
mit einem passend homöopathischen Heilmittel besiegen zu können.

99.

Ist die Krankheit durch ein auffallendes
Ereigniſs seit Kurzem, oder bei einem lang-

wierigen Uebel vor längerer Zeit verursacht
worden, so wird der Kranke — oder, wenigstens, die im Geheim befragten Angehörigen — sie schon angeben, entweder von
selbst und aus eignem Triebe oder auf eine
behutsame Erkundigung *).

100.

Bei Erforschung des Zustandes chronischer Krankheiten müssen die Verhältnisse

---

*) Den etwanigen entehrenden Veranlassungen,
welche der Kranke, oder die Angehörigen
nicht gern, wenigstens nicht von freien Stük-
ken gestehen, muſs der Arzt durch klügliche
Wendungen der Fragen oder durch andre Pri-
vaterkundigungen auf die Spur zu kommen suchen. Dahin gehören: Vergiftung oder begon-
nener Selbstmord, Onanie; Ausschweifungen
gewöhnlicher, oder unnatürlicher Wohllust,
Schwelgen in Wein, Liqueuren, Punsch und
andern hitzigen Getränken oder Kaffee, —
Schwelgen in Essen überhaupt oder in besonders schädlichen Speisen, — venerische Ansteckung, unglückliche Liebe, Eifersucht,
Hausunfrieden, Aergerniſs, Gram über ein Fa-
milienunglück, erlittene Miſshandlung, ver-
bissene Rache, gekränkter Stolz, Zerrüttung der
Vermögensumstände, — abergläubige Furcht,
Hunger — oder ein Körpergebrechen an den
Schamtheilen, ein Bruch, ein Vorfall, u. s. w.

des Kranken in Absicht seiner gewöhnlichen
Beschäftigungen, seiner gewohnten Lebensordnung und Diät, seiner häufslichen Lage,
u. s. w. wohl erwogen und geprüft werden,
was sich in ihnen Krankheit Erregendes, oder
Unterhaltendes befindet, um durch dessen
Entfernung die Genesung befördern zu können *).

101.

Die Erforschung der obgedachten und aller übrigen Krankheitszeichen mufs defshalb

---

*) Vorzüglich mufs bei chronischen Krankheiten
des weiblichen Geschlechts auf Schwanger-
schaft, Unfruchtbarkeit, Neigung zur Begat-
tung, Niederkunften, Fehlgeburten, Kinder-
säugen und den Zustand des monatlichen Blut-
flusses Rücksicht, genommen werden. Insbesondre ist in Betreff des letztern die Erkundigung nicht zu versäumen, ob er in zu kur-
zen Perioden wiederkehrt, oder über die gehörige Zeit aussen bleibt, wie viele Tage er
anhält, ununterbrochen oder abgesetzt? in
welcher Menge überhaupt, wie dunkel von
Farbe, ob mit Leukorrhoe (Weifs-Flufs) vor
dem Eintritte oder nach der Beendigung?
vorzüglich aber mit welchen Beschwerden
Leibes und der Seele, mit welchen Empfindungen und Schmerzen vor dem Eintritte, bei
dem Blutflusse, oder nachher?

O 2

bei chronischen Krankheiten so sorgfältig und
umständlich, als möglich, geschehen und in
die kleinsten Einzelheiten gehen, theils weil
sie bei diesen Krankheiten am sonderlichsten
sind, denen in den schnell vorübergehenden
Krankheiten am wenigsten gleichend, und
bei der Heilung, wenn sie gelingen soll,
nicht genau genug genommen werden können; theils weil die Kranken der langen Leiden so gewohnt werden, dafs sie auf die kleinern, oft sehr bezeichnungsvollen (charakteristischen) — bei Aufsuchung des Heilmittels oft viel entscheidenden — Nebenzufälle
wenig oder gar nicht mehr achten und sie
fast für einen Theil ihres nothwendigen Zustandes, fast für Gesundheit ansehen, deren
wahres Gefühl sie bei der funfzehn-, zwanzigjährigen Dauer ihrer Leiden ziemlich ver-
gessen haben, es ihnen auch kaum einfällt, zu
glauben, dafs diese Nebensymptomen, diese
übrigen kleinern oder gröfsern Abweichungen
vom gesunden Zustande mit ihrem Hauptübel
in Zusammenhange stehen könnten.

102.

Zudem sind die Kranken selbst von so
abweichender Gemüthsart, dafs einige, vorzüglich die sogenannten Hypochondristen und
andre sehr gefühlige und unleidliche Personen ihre Klagen in allzu grellem Lichte auf-

stellen und, um den Arzt zur Hülfe aufzu-
reitzen, die Beschwerden mit überspannten
Ausdrücken bezeichnen *),

103.

Andre, entgegengesetze Personen aber
halten theils aus Trägheit, theils aus mifs-
verstandner Schaam, theils aus einer Art
milder Gesinnung eine Menge Beschwerden
zurück, bezeichnen sie mit undeutlichen Ausdrücken oder geben mehrere als unbeschwerlich an.

---

*) Eine reine Erdichtung von Zufällen und Be-
schwerden wird man wohl nie bei Hypochondristen, selbst bei den unleidlichsten nicht
antreffen, — diefs zeigt die Vergleichung ihrer zu verschiednen Zeiten geklagten Beschwerden, während der Arzt ihnen nichts oder etwas ganz Unarzneiliches eingiebt, deutlich;—
nur mufs man von ihren Uebertreibungen etwas abziehn, wenigstens die Stärke ihrer Ausdrücke auf Rechnung ihres übermäfsigen Ge-
fühls setzen; in welcher Hinsicht selbt diese
Hochstimmung ihrer Ausdrücke über ihre Leiden vor sich schon zum bedeutenden Symptome in der Reihe der übrigen wird, woraus
das Bild der Krankheit zusammengesetzt ist.
Bei Wahnsinnigen und boslichen Krankheits-
Erdichtern ist es ein andrer Fall.

104.

So gewifs man nun auch vorzüglich den
Kranken über seine Beschwerden und Empfindungen zu hören und vorzüglich seinen
eignen Ausdrücken, mit denen er seine Leiden zu verstehen geben kann, Glauben beizumessen hat, — weil sie im Munde der Angehörigen und Krankenwärter verändert und
verfälscht, zu werden pflegen; — so gewifs
erfordert doch auf der andern Seite bei allen
Krankheiten, vorzüglich aber bei den langwierigen, die Erforschung des wahren, vollständigen Bildes derselben und seiner Einzelheiten besondre Umsicht, Bedenklichkeit,
Menschenkenntnifs, Behutsamkeit im Erkundigen, und Gedult in hohem Grade.

105.

Im Ganzen wird dem Arzte die Erkundigung acuter, oder sonst seit Kurzem ent-
standner Krankheiten leichter, weil dem
Kranken und den Angehörigen alle Zufälle
und Abweichungen von der nur unlängst erst
verlornen Gesundheit noch in frischem Gedächtnisse, noch neu und auffallend geblieben sind. Der Arzt mufs zwar auch hier alles wissen; er braucht aber weit weniger zu
erforschen; man sagt ihm alles gröfstentheils von selbst.

106.

Bei Erforschung des Symptomen-Inbegriffs der epidemischen Seuchen und sporadischen Krankheiten ist es sehr gleichgültig, ob schon ehedem etwas Aehnliches unter diesem oder jenem Namen in der Welt vorgekommen sei. Die Neuheit oder Besonderheit einer solchen Seuche macht keinen Unterschied weder in ihrer Untersuchung, noch Heilung, da der Arzt ohnehin das reine Bild jeder gegenwärtig herrschenden Krankheit als neu und unbekannt voraussetzen und es, vom Grunde aus, vor sich erforschen muſs, wenn er ein ächter, gründlicher Heilkünstler seyn will, der nie Vermuthung an die Stelle der Wahrnehmung setzen, nie einen ihm angetragenen Krankheitsfall weder ganz, noch zum Theile für bekannt annehmen darf, ohne ihn sorgfältig nach allen seinen Aeuſserungen auszuspähen, und dieſs hier um so mehr, da jede herrschende Seuche in vieler Hinsicht eine Erscheinung eigner Art ist und sehr abweichend von alten ehemaligen, fälschlich mit Namen belegten Seuchen bei genauer Untersuchung befunden wird, — wenn man die Epidemieen von sich gleich bleibendem Ansteckungszunder, die Menschenpocken, die Masern, u. s. w. ausnimmt.

107.

Es kann wohl seyn, dafs der Arzt beim ersten, ihm vorkommenden Krankheitsfalle einer epidemischen Seuche nicht gleich das vollkommene Bild derselben zur Wahrnehmung bekömmt, da jede solche Collectiv-krankheit erst bei näherer Beobachtung mehrerer Fälle den Inbegriff ihrer Symptomen und Zeichen an den Tag legt. Indessen kann der sorgfältig forschende Arzt schon beim ersten und zweiten Kranken dem wahren Zustande oft schon so nahe kommen, dafs er ein charakteristisches Bild davon inne wird, — (und selbst schon dann ein passendes, homöopathisch angemessenes Heilmittel für sie ausfindet.)

108.

Bei Niederschreibung der Symptomen mehrerer Fälle dieser Art wird das entworfene Krankheitsbild immer vollständiger, nicht gröfser und wortreicher, aber bezeichnender (charakteristischer), die Eigenthümlichkeit dieser Collectivkrankheit umfassender; die allgemeinen Zeichen (z. B. Appetitlosigkeit, Mangel an Schlaf u. s. w.) erhalten ihre eignen und genauern Bestimmungen und auf der andern Seite treten die mehr ausgezeichneten, besondern, wenigstens in dieser Verbindung seltnern, nur wenigen

Krankheiten eignen Symptomen hervor und bilden das Charakteristische dieser Seuche *). Alle an einer solchen Seuche Erkrankten haben zwar eine aus gleicher Quelle geflossene und daher gleiche Krankheit; aber der ganze Umfang einer solchen epidemischen Krankheit und die Gesamtheit ihrer Symptomen, deren Kenntnifs zur Uebersicht des vollständigen Krankheitsbildes gehört, um das fur diesen Symptomeninbegriff passendste homöopathische Heilmittel wählen zu können, kann nicht bei einem einzelnen Kranken wahrgenommen, sondern nur aus den Leiden mehrerer Kranken von verschiedner Körperbeschaffenheit abgezogen (abstrahirt) und entnommen werden.

109.

Ist nun die Gesamtheit der Symptomen, das Bild der Krankheit irgend einer Art, einmal genau aufgezeichnet, so ist auch die

---

*) Dann werden dem Arzte, welcher schon in den ersten Fällen das dem specifisch homöopathischen nahe kommende Heilmittel hat wählen können, die folgenden Fälle entweder die Angemessenheit der gewählten Arznei bestätigen, oder ihn auf ein noch passenderes, auf das passendste homöopathische Heilmittel hinweisen.

schwerste Arbeit geschehen. Der Heilkünstler hat es dann auf immer vor sich liegen; er kann es festhalten in allen seinen Theilen, um eine dem gegenwärtigen Uebel treffend ähnliche, künstliche Krankheitspotenz' in dem homöopathisch gewählten Arzneimittel entgegenzusetzen, gewählt aus den Symptomenreihen aller ihm nach ihren reinen Wirkungen bekannt gewordenen Arzneien. Und wenn er sich während' der Cur nach dem Erfolge der Arznei und dem geänderten Befinden des Kranken erkundigt, braucht er in seinem ersten Krankheitsbefunde von der ursprünglichen Gruppe der Symptomen blos das auszustreichen, was sich gebessert hat, oder dazu zu setzen, was etwa an neuen Beschwerden hinzu gekommen ist.

110.

Der zweite Punkt des Geschäftes eines ächten Heilkünstlers betrifft **die Erforschung der zur Heilung der natürlichen Krankheiten bestimmten Werkzeuge**, die Erforschung der krankmachenden Kraft der Arzneien, um, wo zu heilen ist, eine von ihnen aussuchen zu können, aus deren Symptomenreihe eine künstliche Krankheit zusammengesetzt werden kann, der Symptomen – Gesamtheit der natürlichen, zu heilenden Krankheit möglichst ähnlich.

111.

Die ganze, Krankheit erregende Wirksamkeit der einzelnen Arzneien muſs bekannt
seyn, das ist, möglichst alle die krankhaften
Symptomen und Befindens - Veränderungen,
die jede derselben besonders zu erzeugen fähig ist, müssen erst beobachtet worden seyn,
ehe man hoffen kann, für die meisten natürlichen Krankheiten treffend homöopathische Heilmittel unter ihnen finden und aus-
wählen zu können,

112.

Giebt man, diefs zu erforschen, Arzneien
nur kranken Personen ein, selbst wenn man
sie nur einfach und einzeln eingäbe, so sieht
man von ihren reinen Wirkungen wenig oder
nichts, da die von den Arzneien zu erwartenden, besondern Befindens - Veränderungen
mit den Symptomen der gegenwärtigen natürlichen Krankheit vermengt, nur selten
deutlich wahrgenommen werden können.

113.

Es ist also kein Weg weiter möglich, auf
welchem man die eigenthümlichen Wirkungen der Arzneien auf das Befinden des Menschen untrüglich erfahren konnte, es giebt
keine einzige sichere, keine natürlichere Ver-

anstaltung zu dieser Absicht, als dafs man
die einzelnen Arzneien versuchsweise gesunden Menschen in mäfsiger Menge eingiebt,
um zu erfahren, welche Veränderungen, Symptomen und Zeichen ihrer Einwirkung jede.
besonders im Befinden Leibes und der Seele
hervorbringe, das ist, welche Krankheitsele-
mente sie zu erregen fähig und geneigt sei *),

---

*) Nicht ein einziger 'Arzt, meines Wissens,
   kam in der drittehalbtausendjährigen Vorzeit,
   auf diese so natürliche, so unumgänglich noth-
   wendige, einzig achte Prufung der Arzneien
   auf ihre reinen, eigenthümlichen Wirkungen,
   das Befinden des Menschen umzustimmen und
   so zu erfahren, welche Krankheitszustände jede
   Arznei zu heilen vermöge, als der grofse, un-
   sterbliche *Albrecht von Haller.* Blos dieser sah
   aufser mir die Nothwendigkeit hievon ein;
   aber Niemand achtete seine unschätzbaren
   Winke (in der Vorrede zur Pharmacopoea
   Helvetica, Basil, 1771. fol. S. 12.) „Nempe
   „primum in corpore sano medela tentanda
   „est, sine peregrina ulla miscela;
   „odoreque et sapore ejus exploratis, exigua
   „illius dosis ingerenda et ad omnes, quae
   „inde contingunt, affectiones, quis pulsus, qui
   „calor, quae respiratio, quaenam excretiones,
   „attendendum. Inde ad ductum phaeno-
   „menorum, in sano obviorum, tran-
   „seas ad experimenta in corpore aegroto, etc."

da wie (§. 18 — 22.) gezeigt worden, alle Heilkraft der Arzneien einzig in dieser Menschenbefinden‑Veränderungskraft liegt, und aus Beobachtung der letztern hervorleuchtet.

114.

Diesen Weg schlug ich zuerst ein mit einer Beharrlichkeit, die nur durch eine vollkommene Ueberzeugung von der grofsen, Menschen beglückenden Wahrheit, dafs blos durch homöopathischen Gebrauch der Arzneien die einzig gewisse Heilung der Krankheiten der Menschen möglich sei, entstehen und aufrecht erhalten werden konnte *).

115.

Daneben sah ich, dafs die krankhaften Schädlichkeiten, welche vorgängige Schriftsteller, von arzneilichen Substanzen aufgezeichnet hatten, die in grofser Menge, aus Versehen, oder um sich oder Andre zu töd-

---

*) Die Frucht von diesem Streben legte ich, so reif sie damals seyn konnte, nieder in Fragmenta de viribus medicamentorum positivis, sive in sano corp. hum. observatis P. I. II. Lipsiae, 8. 1805. ap. J. A. Barth; die reifere, in Reine Arzneimittellehre I. Th. 1811. II. Th. 1816. III. Th. 1817. IV. Th. 1818. V. Th. 1819. Dresden, bei Arnold.

ten, oder unter andern Umständen, in den
Magen gesunder Personen gerathen waren, mit
meinen Beobachtungen beim. Versuchen derselben Substanzen an mir und andern gesunden Personen gröfstentheils übereinkamen.
Sie erzählen diese Vorgänge als Vergiftungs-
geschichten und als Beweise des Nachtheils
dieser heftigen Dinge, gröfstentheils nur, um
davor zu warnen, theils auch, um ihre Kunst
zu rühmen, wenn bei ihren, gegen diese gefährlichen Zufälle gebrauchten Mitteln allmälig wieder Genesung eingetreten war, theils
aber auch, wo diese so angegriffenen Personen in ihrer Cur starben, sich mit der Gefährlichkeit dieser Substanzen, die sie dann
Gifte nannten, zu entschuldigen. Keiner von
diesen Beobachtern ahnete, dafs diese von
ihnen blos als Beweise der Schädlichkeit und
Giftigkeit dieser Substanzen erzählten Symptomen sichere Hinweisung enthielten auf die
Kraft dieser Droguen, ähnliche Beschwerden
in natürlichen Krankheiten heilkräftig auslöschen zu können, dafs diese ihre Krankheit-
Erregungen reine Andeutungen ihrer homöopathischen Heilwirkungen seyen und dafs blos
auf Beobachtung solcher Befindensveränderungen, die die Arzneien in gesunden Körpern hervorbringen, die einzig mögliche Erforschung ihrer Arzneikräfte beruhe, indem
weder durch vernünftelnde Klügelei a priori,

noch durch Geruch, Geschmack oder Ansehn
der Arzneien, noch durch chemische Bear-
beitung, noch auch durch Gebrauch mehrerer derselben zugleich, in einer Mischung (Recepte) bei Krankheiten die reinen, eigenthümlichen Kräfte der Arzneien zum Heilbehufe zu erkennen sind; man ahnete nicht,
dafs diese Geschichten von Arzneikrankhei-
ten dereinst die ersten Anfangsgründe der
wahren, reinen Arzneistoff-Lehre abgeben
würden, die vom Anbeginn bis hieher nur
in falschen Vermuthungen und Erdichtungen
bestand, das ist, noch gar nicht vorhanden
war *).

116.

Die Uebereinkunft meiner mit jenen ältern — obgleich unhinsichtlich auf Heilbehuf
beschriebenen — Beobachtungen reiner Arzneiwirkungen und selbst die Uebereinstim-
mung dieser Nachrichten mit andern dieser
Art von verschiednen Schriftstellern überzeugt uns leicht, dafs die Arzneistoffe bei
ihrer krankhaften Veränderung des gesunden

---

*) Man sehe, was ich hievon gesagt habe in:
   Beleuchtung der Quellen der gewöhnlichen Materia medica, vor dem
   dritten Theile meiner reinen Arzneimittellehre.

menschlichen Körpers nach bestimmten,
ewigen Naturgesetzen wirken und vermöge dieser gewisse, zuverlässige
Krankheitssymptomen zu erzeugen fähig sind, jeder, nach seiner Eigenthümlichkeit, besondere.

117.

In jenen ältern Beschreibungen der oft
lebensgefährlichen Wirkungen in so übermäfsigen Gaben verschluckter Arzneien nimmt
man auch Zustände wahr, die nicht Anfangs,
sondern beim Ausgange solcher traurigen Ereignisse sich-zeigten und von einer, den anfänglichen ganz entgegengesetzten Natur.wa-
ren. Diese der Erstwirkung, (§. 74.) oder
eigentlichen Einwirkung der Arzneien auf den
Körper entgegenstehenden Symptomen sind
die Gegenwirkung des Organisms, die
Nachwirkung desselben (§. 73 — 77.), wovon jedoch bei mäfsigen Gaben zum Versuche an gesunden Körpern selten oder fast
nie das Mindeste zu spüren ist, bei kleinen
Gaben aber gar nicht. Gegen diese macht
der lebende Organism beim homöopathischen
Heilgeschäfte nur so viel Gegenwirkung, als
erforderlich ist, das Befinden wieder auf den
natürlichen, gesunden Zustand zu erheben
(§. 78.).

118.

Blos die narkotischen Arzneien machen
hierin eine Ausnahme; da sie in der Erstwirkung theils die Empfindlichkeit und Empfindung, theils die Reitzbarkeit hinwegneh-
men, so pflegt bei ihnen öfterer, auch bei
mäfsigen Versuchsgaben, in gesunden Körpern eine erhöhete Empfindlichkeit in der
Nachwirkung (und eine gröfsere Reitzbarkeit) merkbar zu werden.

119.

Diese ausgenommen, werden bei Versuchen mit mäfsigen Gaben Arznei in gesunden
Körpern blos die Erstwirkungen derselben,
d. i. diejenigen Symptomen wahrgenommen,
womit die Arznei das Befinden des Menschen
umstimmt; und einen krankhaften Zustand
auf längere oder kürzere Zeit in und an demselben hervorbringt.

120.

Unter diesen giebt es bei einigen Arzneien nicht wenige, welche andern theils
vorher erschienenen, theils nachher erscheinenden Symptomen zum Theil, oder in gewissen Nebenumständen entgegengesetzt sind,
defswegen jedoch nicht eigentlich als Nachwirkung oder blose Gegenwirkung des Or-

ganisms anzusehen sind, sondern nur den
Wechselzustand der verschiednen Wirkungs-
Paroxysmen erster Wirkung bilden; man
nennt sie Wechselwirkungen.

121.

Einige Symptomen werden von den Arzneien öfterer, das ist, in vielen Körpern,
andre seltner, oder in wenigern Menschen
zuwege gebracht, einige nur in sehr wenigen
gesunden Körpern.

122.

Zu den letztern gehören die sogenannten
Idiofynkrasien, worunter man eigne Körperbeschaffenheiten versteht, welche, obgleich
sonst gesund, die Neigung besitzen, von gewissen Dingen, welche auf viele andre Menschen gar keinen Eindruck, keine Veränderung zu machen scheinen, in einen mehr
oder weniger krankhaften Zustand versetzt zu
werden *). Doch diefs ist nur ein Schein.

---

*) Einige wenige Personen können vom Geruche
der Rosen in Ohnmacht fallen, und vom Genusse der Mies-Muscheln, der Krebse oder
des Roggens des Barbe-Fisches, von Berüh-
rung des Laubes einiger Sumach-Arten, u. s. w.
in mancherlei andre krankhafte, zuweilen gefährliche Zustände gerathen.

Denn da zu diesen, so wie zur Hervorbringung aller übrigen krankhaften Befindensveränderungen im Menschen beide, sowohl die
der einwirkenden Substanz inwohnende Kraft,
als die Fähigkeit des Körpers von ihr erregt
zu werden, erforderlich ist, so können die
auffallenden Erkrankungen in den sogenannten Idiosynkrasien nicht blos auf Rechnung
dieser besondern Körperbeschaffenheiten gesetzt, sondern sie müssen zugleich von diesen
veranlassenden Dingen hergeleitet werden, in
denen die Kraft liegen muſs, auf alle menschliche Körper denselben Eindruck zu machen,
nur so, daſs wenige unter den gesunden Körperbeschaffenheiten geneigt sind, sich in einen so auffallend kranken Zustand von ihnen
versetzen zu lassen. Daſs diese Potenzen wirklich auf jeden Körper diesen Eindruck machen, sieht man daraus, daſs sie bei allen
kranken Personen für ähnliche Krankheitssymptomen, als sie selbst, obgleich anscheinend nur bei den sogenannten Idiosynkrati-
schen Personen erregen können, homöopathische Hülfe als Heilmittel leisten *).

---

*) So half die Prinzessin *Eudokia* einer ohn-
mächtig gewordnen Person mit (ῥοδόςαγμα) Ro-
senwasser (s. Hist. byzant. script.) und *Hor-
stius* (Oper. III. S. 59.) sah den Rosenessig bei
Ohnmachten sehr hülfreich.

123.

Jede Arznei zeigt ihre besondern Wirkungen im menschlichen Körper, welche sich
von keinem andern Arzneistoffe verschiedner
Art genau so ereignen *).

124.

So gewifs jede Pflanzenart in ihrer äus-
sern Gestalt, in der eignen Weise ihres Lebens und Wuchses, in ihrem Geschmacke
und Geruche von jeder andern Pflanzen-Art
und Gattung, so gewifs jedes Mineral und
jedes Salz in seinen äufsern sowohl, als innern physischen und chemischen Eigenschaften (welche allein schon alle Verwechselung
hätten verhüten sollen) verschieden ist, so
gewifs sind sie alle unter sich in ihren krankmachenden — also auch heilenden — Wirkungen verschieden und von einander abweichend **). Jede dieser Substanzen wirkt

---

*) Diefs sah auch der verehrungswürdige A. v.
Haller ein, da er sagt: (Vorrede zu s. hist.
stirp. helv.) latet immensa virium diversitas in'
iis ipsis plantis, quarum facies externas du-
dum novimus, animas quasi et quodcunque
caelestius habent, nondum perspeximus.

**) Wer die so sonderbar verschiednen Wirkun-
gen jeder einzelnen Substanz von denen jeder
andern auf das menschliche Befinden genau

auf eine eigne, verschiedne, doch bestimmte
Weise, die alle Verwechselung verbietet, Ab-
änderungen des Gesundheitszustandes und des
Befindens der Menschen *).

kennt und zu würdigen versteht, der sieht
auch leicht ein, dafs es unter ihnen, in arzneilicher Hinsicht, durchaus keine gleichbe-
deutenden Mittel, keine Surrogate geben
kann. Blos wer die verschiednen Arzneien
nach ihren reinen, positiven Wirkungen nicht
kennt, kann so thöricht seyn, uns weifs machen zu wollen, eins könne statt des andern
dienen, und eben so gut, als jenes, in gleicher Krankheit helfen. So verwechseln un-
verständige Kinder die wesentlich verschieden-
sten Dinge, weil sie sie kaum dem Aeufsern
nach und am wenigsten nach ihrem Werthe,
ihrer wahren Bedeutung und ihren innern,
höchst abweichenden Eigenschaften kennen.

*) Ist diefs reine Wahrheit, wie sie es ist, so
kann fortan kein Arzt, der nicht für verstandlos
angesehen seyn und der sein gutes Gewissen,
das einzige Zeugnifs ächter Menschenwürde,
nicht verletzen will, unmöglich eine Arzneisubstanz zur Cur der Krankheiten anwenden,
als die er genau und vollständig in ihrer wahren Bedeutung kennt, deren virtuelle Wirkung
auf das Befinden gesunder Menschen er so genau erprobt hat, dafs er gewifs wisse, sie sei
vermögend, einen sehr ähnlichen Krankheits-

125. .

Also genau, sorgfältigst genau müssen die
Arzneien, von denen Leben und Tod, Krankheit und Gesundheit der Menschen abhängt,
von einander unterschieden und deſshalb
durch sorgfältige, reine Versuche auf ihre
Kräfte und wahren Wirkungen im gesunden
Körper geprüft werden, um sie genau kennen zu lernen und bei ihrem Gebrauche in
Krankheiten jeden Fehlgriff vermeiden zu
können, indem nur eine treffende Wahl derselben das gröſste der irdischen Güter, Wohl-
seyn Leibes und der Seele bald und dauerhaft wiederbringen kann.

zustand, und einen ähnlichern, als jede andre
ihm genau bekannt gewordne Arznei, selbst
zu erzeugen, als der durch sie zu heilende
Krankheitsfall enthält, — da, wie oben gezeigt worden, weder der Mensch, noch die
Natur anders vollkommen, schnell und dauerhaft als mit einem homöopathischen Mittel
heilen kann. Kein ächter Arzt kann sich fortan
von solchen Versuchen ausschließen, um diese
nothwendigste und einzige Kenntniſs der Arzneien, die zum Heilbehufe gehört, zu erlan-
gen, diese von den Aerzten aller Jahrhunderte bisher versäumte Kenntniſs. Alle ver-
gangenen Jahrhunderte, — die Nachwelt wirds
kaum glauben, — begnügten sich bisher, die in

126.

Bei Prüfung der Arzneien auf ihre Wirkungen im gesunden Körper muſs man bedenken, daſs die starken, sogenannten heroi-
schen Substanzen schon in geringer Gabe Befindensveränderungen selbst bei starken Personen zu erregen pflegen. Die von milderer
Kraft müssen zu diesen Versuchen in ansehn-
licherer Gabe gereicht werden; die schwäch-
sten aber können, damit man ihre Wirkung
wahrnehme, blos bei solchen von Krankheit
freien Personen versucht werden, welche
zärtlich, reitzbar und empfindlich sind.

---

ihrer Bedeutung unbekannten, und in Absicht
ihrer hochst wichtigen, höchst abweichenden,
reinen, dynamischen Wirkung auf Menschenbefinden nie geprüften Arzneien so blind-
hin in Krankheiten, und zwar mehrere dieser unbekannten, so sehr verschiednen Kräfte
in Recepte zusammengemischt zu verordnen
und dem Zufalle zu überlassen, wie es dem
Kranken davon ergehen möge. So dringt ein
Wahnsinniger in die Werkstatt eines Künst-
lers, und ergreift Hände voll ihm unbekannte, höchst verschiedne Werkzeuge, um die dastehenden Kunstwerke, wie
er wähnt, zu bearbeiten; daſs sie von seiner
umsinnigen Arbeit verderbt, wohl gar unwie-
derbringlich verderbt werden, brauche ich
nicht weiter zu erinnern.

127.

Es dürfen zu solchen Versuchen — denn
von ihnen hängt die Gewifsheit der ganzen
Heilkunst und das Wohl aller folgenden Menschen - Generationen ab, — es durfen, sage
ich, zu solchen Versuchen keine andern Arzneien als solche genommen werden, die man
genau kennt und von deren Reinheit, Aechtheit und Vollkräftigkeit man gänzlich überzeugt ist.

128.

Jede dieser Arzneien mufs in ganz einfacher, ungekünstelter Form, die einheimischen Pflanzen als frisch ausgeprefster Saft,
mit etwas Weingeist vermischt, sein Verderben zu verhüten, die ausländischen Gewächse
aber als Pulver, oder mit Weingeist zur Tinktur ausgezogen, dann aber mit etlichen Theilen Wasser gemischt eingenommen werden,
die Salze und Gummen aber gleich vor der
Einnahme in Wasser aufgelöst. Ist die Pflanze
nur in trockner Gestalt zu haben und ihrer
Natur nach von Kräften schwach, so dient
zu einem solchen Versuche der Aufgufs, indem das zerkleinte Kraut mit kochendem Wasser übergossen und so ausgezogen worden ist;
er mufs gleich nach seiner Bereitung noch
warm getrunken werden, denn alle ausgeprefste Pflanzensäfte und alle wässerigen Pflan-

zen-Aufgüsse gehn ohne geistigen Zusatz schnell in Gährung und Verderbnifs über, und haben dann ihre Arzneikraft verloren.

129.

Jeden Arzneistoff mufs man zu dieser Absicht ganz allein, ganz rein anwenden, ohne irgend eine fremdartige Substanz zuzumischen, oder sonst etwas fremdartig Arzneiliches an demselben Tage zu sich zu nehmen, und eben so wenig die folgenden Tage, als so lange man die Wirkungen der Arznei beobachten will. Da die Tinkturen zum Einnehmen mit vielem Wasser gemischt werden, so ist der wenige, so sehr verdünnte Weingeist darin nicht als ein fremder Reitz anzusehn.

130.

Während dieser Versuchszeit mufs auch die Diät recht mäfsig eingerichtet werden, möglichst ohne Gewürze, von blos nährender, einfacher Art, so dafs die grünen Zugemüfse *) und Wurzeln, und alle Sallate und Suppenkräuter (welche sämtlich immer

---

*) Junge grüne Erbsen (Schoten), grüne Bohnen und allenfalls Mohren (Mohrüben) sind zulassig, als die am wenigsten arzneilichen grünen Gemüfse.

einige störende Arzneikraft auch bei aller Zubereitung behalten) vermieden werden. Die
Getränke sollen die alltäglichen seyn, so wenig als möglich reitzend.

131.

Die Versuchsperson mufs sich während
des Versuchs vor Anstrengungen des Geistes
und Körpers, vor allen Ausschweifungen, und
störenden Leidenschaften hüten; keine dringenden Geschäfte dürfen sie von der gehörigen Beobachtung abhalten; sie mufs mit gutem Willen genaue Aufmerksamkeit auf sich
selbst richten, und dabei ungestört seyn; in
ihrer Art gesund an Körper, mufs sie auch
den nöthigen Verstand besitzen, um ihre Empfindungen in deutlichen Ausdrücken benen-
nen und beschreiben zu können.

132.

Die zur gehörigen Ausführung des Versuchs geschickte, bereitwillige, gesunde Person nimmt zu dieser Absicht früh, nüchtern
eine solche Gabe der zu prüfenden Arznei,
als man in der gewöhnlichen Praxis, in Recepten gegen Krankheiten zu brauchen pflegt,
am besten in Auflösung, und mit etwa zehn
Theilen nicht ganz kalten Wassers gemischt

133.

Sollte diese Gabe binnen ein Paar Stunden keine, oder nur sehr geringe Befindensveränderung hervorbringen, so nimmt die
Person (die Arznei muſs sowohl an Manns-
personen, als an Weibspersonen versucht
werden) eine gröſsere, nach Befinden der
Umstände zwiefache Gabe ein, am besten mit
ebenfalls 10 Theilen nicht kaltem Wasser genau gemischt und zusammen geschüttelt.

154.

Wenn die erstere Gabe Anfangs viel zu
wirken scheint, nach einigen Stunden aber in
ihrer Thätigkeit nachläſst, so muſs die zweite
stärkere Gabe erst den Morgen drauf, ebenfalls nüchtern genommen werden, und wenn
auch diese der Absicht noch nicht entsprä-
che, so wird eine noch stärkere, nach Befinden wohl vierfache Gabe, den dritten Morgen gegeben, ihre Wirkung schon an den
Tag legen.

135.

Nicht alle Personen werden von einer
Arznei gleich stark angegriffen, es findet im
Gegentheile eine groſse Verschiedenheit in
diesem Punkte statt, so daſs von einer als
sehr kräftig bekannten Arznei in mäſsiger
Gabe zuweilen eine schwächlich scheinende,

Person fast gar nicht erregt wird, aber von
mehrern andern dagegen weit schwächern,
stark genug. Und hinwiederum giebt es sehr
starke Personen, die von einer mild scheinenden Arznei sehr beträchtliche Krankheitssymptomen spüren, von stärkern aber gerin-
gere. Da diefs nun im voraus unbekannt ist,
so ist es sehr räthlich, bei Jedem zuerst mit
einer kleinern Arzneigabe den Anfang zu
machen, und wo es angemessen und erforderlich ist, entweder denselben Tag nach ein
Paar Stunden, oder von Tage zu Tage zu
einer höhern und höhern (etwa jedesmal ver-
doppelten) Gabe zu steigen.

136.

Hat man gleich Anfangs zum ersten Male
eine gehörig starke Arzneigabe gereicht, so
hat man den Vortheil, dafs die Versuchsperson die Aufeinanderfolge der Symptomen erfährt und die Zeit, wann jedes erschienen
ist, genau aufzeichnen kann, welches zur
Kenntnifs des Genius der Arznei sehr beleh-
rend ist, weil dann die Ordnung der Erstwirkungen, so wie die der Wechselwirkungen am unzweideutigsten zum Vorscheine
kömmt. Auch eine sehr mäfsige Gabe ist
zum Versuche oft schon hinreichend, wenn
nur der Versuchende feinfühlig genug, und
möglichst aufmerksam auf sein Befinden ist.

Die Wirkungsdauer einer Arznei wird erst
bei Vergleichung mehrerer Versuche bekannt.

157.

Mufs man aber, um nur etwas zu erfahren, einige Tage nach einander dieselbe Arznei in immer erhöheten Gaben zum Versuche
derselben Person geben, so erfährt man zwar
die mancherlei Krankheitszustände, die diese
Arznei überhaupt zuwege bringen kann, aber
man erfährt ihre Reihenfolge nicht, und die
drauf folgende Gabe nimmt oft ein oder das
andre von der vorgängigen Gabe erregtes
Symptom hinweg, heilwirkend, oder bringt
dafür den entgegengesetzten Zustand hervor,—
Symptomen, welche eingeklammert werden
müssen, als zweideutig, bis folgende, reinere
Versuche zeigen, ob sie Gegenwirkung des
Organisms und Nachwirkung, oder eine Wech-
selwirkung dieser Arznei sind.

158.

Wo man aber noch, ohne Rücksicht auf
Folgereihe der Zufälle und Wirkungsdauer
der Arznei, blos die Symptomen vor sich,
besonders eines schwachkräftigen Arzneistoffs
erforschen will, da ist die Veranstaltung vor-
zuziehn, dafs man einige Tage nach einander, jeden Tag eine erhöhete Gabe, auch
wohl des Tags mehrmal eine solche reiche.

Dann wird die Wirkung selbst der mildesten, noch unbekannten Arznei, besonders an empfindlichen Personen versucht, an den Tag kommen.

139.

Bei Empfindung dieser und jener Arznei-beschwerde ists zur genauen Bestimmung des Symptoms dienlich, ja erforderlich, sich dabei in verschiedne Lagen zu versetzen und zu beobachten, ob der Zufall durch Bewegung des eben leidenden Theils, durch Gehen in der Stube oder in freier Luft, durch Stehen, Sitzen oder Liegen sich vermehre, mindere oder vergehe und etwa in der ersten Lage wieder komme, — ob durch Essen oder Trinken oder durch eine andre Bedingung sich das Symptom ändre, oder durch Sprechen, Husten, Niefsen oder bei einer andern Verrichtung des Körpers, und drauf zu achten, zu welcher Tages- oder Nachtzeit es sich vorzüglich einzustellen pflege, wodurch das jedem Symptome Eigenthümliche und Charakteristische offenbar wird.

140.

Nicht alle einer Arznei eignen Symptomen kommen schon bei Einer Person, auch nicht alle sogleich, oder in demselben Versuche zum Vorscheine, sondern bei der ei-

nen Person diefsmal, diese,: bei einem zweiten
und dritten Versuche wieder andre, bei einer andern Person diese oder jene Symptomen vorzugsweise hervor, doch so, dafs vielleicht bei der vierten, achten, zehnten u. s. w.
Person wieder einige oder mehrere von den
Zufällen sich zeigen, die schon, etwa bei der
zweiten, sechsten, neunten, u. s. w. Person
sich ereigneten; auch erscheinen sie nicht zu
denselben Stunden wieder.

141.

Der Inbegriff aller Krankheits-Elemente,
die eine Arznei zu erzeugen vermag, wird
erst in vielfachen, an vielen dazu tauglichen,
verschiedenartigen Körpern beiderlei Geschlechts angestellten Beobachtungen der Vollständigkeit nahe gebracht. Nur erst dann
kann man versichert seyn, eine Arznei auf
die Krankheitszustände, die sie erregen kann,
das ist, auf ihre reinen Kräfte in Veränderung des Menschen-Befindens ausgeprüft zu
haben, wenn die folgenden Versuchspersonen
wenig Neues mehr von ihr bemerken können
und fast immer nur dieselben schon von Andern beobachteten Symptomen an sich wahrnehmen.

142.

(Obgleich, wie gesagt, eine Arznei bei
ihrer Prüfung im gesunden Zustande nicht

bei Einer Person alle ihre Befindens - Veränderungen hervorbringen kann, sondern nur
bei vielen, verschiedenen, von abweichender
Leibes - und Seelenbeschaffenheit, so liegt
doch die Neigung (Tendenz), alle diese Symptomen in jedem Menschen zu erregen, in
ihr (§. 122.), nach einem ewigen, unwandelbaren Naturgesetze, gegründet, vermöge
dessen sie alle ihre, selbst die selten von ihr
in Gesunden hervorgebrachten Wirkungen
bei einem jeden Menschen in Ausübung bringt,
dem man sie in einem Krankeitszustande von
ähnlichen Beschwerden eingiebt; selbst in
der mindesten Gabe erregt sie dann, homöopathisch gewählt, einen der natürlichen Krankheit nahe kommenden künstlichen Krankheitszustand in ihm, der ihn von seinem ursprünglichen Uebel schnell und dauerhaft
(homöopathisch) befreit und heilt.)

143.

Je mäfsiger, bis zu einer gewissen Mafse,
die Gaben einer zu solchen Versuchen bestimmten Arznei sind, — vorausgesetzt, dafs
man die Beobachtung durch die Wahl einer
Wahrheit liebenden, in jeder Rücksicht gemäfsigten, feinfühligen Person, die die ge-
spannteste Aufmerksamkeit auf sich richtet,
zu erleichtern sich bestrebt — desto deutlicher kommen die Erstwirkungen und fast blos

diese, als die wissenswürdigsten hervor, und
fast keine Nachwirkungen oder Körper-Ge-
genwirkungen. Bei übermäfsig grofsen Gaben
hingegen kommen nicht allein mehrere Nachwirkungen unter den Symptomen mit vor,
sondern die Erstwirkungen treten auch in so
verwirrter Eile und mit solcher Heftigkeit
auf, dafs sich nichts genau beobachten läfst;
die Gefahr derselben nicht einmal zu erwähnen, die demjenigen, welcher Achtung gegen die Menschheit hat, und auch den ge-
ringsten im Volke für seinen Bruder schätzt,
nicht gleichgültig seyn kann.

144.

Alle Beschwerden, Zufälle und Veränderungen des Befindens der Versuchs-Per-
son während der Wirkungsdauer einer Arznei (im Fall obige Bedingungen (§. 129 — 132.)
eines guten reinen Versuchs beobachtet werden) rühren blos von dieser Arznei her und
müssen als dieser Arznei eigenthümlich zugehörig, als Symptomen dieser Arznei angesehen und aufgezeichnet werden, gesetzt die
Person hätte auch ähnliche Zufälle vor längerer Zeit bei sich, von selbst wahrgenommen. Die ähnliche Wiedererscheinung
derselben beim Arznei-Versuche zeigt dann
blos an, dafs dieser Mensch aufgelegt ist, zu
dergleichen erregt zu werden. In unserm

Q

Falle ist es von der Arznei geschehen; die
Symptomen kommen jetzt nicht von selbst,
während die eingenommene, kräftige Arznei
sein ganzes Befinden, beherrscht, sondern
von dieser.

145.

Wenn der Arzt die Arznei zum Versuche
einer andern Person eingegeben hat, so mufs
diese ihre gehabten Empfindungen, Beschwerden, Zufälle und Befindensveränderungen
deutlich aufschreiben in dem Zeitpunkte wo
sie sich ereignen, mit Angabe der nach
der Einnahme verflossenen Zeit der Entstehung jedes Symptoms, und, wenn es lange
anhielt, der Zeit der Dauer. — Der Arzt
sieht den Aufsatz in Gegenwart der Versuchs-
Person gleich nach vollendetem Versuche,
oder wenn der Versuch mehrere Tage dauert,
jeden Tag durch, um sie, da ihr dann noch
alles in frischem Gedächtnisse ist, über die
genaue Beschaffenheit jedes dieser Vorfälle zu
befragen und die so erkundigten nähern Umstände beizuschreiben, oder sie, nach seiner
Aussage abzuändern.

146.

Kann die Person nicht schreiben, so mufs
sie der Arzt jeden Tag darüber vernehmen,
was und wie es ihr begegnet sei. Diefs mufs

dann aber gröfstentheils nur freiwillige Er-
zählung der zum Versuche gebrauchten Person seyn, nichts Errathenes, nichts Vermu-
thetes und so wenig als möglich Ausgefragtes,
was man als Befund niederschreiben will, alles mit der Vorsicht, die ich oben (§. 90 bis
96.) bei Erkundigung des Befundes und Bildes der natürlichen Krankheiten angegeben
habe.

147.

Doch bleiben diejenigen Prüfungen der
reinen Wirkungen der einfachen Arzneien in
Veränderung des menschlichen Befindens und
der künstlichen Krankheitszustände und Symptomen, die sie im gesunden Menschen erzeugen können, die vorzüglichsten, die der
gesunde, vorurtheillose, feinfühlige A r z t a n
s i c h s e l b s t mit aller ihn hier gelehrten
Vorsicht und Behutsamkeit anstellt. Er weifs
am gewissesten, was er an sich selbst wahrgenommen hat.

148.

Auch haben diese Selbstversuche für ihn
noch andre unersetzliche Vortheile. Zuerst
wird ihm dadurch die grofse Wahrheit, dafs
das Arzneiliche aller Arzneien, worauf ihre
Heilungskraft beruht, in den von den selbst-
geprüften Arzneien erlittenen Befindensverän-

derungen, und den an sich selbst von ihnen
erfahrnen Krankheitszuständen liege, zur un-
leugbaren Thatsache. Ferner wird er durch
solche merkwürdige Beobachtungen an sich
selbst, theils zum Verständnifs seiner eignen
Empfindungen, seiner Denk - und Gemüthsart (zum Grundwesen aller wahren Weisheit:
(γνῶθι σεαυτόν), theils aber, was keinem
Arzte fehlen darf, zum Beobachter gebildet.
Alle unsre Beobachtungen an Andern haben
das Anziehende bei Weitem nicht, als die
an uns selbst angestellten. Immer mufs der
Beobachter Andrer befürchten, der die Arznei Versuchende habe, was er sagt, nicht so
deutlich gefühlt, oder seine Gefühle nicht
mit dem genau passenden Ausdrucke angegeben. Immer bleibt er in Zweifel, ob er
nicht wenigstens zum Theil getäuscht werde.
Dieses nie ganz hinwegzuräumende Hindernifs der Wahrheitserkenntnifs bei Erkundigung der von Arzneien bei Andern entstandnen künstlichen Krankheitssymptomen fällt
bei Selbstversuchen gänzlich weg. Der Selbst-
versucher weifs es selbst, er weifs es gewifs,
was er gefühlt hat, und jeder solcher Selbst-
versuch ist für ihn ein neuer Antrieb zur Erforschung der Kräfte mehrerer Arzneien. Und
so übt er sich mehr und mehr in der für
den Arzt so wichtigen Beobachtungskunst,
wenn er sich selbst, als das Gewissere, ihn

nicht Täuschende, zu beobachten fortfährt,
und um desto so eifriger wird ers thun, da
ihm diese Selbstversuche die zum Heilen noch
so sehr mangelnden Werkzeuge nach ihrem
wahren Werthe, und ihrer wahren Bedeutung kennen zu lehren versprechen und ihn
nicht täuschen. Man wähne auch nicht, dafs
solche kleinen Erkrankungen beim Einnehmen zu prüfender Arzneien überhaupt seiner Gesundheit nachtheilig wären. Die Erfahrung lehrt im Gegentheile, dafs der Organism des Prüfenden durch die mehrern
Angriffe auf das gesunde Befinden nur desto
geübter wird in Zurücktreibung alles ihm
Nachtheiligen und aller künstlichen und natürlichen krankhaften Schädlichkeiten und ab-
gehärteter gegen alles Nachtheilige mittelst so
gemäfsigter Selbstversuche mit Arzneien.
Seine Gesundheit wird unveränderlicher; er
wird robuster, wie alle Erfahrung lehrt.

149.

Wie man aber selbst in Krankheiten, besonders den chronischen, sich meist gleichbleibenden, unter den Beschwerden der ursprünglichen Krankheit einige Symptomen der
einfachen Arznei ausfinden könne, ist ein
Gegenstand höherer Beurtheilungskunst und
blos Meistern in der Beobachtung zu überlassen.

150.

Hat man nun eine beträchtliche Zahl
einfacher Arzneien auf diese Art im gesunden Menschen geprobt und alle die Krankheits - Elemente und Symptomen sorgfältig
und treu aufgezeichnet, die sie vor sich als
künstliche Krankheits-Potenzen zu erzeugen
fähig sind, so hat man dann erst eine wahre
Materia medica, — eine Sammlung der ächten, reinen, untrüglichen Wirkungsarten der
einfachen Arzneistoffe vor sich, einen Codex
der Natur, worin von jeder so erforschten,
kräftigen Arznei eine anschnliche Reihe besondrer Befindens - Veränderungen und Symptomen, wie sie sich der Aufmerksamkeit
des Beobachters zu Tage legten, aufgezeichnet stehen, in denen die (homöopathischen)
Krankheits-Elemente mehrerer natürlichen,
dereinst durch sie zu heilenden Krankheiten
in Aehnlichkeit vorhanden sind, welche, mit
einem Worte, künstliche Krankheitszustände
enthalten, die für die ähnlichen natürlichen
Krankheitszustände die einzigen, wahren, homöopathischen, das ist, specifischen Heil-
werkzeuge darreichen, zur gewissen und dauerhaften Genesung.

151.

Von einer solchen Arzneimittellehre sei
alles Vermuthete, blos Behauptete, Erdich-

tete gänzlich ausgeschlossen; es sei alles reine
Sprache der sorgfältig und redlich befragten
Natur.

152.

Freilich kann nur ein sehr ansehnlicher
Vorrath genau nach dieser ihrer reinen Wirkungsart in Veränderung des Menschenbefindens gekannter Arzneien uns in den Stand
setzen, für j e d e n der unendlich vielen
Krankheitszustände in der Natur, für j e d e s
Siechthum in der Welt ein homöopathisches
Heilmittel, ein passendes Analogon von künstlicher (heilender) Krankheitspotenz auszufinden *). Indessen bleiben auch jetzt, — Dank

---

*) Bis vor sechs Jahren war ich der einzige,
der sich die Prüfung der reinen Arzneikräfte
zum wichtigsten seiner Geschäfte machte. Seitdem bin ich von einigen jungen Männern, die
an sich selbst Versuche machten, und deren
Beobachtungen ich prüfend durchging, hierin
unterstützt worden. Was wird aber dann erst
an Heilung im ganzen Umfange des unendlichen Krankheits-Gebietes ausgerichtet werden
können, wenn Tausende von genauen und zu-
verlässigen Beobachtern sich um die Bereiche-
rung dieser einzig ächten Arzneistoff-Lehre
durch sorgfältige Selbstversuche verdient gemacht haben werden! Dann wird das Heilgeschäft den mathematischen Wissenschaften an
Gewifsheit nahe kommen.

sei's der Vielheit von Symptomen und dem
Reichthume an Krankheitselementen, welche
jede der kräftigen Arzneisubstanzen in ihrer
Einwirkung auf gesunde Körper schon jetzt
hat beobachten lassen, — doch nur wenige
Krankheitsfälle übrig, für welche sich nicht
unter den nun schon auf ihre reine Wirkung
geprüften, wenigen *), ein ziemlich passendes homöopathisches Heilmittel antreffen liefse, was, ohne sonderliche Beschwerde, Gesundheit sanft, schnell und dauerhaft wieder-
bringt, wegen noch eingeschränkter Wahl
zwar zuweilen noch unvollkommne Hülfsmittel, wodurch aber doch unendlich
mehr, unendlich gewisser und sichrer geheilt wird, als nach allen allgemeinen und
speciellen Therapien der gemeinen sogenannten Arzneikunst mit ihren ungekannten, ge-
mischten Mitteln und ihren daraus entstehenden allopathischen und antipathischen Curmethoden gegen erdichtete Heil-Objekte, statt
gegen die wahren Krankheitszustände gerichtet.

*) Fragmenta de viribus medicamen-
torum positivis, sive in sano corpore
humano observatis, P. I. II. Lips. Barth,
8m. 1805.

und Reine Arzneimittellehre, Dresd.
bei Arnold, Th. I. 1811. II. 1816. III. 1817.
IV. 1818. V. 1819.

153.

Der dritte Punkt des Geschäftes eines ächten Heilkünstlers betrifft die zweckmäfsigste Anwendung der auf ihre reine Wirkung in gesunden Menschen geprüften
künstlichen Krankheits - Potenzen (Arzneien) zur homöopathischen Heilung der natürlichen Krankheiten.

154.

Bei welcher unter diesen nach ihrer Men-
schenbefinden-Veränderungskraft ausgeforsch-
ten Arzneien, in den von ihr beobachteten
Symptomen, man nun das meiste Aehnliche
von der Gesamtheit der Symptomen einer
gegebnen natürlichen Krankheit antrifft, diese
Arznei wird, diese mufs das passendste, das
gewisseste homöopathische Heilmittel derselben seyn; in ihr ist das specifische Heilmittel dieses Krankheitsfalles gefunden,

155.

Eine so ausgesuchte Arznei, welche die,
der zu heilenden Krankheit möglichst ähnlichen Symptomen, folglich eine ähnliche Kunstkrankheit zu erregen Kraft und Neigung hat,
ergreift, bei ihrer Einwirkung auf den kranken Menschen, in angemessener Gabe, eben
die an der natürlichen Krankheit bisher leidenden Theile und Punkte im Organism und

erregt in ihnen ihre eigne künstliche Krankheit, die dann der grofsen Aehnlichkeit und
überwiegenden Stärke wegen die Stelle der
bisher vorhandnen, natürlichen Krankheits-
Verstimmung vorzugsweise einnimmt, so dafs
der Organism von nun an nicht mehr an der
natürlichen, sondern allein an der stärkern,
so ähnlichen Arzneikrankheit leidet, welche
dann wiederum, der kleinen Gabe des Mittels wegen, wie jede gemäfsigte Arzneikrankheit, bald von selbst verschwindet und den
Körper frei von aller Krankheit läfst, das
ist, gesund und dauerhaft gesund.

156.

Wird so die passend homöopathisch aus-
gewählte Arznei gehörig angewendet, so vergeht die zu überstimmende, natürliche, auch
noch so schlimme, mit noch soviel Beschwerden beladene Krankheit, wenn sie unlängst
entstanden war, unvermerkt in einigen Stunden, die ältere in einigen Tagen, mit allen
Spuren von Uebelbefinden und man wird von
der künstlichen Arzneikrankheit fast nichts
gewahr; es erfolgt in schnellen, unbemerk-
lichen Uebergängen nichts als wiederherge-
stellte Gesundheit, Genesung; die alten und
complicirten Siechthume erfordern zur Heilung mehr Zeit.

157.

Werden dem Arzte ein oder ein Paar
geringfügige Zufälle geklagt, welche seit Kurzem erst bemerkt worden, so hat er diefs für
keine vollständige Krankheit anzusehen, welche ernstlicher, arzneilicher Hülfe bedurfte.
Eine kleine Abänderung in der Diät und Lebensordnung reicht gewöhnlich hin, diese
Unpäfslichkeit zu verwischen.

158.

Sind es aber ein Paar heftige Beschwerden, die der Kranke klagt, so findet der
forschende Arzt gewöhnlich noch nebenbei
mehrere, obschon kleinere Zufälle, welche
ein vollständiges Bild von der Krankheit geben, wie es gemeiniglich in chronischen
Uebeln statt findet; wovon weiter unten.

159.

Je schlimmer die Krankheit ist, aus desto
mehrern, aus desto auffallendern Symptomen
ist sie dann gewöhnlich zusammengesetzt, um
desto gewisser läfst sich aber auch ein passendes Heilmittel für sie auffinden, wenn eine
hinreichende Zahl nach ihrer positiven Wirkung gekannter Arzneien zur Auswahl vorhanden ist. Unter den Symptomenreihen vieler Arzneien läfst sich nicht schwierig eine
finden, aus deren einzelnen Krankheitsele-

menten sich ein dem Symptomen - Inbegriffe
der natürlichen Krankheit sehr ähnliches Ge-
genbild von heilender Kunstkrankheit zusammensetzen läfst und diese Arznei ist das wün-
schenswerthe Heilmittel.

160.

Bei dieser Aufsuchung eines homöopathisch specifischen Heilmittels, das ist, bei
dieser Gegeneinanderhaltung des Zeichen-
Inbegriffs der natürlichen Krankheit gegen
die Symptomenreihen der vorhandnen Arzneien, um unter diesen eine dem zu heilenden Uebel in Aehnlichkeit entsprechende
Kunstkrankheits-Potenz zu finden, sind die
aufallendern, sonderlichen, ungemeinen und eigenheitlichen (charakteristischen) Zeichen und Symptomen des
Krankheitsfalles vorzüglich fest ins Auge zu
fassen; denn vorzüglich diesen müssen sehr ähnliche in der Symptomenreihe der gesuchten Arznei entsprechen, wenn sie die passendste zur Heilung seyn soll. Die allgemeinern und unbestimmten: Efslust-Mangel, Kopfweh, Mattigkeit, unruhiger Schlaf, Unbehaglichkeit, u.
s. w. verdienen in dieser Allgemeinheit und
Unbestimmtheit, und wenn sie nicht näher
bezeichnet sind, wenig Aufmerksamkeit, da

man so etwas Allgemeines fast bei jeder
Krankheit, und fast von jeder Arznei sieht.

161.

Enthält nun das aus der Symptomenreihe
der treffendsten Arznei zusammengesetzte Ge-
genbild jene in der zu heilenden Krankheit
anzutreffenden besondern, ungemeinen, eigen-
heitlich sich auszeichnenden (charakteristischen) Zeichen in der gröfsten Zahl und in
der gröfsten Aehnlichkeit, so ist diese Arznei für diesen Krankheitszustand das passendste, homöopathische, specifische Heilmittel; die nicht allzu lange gedauerte Krankheit wird gewöhnlich durch die erste Gabe
desselben ohne bedeutende Beschwerde aufgehoben und ausgelöscht.

162.

Ich sage: ohne bedeutende Beschwerde. Denn beim Gebrauche dieser
passendsten, homöopathischen Arznei sind
blos die, den Krankheitssymptomen entsprechenden Arzneisymptomen in Wirksamkeit,
indem letztere die Stelle der ersten (schwächern) im Organism einnehmen und sie so
durch Ueberstimmung vernichten; die oft
sehr vielen, übrigen Symptomen der homöopathischen Arznei aber, welche in dem
vorliegenden Krankheitsfalle keine Anwen-

dung finden, schweigen dabei gänzlich. Es läfst sich in dem Befinden des sich stündlich bessernden Kranken fast nichts von ihnen bemerken, weil die zum homöopathischen Gebrauche nur in so tiefer Verkleinerung nöthige Arznei-Gabe ihre übrigen, nicht zu den homöopathischen gehörenden Symptomen in den von der Krankheit freien Theilen des Körpers zu äufsern viel zu schwach ist und folglich blos die homöopathischen auf die von den ähnlichen Krankheitssymptomen schon gereiztesten und aufgeregtesten Theile im Organism wirken lassen kann, um diese zur stärkern Arzneikrankheit umzustimmen, wodurch die ursprüngliche Krankheit auslöscht.

163.

Indessen giebt es kein, auch noch so passend gewähltes, homöopathisches Arzneimittel, welches, vorzüglich in zu wenig verkleinerter Gabe, nicht Eine, wenigstens kleine, ungewohnte Beschwerde, ein kleines, neues Symptom während seiner Wirkungsdauer bei sehr reitzbaren und fein fühlenden Kranken zuwege bringen sollte, weil es fast unmöglich ist, dafs Arznei und Krankheit in ihren Symptomen einander so genau decken sollten, wie zwei Triangel von gleichen Winkeln und gleichen Seiten. Aber diese (im

guten Falle) unbedeutende Abweichung wird
von der eignen Kraftthätigkeit (Energie) des
lebenden Organisms zulänglich ausgeglichen
und Kranken von nicht übermäfsiger Zart-
heit nicht einmal bemerkbar; die Herstellung
geht dennoch vorwärts zum Ziele der Genesung, wenn sie nicht durch fremdartig arzneiliche Einflüsse auf den Kranken, durch
Fehler in der Lebensordnung oder durch
Leidenschaften gehindert wird.

164.

So gewifs es aber auch ist, dafs ein homöopathisch gewähltes Heilmittel, seiner Pas-
sendheit und der Kleinheit der Gabe wegen,
ohne Lautwerdung seiner übrigen, unhö-
möopathischen Symptomen, das ist, ohne
Erregung neuer, bedeutender Beschwerden
die ihm analoge Krankheit ruhig aufhebt und
vernichtet, so pflegt es doch gleich nach der
Einnahme — in der ersten, oder den ersten
Stunden — eine Art kleiner Verschlimmerung zu bewirken (bei Arzneien von langer
Wirkungsdauer oder bei etwas zu grofsen Gaben aber mehrere Stunden), welche so viel
Aehnlichkeit mit der ursprünglichen, Krankheit hat, dafs sie dem Kranken eine Verschlimmerung seiner eignen Krankheit zu
seyn scheint. Sie ist aber in der That nichts
anderes, als eine das ursprüngliche Uebel et-

was an Stärke übersteigende, höchst ähnliche
Arzneikrankheit.

165.

Diese kleine, homöopathische Verschlimmerung in den ersten Stunden —
eine sehr gute Vorbedeutung, dafs die acute
Krankheit meist von der ersten Gabe been-
digt seyn wird — ist ganz in der Regel, da
die Arzneikrankheit natürlich um etwas stärker seyn mufs, als das zu heilende Uebel,
wenn sie letzteres überstimmen und auslöschen soll, so wie auch eine ähnliche natürliche Krankheit, nur wenn sie stärker als die
andre ist, diese andre aufheben und vernichten kann (§. 38 — 41.).

166.

Je kleiner die Gabe des homöopathischen
Mittels ist, desto kleiner und kürzer ist auch
diese anscheinende Krankheitserhöhung in der
ersten Stunde.

167.

Da sich jedoch die Gabe eines homöopathischen Heilmittels kaum je so klein be-
reiten läfst, dafs sie nicht die ihr analoge
Krankheit bessern, überstimmen, ja völlig
heilen und vernichten könnte (§. 267. Anm.),
so wird es begreiflich, warum eine nicht

kleinstmögliche Gabe passend homöopathischer Arznei immer noch in der ersten Stunde nach der Einnahme eine merkbare homöopathische Verschlimmerung dieser Art *) zu wege bringt.

168.

Zuweilen trifft sichs bei der noch eingeschränkten Zahl genau nach ihrer wahren, reinen Wirkung gekannter Arzneien, dafs nur ein Theil von den Symptomen der zu heilenden Krankheit in der Symptomenreihe der noch am

---

*) Diese, einer Verschlimmerung ähnliche Erhöhung der Arzneisymptomen, über die ihnen analogen Krankheitssymptomen haben auch andre Aerzte, wo ihnen der Zufall ein homöopathisches Mittel in die Hand spielte, beobachtet. Wenn der Kratz-Kranke nach Einnahme des Schwefels über vermehrten Ausschlag klagt, so trostet ihn der Arzt, der hiervon die Ursache nicht weifs, mit der Versicherung, dafs die Krätze erst recht heraus kommen musse, ehe sie heilen könne; er weifs aber nicht, dafs diefs Schwefel-Ausschlag ist, der den Schein vermehrter Krätze annimmt. „Den Gesichtsausschlag, den die viola tricolor heilete, hatte sie beim Anfange ihres Gebrauchs verschlimmert‟ wie *Leroy* (Heilk. für Mütter, S. 406.) versichert, aber nicht weifs,

R

besten passenden Arznei- angetroffen wird,
folglich diese unvollkommne Arzneikrank-
heits-Potenz in Ermangelung einer vollkommnern angewendet werden mufs.

169.

In diesem Falle läfst sich freilich von
dieser Arznei keine vollständige, unbeschwerliche Heilung erwarten. Denn es treten dann
bei ihrem Gebrauche einige Zufälle hervor,
welche vorher in der Krankheit nicht zu finden waren, Nebensymptomen von der nicht
vollständig passenden Arznei. Diese hindern

---

dafs die scheinbare Verschlimmerung von der
allzu grofsen Gabe des hier homöopathischen
Freisam-Veilchens herrührte. *Lysons* sagt (Med.
transact. Vol. II. Lond. 1772): „die Ulmen-
„rinde heile diejenigen Hautausschläge am ge-
„wissesten, die sie beim Anfange ihres Ge-
„brauchs vermehre." Hätte er die hier homöopathische Rinde nicht in der (wie in der
gemeinen allopathischen Arzneikunst gewöhnlich ist) ungeheuern, sondern, wie es bei
Symptomen-Aehnlichkeit der Arznei, d. i. bei
ihrem homöopathischen Gebrauche seyn mufs,
in ganz kleinen Gaben gereicht, so hätte er
geheilt, ohne, oder fast ohne diese scheinbare Krankheitserhöhung (homöopathische Verschlimmerung).

zwar nicht, dafs ein beträchtlicher Theil des Uebels (der den Arzneisymptomen ähnliche) von dieser Arznei getilgt werde und dadurch ein ziemlicher Anfang der Heilung entstehe, aber doch nicht ohne jene Nebenbeschwerden.

170.

Die geringe Zahl der in der bestgewählten Arznei anzutreffenden, homöopathischen Symptomen thut der Heilung jedoch in dem Falle keinen Eintrag, wenn diese weni= gen Symptomen gröfstentheils doch von ungemeiner, die Krankheit be= sonders auszeichnender Art (charakteristisch) waren; die Heilung erfolgt dann doch bald und unbeschwerlich.

171.

Ist aber von den auszeichnenden, (cha= rakteristischen), sonderlichen, ungemeinen Symptomen des Krankheitsfalles unter den Symptomen der gewählten Arznei nichts in genauer Aehnlichkeit vorhanden und entspricht sie der Krankheit nur in den allge= meinen nicht näher bezeichneten, unbestimm= ten Zuständen (Uebelkeit, Mattigkeit, Kopfweh, u. s. w.) und findet sich keine homöopathisch passendere unter den gekannten Arzneien, so hat der Heilkünstler sich keinen unmittelbar vortheilhaften Erfolg von der

Anwendung dieser unhomöopathischen Arznei zu versprechen.

172.

Indessen ist dieser Fall auch bei der jetzt
noch eingeschränkten Zahl nach ihren reinen
Wirkungen gekannter Arzneien s e h r s e l t e n
und seine Nachtheile, wenn er ja eintreten
sollte, mindern sich, sobald eine folgende
Arznei in treffenderer Aehnlichkeit gewählt
werden kann.

173.

Entstehen nämlich beim Gebrauche dieser zuerst angewendeten unvollkommen homöopathischen Arznei Nebenbeschwerden, von
einiger Bedeutung, so läfst man bei acuten
Krankheiten diese erste Gabe nicht völlig
auswirken und überläfst den Kranken nicht
der vollen Wirkungsdauer des Mittels, sondern untersucht den nun geänderten Krankheitszustand aufs Neue und bringt den Rest
der ursprünglichen Symptomen mit den neu
entstandenen in Verbindung zur Aufzeichnung
eines neuen Krankheitsbildes.

174.

Nun wird man leichter ein diesem entsprechendes Analogon aus den gekannten
Arzneien ausfinden, dessen selbst nur einma-

liger Gebrauch die Krankheit wo nicht gänzlich vernichten, doch der Heilung um Vieles näher bringen wird. Und so fährt man,
wenn auch diese Arznei zur Herstellung der
Gesundheit nicht völlig hinreichen sollte, mit
abermaliger Untersuchung des noch übrigen
Krankheitszustandes und der Wahl einer darauf möglichst passenden homöopathischen
Arznei fort, bis die Absicht, den Kranken in
den vollen Besitz der Gesundheit zu setzen,
erreicht ist.

175.

Wenn man bei der ersten Untersuchung
einer Krankheit und der ersten Wahl der
Arznei finden sollte, dafs der Symptomen-
Inbegriff der Krankheit nicht zureichend von
den Krankheits - Elementen einer einzigen
Arznei gedeckt werde, — eben der unzu-
reichenden Zahl gekannter Arzneien wegen,—
dafs aber zwei Arzneien um den Vorzug ihrer Pafslichkeit streiten, deren eine mehr für
den einen Theil, die andre mehr für den
andern Theil der Zeichen der Krankheit homöopathisch passe, so läfst sich weder anra-
then, die eine Arznei unbesehens nach der
andern zu brauchen, noch auch, beide zugleich anzuwenden, weil niemand voraus-
sehen kann, weder in welchen genauen Zustand die erst gebrauchte die Krankheit ver-

setzen, noch auch wie sehr die eine die andre
in der Wirkung hindern und umstimmen
würde (§. 296. 297.).

176.

Weit besser ist es hier, die für vorzüg-
licher unter beiden zu achtende, unvollkommen homöopathische Arznei zuerst allein zu
geben. Sie wird freilich die Krankheit zum
Theil mindern können, aber dagegen einen
Zusatz neuer Symptomen hervorbringen.

177.

In diesem Falle kann nach den Gesetzen
der Homöopathie keine zweite Gabe dieser
ersten Arznei gereicht werden; aber auch die
bei der anfänglichen Indication für die zweite
Hälfte der Symptomen passend gefundene Arznei kann hier nicht unbesehens an ihrer Stelle
und ohne weitere Untersuchung der nunmehr
anwesenden Symptomen, in dem Zustande
angewendet werden, den die erstere Arznei
übrig gelassen hat.

178.

Vielmehr muſs auch hier, wie überall,
wo eine Aenderung des Krankheitszustandes
vorgegangen ist, der gegenwärtig noch übrige
Symptomen-Bestand aufs Neue ausgemittelt
und (ohne Rücksicht auf die anfänglich pas-

send geschienene, zweite Arznei) eine dem
neuen, jetzigen Zustande möglichst angemessene, homöopathische Arznei von Neuem
ausgewählet werden.

179.

Es trifft sich nicht oft, dafs die anfänglich als zweit – beste gewählte Arznei nun noch
passen sollte. Fände sich diefs aber gleichwohl nach der neuen Untersuchung, dafs sie
auch jetzt noch wenigstens eben so gut, als
irgend eine andre Arznei in Aehnlichkeit der
Symptomen (homöopathisch) pafste, so würde
sie um desto mehr das Zutrauen verdienen,
vorzugsweise angewendet zu werden.

180.

Nur in einigen Fällen alter, keiner sonderlichen Veränderung unterworfener, chronischer
Krankheiten, welche gewisse, feststehende
Grundsymptomen haben, lassen sich zuweilen zwei fast gleich homöopathisch passende
Heilmittel mit Erfolg abwechselnd brauchen;
so lange der Vorrath in ihrer reinen Wirkung am gesunden Körper geprüfter Arzneien
keine vollkommnere und vollkommenste homöopathische darreicht, in deren Symptomenreihe die Gruppe von Zufällen des chronischen
Uebels völlig oder fast völlig in Aehnlichkeit anzutreffen ist, die ihr dann allein Ge-

nüge leistet, und sie schnell und dauerhaft heilt, ohne Beschwerde *).

181.

Eine ähnliche Schwierigkeit im Heilen entsteht von der allzu geringen Zahl der Krankheitssymptomen, ein Umstand, der unsre sorgfältige Beachtung verdient, da durch seine Beseitigung fast alle Schwierigkeiten, die diese vollkommenste aller möglichen Heil-Methoden (aufser dem Mangel homöopathisch gekannter Arzneien) nur darbieten kann, gehoben sind.

182.

Blos diejenigen Krankheiten scheinen nur wenige Symptomen zu haben, und defshalb Heilung schwieriger anzunehmen, welche man

---

*) Blos bei komplicirter Krankheit, z. B. wo neben der venerischen auch noch Krätzkrankheit im Körper wohnt, ist es unmöglich, mit einer einzigen Arznei die ganze Heilung zu vollenden. Da mufs für die eine, so wie für die andre Krankheit das jeder anpassende homöopathische (specifische) Heilmittel abwechselnd gebraucht werden; fur den genannten Fall das beste Quecksilberpräparat und abwechselnd die beste Schwefelbereitung bis zur Heilung beider.

einseitige nennen kann, weil nur ein, oder
ein Paar Hauptsymptomen hervorstechen, welche fast den ganzen Rest der übrigen Zufälle
verdunkeln. Sie gehören gröfstentheils zu
den chronischen.

'183·

Ihr Hauptsymptom kann entweder ein
inneres Leiden (z. B. ein vieljähriges Kopfweh, ein vieljähriger Durchfall, eine alte
Cardialgie, u. s. w.), oder ein mehr äufseres
Leiden seyn. Letztere pflegt man vorzugsweise Localkrankheiten zu nennen.

184.

Bei den einseitigen Krankheiten ersterer
Art liegt es oft blos an der Unaufmerksam-
keit des ärztlichen Beobachters, wenn er die
Zufälle, welche zur Vervollständigung des
Umrisses der Krankheitsgestalt vorhanden
sind, nicht vollständig aufspürt.

185.

Indefs giebt es doch einige wenige Uebel,
welche nach aller anfänglichen (§. 90 — 104.)
Forschung, aufser einem Paar starker, heftiger Zufälle, die übrigen nur undeutlich
merken lassen.

186.

Um nun auch diesem, obgleich sehr
seltnen Falle mit gutem Érfolge zu begeg-
nen, wählt man zuerst, nach Anleitung dieser wenigen Symptomen, die hierauf 'nach
bestem Ermessen homöopathisch ausgesuchte
Arznei.

187.

Es wird sich zwar wohl zuweilen treffen,
dafs diese mit sorgfältiger Beobachtung des
homöopathischen Gesetzes- gewählte Arznei
die passend ähnliche, künstliche Krankheit
zur Vernichtung des gegenwärtigen Uebels
darreiche, welches um desto eher möglich
war, wenn diese wenigen Krankheits-Symptomen sehr auffallend, hestimmt, ungemein,
und besonders ausgezeichnet (charakteristisch)
sind.

188.

Im häufigern Falle aber kann die hier
zuerst gewählte Arznei nur zum Theil, das
ist, nicht genau passen, da keine Mehrzahl
von Symptomen zur treffenden Wahl leitete.

189.

Da wird nun die zwar so gut wie möglich gewählte, aber gedachter Ursache wegen
nur unvollkommen homöopathische Arznei bei

ihrer Wirkung gegen die ihr nur zum Theil
analoge Krankheit — eben so wie in obigem
(§. 168. und ferner) Fälle, wo die Armuth
an homöopathischen Heilmitteln die Wahl
allein unvollständig liefs — Nebenbeschwerden erregen, und mehrere Zufälle aus ihrer
eignen Symptomenreihe in das Befinden des
Kranken einmischen, die zugleich bisher noch nicht gefühlte Beschwerden der Krankheit selbst sind; es
werden Zufälle sich entdecken oder sich in
höherm Grade entwickeln, die der Kranke
vorher gar nicht oder nicht deutlich wahrgenommen hatte.

190.

Man werfe nicht ein, dafs die jetzt erschienenen Nebenbeschwerden und neuen
Symptomen dieser Krankheit auf Rechnung
des eben gebrauchten Arzneimittels kämen.
Sie kommen von ihm *); es sind aber doch
immer nur solche Symptomen, zu deren Erscheinung diese Krankheit und in diesem

---

*) Wenn nicht ein wichtiger Fehler in der Le-
bensordnung, eine heftige Leidenschaft, oder
eine stürmische Entwickelung im Organismus,
Ausbruch oder Abschied des Monatlichen, Em-
pfängnifs, Niederkunft, u. s. w. davon Ursache
war.

Körper auch vor sich schon fähig war und
welche von der gebrauchten Arznei — als
Selbsterzeugerin ähnlicher — blos hervorge-
lockt und zu erscheinen bewogen wurden.
Man hat, mit einem Worte, den ganzen jetzt
sichtbar gewordenen Symptomen - Inbegriff
für den der Krankheit selbst-zugehörigen, für
den gegenwärtigen wahren Zustand anzunehmen und hienach ferner zu behandeln.

191.

So leistet die wegen allzu geringer Zahl
anwesender Symptomen hier fast unvermeid-
lich unvollkommne Wahl des Arzneimittels
dennoch den Dienst einer Vervollständigung
des Symptomen - Inhalts der Krankheit und
erleichtert auf diese Weise die Ausfindung
einer zweiten, treffender passenden, homöopathischen Arznei.

192.

Es mufs also nach vollbrachter Wirkung
der einzelnen Gabe der ersten Arznei (wenn
die neu entstandnen Beschwerden, ihrer Heftigkeit wegen, nicht eine schleunigere Hülfe
heischen) wieder ein neuer Befund der Krankheit aufgenommen, es mufs der status morbi,
wie er jetzt ist, aufgezeichnet, und nach ihm
ein zweites homöopathisches Mittel gewählt
werden, was gerade auf den heutigen, auf

den jetzigen Zustand passet, welches um desto
angemessener gefunden werden kann, da die
Gruppe der Symptomen zahlreicher und vollständiger geworden ist *).

193.

Und so wird ferner, nach vollendeter
Wirkung jeder Arzneigabe, der Zustand der
noch übrigen Krankheit nach den übrigen
Symptomen jedesmal von Neuem aufgenommen, und nach dieser gefundenen Gruppe
von Zufällen eine abermals möglichst passende homöopathische Arznei ausgesucht, und
sofort bis zur Genesung.

194.

Unter den einseitigen Krankheiten nehmen die sogenannten Lokal-Uebel eine
wichtige Stelle ein; worunter man an den

---

*) Wo der Kranke bei ganz undeutlichen Sym-
ptomen sich dennoch sehr übel befindet, so
dafs man diesen Zustand mehr der betäubten Empfindung beimessen kann, welche die
Schmerzen und Beschwerden beim Kranken
nicht zur deutlichen Wahrnehmung kommen
läfst, da tilgt Mohnsaft diese Betäubung des
innern Gefühl-Sinns und die Symptomen der
Krankheit kommen in der Nachwirkung deutlich zum Vorscheine.

äufsern Theilen des Körpers erscheinende
Veränderungen, und Beschwerden begreift,
woran, wie man lehrt, diese Theile allein
erkrankt seyn sollen, ohne dafs der übrige
Körper daran Theil nehme — eine theoretische, ungereimte Satzung, die zu der ver-
derblichsten, arzneilichen Behandlung ver-
führt hat.

195.

Diejenigen sogenannten Lokal - Uebel,
welche seit Kurzem blos von einer äufsern
Beschädigung entstanden sind, scheinen noch
am ersten den Namen örtlicher Uebel zu
verdienen. Dann aber müfste die Beschädigung sehr geringfügig seyn, und wäre dann
ohne besondre Bedeutung. Denn von aufsen
her dem Körper zugefügte Uebel von nur
irgend einiger Beträchtlichkeit ziehen schon
den ganzen lebenden Organism in Mitleiden-
heit; es entstehen Fieber, u. s. w. Mit Recht
beschäftigt sich mit dieser die Chirurgie, in
so fern an den leidenden Theilen eine mechanische Hülfe anzubringen ist, wodurch die
äufsern Hindernisse der durch die Kraft des
Organisms einzig zu erwartenden Heilung me-
chanisch vertilgt werden können, z. B. durch
Einrenkungen, Wundlippen vereinigende Bin-
den, Ausziehung in die lebenden Theile ge-
drungener, fremder Körper, Oeffnung einer

Körperhöhle um eine belästigende Substanz herauszunehmen, oder um Ergiefsungen ausgetretener, oder gesammelter Flüssigkeiten einen Ausgang zu verschaffen; Verbände zerbrochener Knochen, u. s. w. Aber wo bei solchen Beschädigungen der ganze Organism thätige dynamische Hülfe verlangt, um in den Stand gesetzt zu werden, das Werk der Heilung zu vollfuhren, z. B. wo das stürmische Fieber von grofsen Quetschungen, zerrissenem Fleische, Flechsen und Gefäfsen durch innere Arznei zu beseitigen ist, oder wo der äufsere Schmerz verbrannter oder geätzter Theile homöopathisch hinweggenommen werden soll, da tritt das Geschäft des dynamischen Arztes ein, und seine homöopathische Hülfe.

196.

Ganz auf andre Art aber entstehen diejenigen an den äufsern Theilen erscheinenden Uebel, Veränderungen und Beschwerden, die keine Beschädigung von aussen zur Ursache haben; diese haben ihre Quelle in einem innern Leiden. Diese für blos örtliche Uebel auszugeben, und blos oder fast blos mit örtlichen Auflegungen gleichsam wundärztlich zu behandeln, wie die bisherige Medicin seit allen Jahrhunderten that, war so ungereimt als von den schädlichsten Folgen.

197.

Man hielt diese Uebel für blos örtlich
und nannte sie defshalb Lokal-Uebel, gleichsam ausschliefslich an diesen Thsilen statt-
findende Erkrankungen, woran der Organism
wenig oder keinen Theil nehme, Leiden dieser einzelnen, sichtbaren Theile, wovon
gleichsam der übrige Körper nichts wisse.

198.

Und dennoch ist schon bei geringem
Nachdenken einleuchtend, dafs kein (ohne
Beschädigung von aufsen entstandenes) äufseres Uebel ohne innere Ursachen, ohne Zuthun des ganzen (folglich kranken) Organisms
entstehen und auf seiner Stelle verharren,
oder wohl gar sich verschlimmern kann. Es
könnte gar nicht zum Vorscheine kommen,
ohne die Zustimmung des ganzen übrigen Befindens und ohne die Theilnahme aller übrigen empfindenden und reitzbaren Theile und
aller lebenden Organe des ganzen Körpers,
ja sein Emporkommen läfst sich ohne vom
ganzen (verstimmten) Leben dazu veranlafst
zu seyn, nicht einmal denken, so innig hän-
gen alle Theile des Organisms zusammen, und
bilden ein untheilbares Ganze in Gefühlen
und Thätigkeit. Keinen Lippenausschlag, kein
Nagelgeschwür giebt es, ohne vorgängiges und
gleichzeitiges inneres Uebelbefinden des Menschen.

199.

Jede ärztliche Behandlung eines, nicht durch Beschädigung von aufsen, an äufsern Theilen des Körpers entstandenen Uebels mufs daher auf das Ganze, auf die Vernichtung und Heilung des allgemeinen Leidens, mittelst innerer Heilmittel, gerichtet seyn, wenn sie zweckmäfsig, sicher, hülfreich und gründlich seyn soll.

200.

Unzweideutig wird diefs durch die Erfahrung bestätigt, welche in allen Fällen zeigt, dafs jede kräftige innere Arznei gleich nach ihrer Einnahme bedeutende Veränderungen so, wie in dem übrigen Befinden eines solchen Kranken, so insbesondre im leidenden, äufsern (der gemeinen Arzneikunst isolirt scheinenden) Theile, selbst in einem sogenannten Lokal-Uebel der entferntesten Stellen des Körpers verursacht, und zwar die heilsamste, die Genesung des ganzen Menschen, unter Verschwindung des äufsern Uebels (ohne Zuthun irgend eines äufsern Mittels), wenn die innere, auf das Ganze gerichtete Arznei passend homöopathisch gewählt war.

201.

Diefs geschiehet am zweckmäfsigsten, wenn bei Erörterung des Krankheitfalles,

nächst der genauen Beschaffenheit des Lokal-
Leidens, zugleich alle im übrigen Befinden
bemerkbaren Veränderungen, Beschwerden
und Symptomen in Vereinigung gezogen werden zum Entwurfe eines vollständigen Krankheits - Bildes, ehe man ein dieser Gesamtheit.
von Zufällen- entsprechendes Heilmittel unter
den nach ihren eigenthümlichen Krankheits-
wirkungen gekannten Arzneien sucht, um eine
homöopathische Wahl zu treffen.

202.

- Durch diese blos innerlich eingegebne
Arznei (und wenn das Uebel erst kürzlich
entstanden war, schon durch die erste Gabe)
wird dann der gemeinsame Krankheitszustand
des Körpers mit dem Lokal-Uebel zugleich
aufgehoben und letzteres mit ersterm zugleich
geheilt, zum Beweise, dafs das Lokal-Leiden
einzig und allein von einer Krankheit des
übrigen Körpers abhing und nur als ein un-
trennbarer Theil des Ganzen, als eins der
gröfsten und auffallendsten Symptomen der
Gesamtkrankheit anzusehen ist.

203.

Diefs ist so wahr, dafs selbst jedes blos
äufserlich aufgelegte Lokal-Mittel, wenn es
wirklich allein geholfen und wirklich vollständige Gesundheit (wie jedoch sehr selten ge-

schah) wieder gebracht hatte, diefs nicht vermochte, ohne zugleich auf den innern Krankheitszustand einen homöopathischen Einflufs gehabt zu haben und auch dieselbe Heilung zu Stande gebracht haben würde, wenn es blos innerlich und gar nicht äufserlich gebraucht worden wäre *).

---

*) Die blos äufsern Mittel wirken aber, wie gesagt, sehr selten so wohlthatig und vollständig und, nur unter gewissen, schwer zu vereinigenden Bedingungen, die etwa folgende sind: das äufserlich angebrachte Mittel mufs das auch von innen allein helfende, für. den ganzen Gesamtzustand der Krankheit homöopathische Heilmittel seyn, in der kräftigsten Form, in der eindringlichsten Anwendungsart, auf einer grofsen Flache der Haut an empfindlichen oder von der Oberhaut entblöfsten Stellen angebracht. Und auch bei diesen vereinigten Vortheilen bleibt es noch unentschieden, ob die gründliche Heilung des ganzen, also auch des innern Uebels durch die äufsere Anbringung der Arznei vollkommen erreicht werden wird oder erreicht worden sei. Blos ein drauf folgendes, langes Wohlbefinden kann hierüber Gewifsheit geben. Dabei bleibt es immer ein gefahrliches Wagstück, eine grofse, auch wohl hautlose Flache des Korpers mit einer sehr kräftigen Arznei zu überziehen, weil man hier die Gabe des auf das innere

276

204.

Es könnte zwar scheinen, als wenn die
Heilung solcher Krankheiten beschleunigt
würde, wenn man das für den ganzen Inbegriff der Symptomen als homöopathisch rich-
tig erkannte Arzneimittel nicht nur innerlich
anwendete, sondern auch äufserlich auflege-
te, weil die Wirkung einer Arznei an der
Stelle des Lokal‐Uebels selbst angebracht eine
schnellere Veränderung darin hervorbringe.

205.

Diese Behandlung ist aber fast eben so

Leben eindringenden Mittels nicht gehörig bestimmen und mäfsigen kann; der weiter unten
anzuführenden Gefahr nicht zu erwähnen, dafs
das vielleicht unhomöopathische, blos wegbei-
zende, austrocknende, oder das Uebel von
den äufsern Theilen auf irgend eine andre Weise
blos vertreibende Mittel die innere ungetilgte
Krankheit hintennach nur desto drohender
macht und weit schwieriger zu heilen. Man
sieht leicht hieraus, welche Vorzüge die blos
innere Behandlung einer mit einem Lokal-
Uebel verbundenen Krankheit mittelst des in
abgemessener Gabe gereichten homöopathischen
innern Heilmittels hat, da dann die gleichzeitige Heilung des örtlichen Uebels den sichersten Beweis von der gründlichen und vollständigen Tilgung der ganzen Krankheit liefert.

verwerflich; denn die neben dem innern Gebrauche gleichzeitige örtliche Anwendung des Heilmittels bei
Krankheiten, welche ein stetiges
Lokal-Uebel zum Hauptsymptome;
haben, führt den grofsen Nachtheil herbei,
dafs durch die örtliche Auflegung dieses Hauptsymptom (Lokal-Uebel) gewöhnlich schneller als die innere Krankheit vernichtet wird,
und uns nun mit dem Scheine einer völligen
Heilung täuscht, wenigstens uns nun die Beurtheilung, ob auch die Gesamtkrankheit
durch den innern Arzneigebrauch vernichtet
sei, durch die vorzeitige Verschwindung dieses
örtlichen Symptoms erschwert und in vielen
Fällen unmöglich macht.

206.

Einen ähnlichen, und wo möglich noch
gröfsern Nachtheil bringt in den meisten Fällen die blos örtliche Auflegung jeder
wirksamen, selbst der homöopathisch heil-
kräftigen Arznei auf das örtliche, ständige
Hauptsymptom (das Lokal-Uebel) hervor.
Denn dann wird es noch weit unwahrschein-
licher, dafs die blos örtlich angebrachte Arznei, während sie das Lokal-Symptom vernichtete, zugleich auf den innern Organism
so eindringlich und vollständig heilkräftig
eingewirkt haben sollte, dafs die Gesamt-

krankheit zugleich mit aufgehoben und ge_
tilgt worden wäre, — gesetzt auch es wäre
das wirksamste Präparat der angemessen ho_
moopathischen Arznei zu dieser blos äußern
Behandlung genommen und auf einer großen
Fläche der Haut angewendet worden.

207.

In allen andern Fällen einer chronischen
Krankheit mit einem ständigen Lokal_Uebel,
wo das blos äußerlich gebrauchte Mittel nur
einen kleinen Umfang berührt, hat es viel zu
wenig Einwirkung auf den ganzen innern Or_
ganism, als daß die oft alte und wichtige
innere Krankheit dadurch vernichtet und ge_
heilt werden könnte. Unmöglich wird sie in
diesem Falle geheilt und ist nie geheilt wor_
den. Seine überwiegend schnellere Heilkräf_
tigkeit als örtliches Mittel nimmt das auffal_
lendste, am sichersten und deutlichsten zu
beobachtende Symptom der innern Krank_
heit, das Lokal_Uebel, vorzeitig hinweg und
das innere Uebel bleibt dennoch und der Fall
ist nun weit schlimmer als vorher.

208.

Denn ist das Lokal_Uebel der chroni_
schen Krankheit blos örtlich und einseitig
aufgehoben worden, so bleibt nun die zur
völligen Herstellung der Gesundheit unerläs_

liche innere Cur im ungewissen Dunkel; das
Hauptsymptom (das Lokal-Uebel) ist verschwunden und es sind nur noch die andern,
unkenntlichern Symptomen übrig, welche
weniger stetig und bleibend als das Lokal-
Leiden und oft von zu weniger Eigenthümlichkeit und zu wenig charakteristisch sind,
als dafs sie noch ein Bild der Krankheit in
deutlichem und vollständigem Umrisse darstellen sollten.

209.

Der Heilkünstler wird im Verfolge der
innern Cur nun immer zweifelhaft bleiben,
ob das selbst anerkannt homöopathische Heilmittel die Gesamtkrankheit völlig und ohne
Rückstand gehoben und vernichtet habe, da das
wichtigste und dauerhafteste Hauptsymptom,
da das Lokal-Uebel schon vorzeitig seinen
Augen entzogen worden ist. Er wird so halb
im Dunkeln wirkend des Medicaments entweder zu wenig oder zu viel geben und es
entweder nicht bis zum völligen Heilpunkte
oder es allzu lange brauchen, eins wie das
andre zum Verderben des Kranken.

210.

Wenn nun vollends das der Krankheit
homöopathisch angemessene Heilmittel zu der
Zeit noch nicht gefunden war, als das örtli-

che Symptom durch ein beitzendes, oder
austrocknendes, äufseres Mittel, oder durch
den Schnitt vernichtet ward, so wird der Fall
wegen der allzu unbestimmten (uncharakte-
ristischen) und unsteten Erscheinung der noch
übrigen Symptomen noch weit schwieriger,
weil, was die Wahl des treffendsten Heilmittels und seine innere Anwendung bis zum
Punkte der völligen Vernichtung der Krankheit noch am meisten hätte leiten und bestimmen können, das äufsere Hauptsymptom
unsrer Beobachtung entzogen worden ist.

211.

Wäre es bei der innern Cur noch da, so
würde das homöopathische Heilmittel für die
Gesamtkrankheit haben ausgemittelt werden
können, und wäre dieses gefunden, so würde
bei dessen innerm Gebrauche die bleibende
Gegenwart des Lokal-Uebels zeigen, dafs die
Heilung noch nicht vollendet sei; heilete es
aber auf seiner Stelle, so bewiese diefs über-
zeugend, dafs das Uebel bis zur Wurzel aus-
gerottet und die Genesung von der gesamten
Krankheit bis zum erwünschten Ziele gedie-
hen sei. Ein unschätzbarer Vortheil.

212.

Offenbar entschliefst sich der menschliche Organism, wenn er mit einer chronischen

Krankheit beladen ist, die er nicht durch
eigne Kräfte überwältigen kann, zur Bildung
eines Lokal-Uebels an irgend einem äufsern
Theile blos aus der Absicht, um durch Krank-
machung und Krankerhaltung dieses zum Leben des Menschen nicht unentbehrlichen äu-
fern Theils das die Lebensorgane zu vernichten (und das Leben zu rauben) drohende,
innere Uebel zu beschwichtigen und gleichsam auf das stellvertretende Lokal-Uebel
überzutragen und dahin gleichsam abzulei-
ten; das Lokal-Uebel bringt auf diese Art
die innere Krankheit zum Schweigen, ohne
sie heilen zu können (fast so wie beim Vorgange in der Natur (§. 33.), wo eine Krankheit die andre zum Schweigen bringt und
suspendirt, wenn sie unfähig ist, sie zu heilen). *). Indessen bleibt, das Lokal-Uebel
immer weiter nichts; als ein Theil der Gesamtkrankheit, aber ein von der sorgsamen
Natur einseitig vergröfserter Theil derselben
an eine gefahrlosere (äufsere) Stelle des Körpers hin verlegt, um das innere Leiden zu
mindern. Es wird aber (wie gesagt) durch

---

*) Die Fontanellen des Arztes thun etwas Aehn-
liches; sie beschwichtigen als künstliche Geschwüre an den äufsern Theilen mehrere innere chronische Leiden, eine Zeit lang, ohne
sie heilen zu können.

dieses die innere Krankheit zum Schweigen
bringende Lokal-Symptom vom Organism
für die Minderung oder Heilung des Gesamt-
Uebels so wenig gewonnen, dafs im Gegentheile. dabei das innere Leiden dennoch allmälig zunimmt und die Natur genöthigt ist,
das. Lokal.-Symptom immer mehr zu vergrö-
fsern und zu verschlimmern, damit. es zur
Stellvertretung für das innere vergröfserte
Uebel und zu seiner Beschwichtigung zurei-
che. Die alten Schenkelgeschwüre verschlimmern sich, der Schanker vergröfsert sich, so
wie die innere Gesamtkrankheit mit der Zeit
wächst.

215.

Wird nun von dem gemeinen Arzte, in
der Meinung, er heile dadurch die Krankheit selbst, das Lokal-Symptom durch äufsere Mittel örtlich vernichtet, so ersetzt es
die Natur durch Vergröfserung und Erwek-
kung des innern Leidens, der vorher schon
neben ihm bestandnen, bisher noch schlummernden übrigen Symptomen, das ist, durch
Erhöhung der innern Krankheit, — in welchem Falle man dann unrichtig zu sagen
pflegt, das Lokal-Uebel sei durch die äufsern Mittel zurück in den Körper, oder
auf die Nerven getrieben worden.

214.

In einigen chronischen Krankheiten geschiehet dieses Aufwachen der übrigen Symptome nach Hinwegräumung des Lokal-Uebels nur allmälig, so dafs die Verschlimmerung erst nach geraumer Zeit *) in die Augen fällt.

*) Das sprechendste Beispiel hievon liefert die venerische Krankheit. Sobald der Schanker einige oder mehrere Tage nach der Ansteckung sich sichtbar ausgebildet hat, giebt er auch den vollen Beweis, dafs der ganze Körper schon durchaus venerisch war, ehe er erschien; sonst hätte er gar nicht zum Vorscheine kommen können. Bald nach der Ansteckung und noch ehe der Schanker als ein kleines, bald zum offenen Geschwürchen aufbluhendes Bläschen von juckend stechender Empfindung empor kömmt, nehmen feinfühlige Personen deutliche Zeichen allgemeinen Uebelbefindens an sich wahr, welche (obgleich von Einigen weniger wahrgenommene) Spuren der durch den ganzen Organism sich verbreitenden Krankheit sind. Und selbst wo die allgemeinen Symptomen weniger offenbar sind, erweiset sich die schon vor Ausbruch des Schankers vollendete Ansteckung des ganzen Organisms dadurch unwidersprechlich, dafs selbst die Ausschneidung des so eben erst erschienenen Schankers †) die

†) *Petit* bei *Fabre*, lettres, supplement à son traité des malad. veneriennes; Paris, 1786.

215.

Andre Krankheiten mit Lokal-Symptomen hingegen erhöhen, wenn durch örtliche Mittel

die Gesamtkrankheit nicht einmal mindert, ge-
schweige tilgt; die übrigen venerischen Symptomen, die Lustseuche bricht dann doch mit
Gewißheit bald oder spät aus, zum Beweise,
daß der Schanker nicht ein vor sich bestehen-
des Lokal-Uebel war, — so wenig es deren
überhaupt giebt, — sondern blos ein deutli-
ches Zeichen der schon inwohnenden venerischen Krankheit im ganzen Körper.

So lange der Schanker noch auf seiner
Stelle steht, bleibt er das, die innere allgemeine venerische Krankheit zum größern Theile
vertretende Hauptsymptom und verhindert durch
seine ungestörte Gegenwart, daß die übrigen
Symptomen vor sich wenig oder gar nicht aus-
brechen können; — unverrückt beharrt er, mit
der Zeit sich vergrößernd, auf derselben Stelle, wenn er nicht durch örtliche Mittel vertrieben wird, bis ans Lebens Ende, auch bei
dem vollkräftigsten Körper, und zeugt so von
der Wichtigkeit der innern Krankheit. Wie
leicht würde er, als ein anfänglich so kleines
Geschwür durch die eigne Kraft der Natur heilen, wenn ihm nicht eine so selbstständige,
große, innere Krankheit zum Grunde läge, die
er als Hauptsymptom zu vertreten und so zu
beschwichtigen hat.

-dieses die allgemeine innere Krankheit vertretende und beschwichtigende äufsere Haupt-

---

.Verfährt, man nun nach Art der gemeinen
Aerzte und beitzt den Schanker weg, oder legt
sonst 'ein, dieses Lokal—Symptom blos örtlich
zerstörendes und vertreibendes Mittel, oder
auch das schwarze Quecksilber-Oxyd auf, so
wird dieses Lokal-Symptom des innern venerischen Leidens zwar gewöhnlich auf der
Stelle vernichtet, aber zu grofsem Schaden des
Kranken.
Der allgemeine Zustand bleibt dann nicht
nur eben so venerisch, als während der Schanker noch zugegen war, sondern die innere,
allgemeine venerische Krankheit, die auch
schon vor sich ihrer Natur nach sich allmälig
immer mehr vergröfsert, ersetzt nun auch den
Mangel des Schankers (dieses die Heftigkeit
des innern Uebels bisher gleichsam ableitenden und mildernden örtlichen Haupt-Sym-
ptoms) durch Entwickelung der übrigen bisher noch schlummernden Symptomen und durch
Erzeugung neuer Zufälle, welche weit be-
schwerlicher als der vertriebene Schanker sind.
Es brechen nun die Leiden des allgemeinen
Uebels uber kurz (Schoofsbeulen) oder über
lang (oft erst nach vielen Monaten) als Ton-
sillen-Verschwärung, als bluthenartiger oder
Flecken-Ausschlag, als flache, schmerzlose,
glatte, runde Hautgeschwüre, als krause Aus-
wüchse am Zäpfchen oder an den Nasenflügeln

symptom vernichtet worden ist; ihre übrigen, gröfstentheils innern Leiden, Zufälle und

hervor, oder zeigen sich als steter Kitzelhu-
sten mit eiterartigem Auswurfe, Gelenksteifig-
keit, nachtlich schmerzende Beinhaut-; und
Knochengeschwülste, u. s. w.

Alle diese nachgehends immer mehr über-
hand nehmenden Symptomen der Lustseuche
sind jedoch nie so deutlich, bleibend und
feststandig, als der vertriebene Schanker, war,
vergehen leicht beim innern Quecksilberge-
brauche auf einige Zeit und kommen entweder, dann und wann, selbst wieder zum
Vorscheine oder machen wieder andern venerischen Symptomen unter dieser oder jener
Gestalt Platz; mit einem Worte, man ist fast
nie der Heilung und völligen Austilgung der
allgemeinen Krankheit sicher. Giebt man, nach
örtlicher Vertilgung des Schankers, zu wenig
von der Arznei oder unheilkräftige Präparate
derselben, so wird die Krankheit keinesweges
vernichtet, sondern bricht mit der Zeit wieder
hervor. Giebt man aber diese Quecksilber-
mittel in langer Zeit fort, um dem Körper viel
davon allmälig beizubringen (denn schnelle,
grofse Gaben dieser scharfen, angreifenden
Bereitungen würden, wie man weifs, die Kräfte
allzu schnell zerstören) so gelangt man nicht
zum Ziele und weifs bei der Unstetigkeit dieser
Symptomen nie, wann und ob man das
Uebel ausgetilgt hat.

Beschwerden oft plötzlich, und acut zu einer
fürchterlichen Höhe, oft auch wohl bis zum

Indefs wird durch den langwierigen Gebrauch einer so mächtigen, künstlichen Krankheits-Potenz, als das Quecksilber ist, eine
schleichende Quecksilberkrankheit (welche aus
den übrigen, nicht auf die venerische Krankheit homoopathisch passenden Symptomen zusammengesetzt ist) zu dem alten Uebel hinzu-
gefügt und beide verbinden sich zu der traurigen Zusammensetzung, gemeiniglich verlarvte venerische Krankheit genannt,
die sich weder durch Quecksilber noch durch
Schwefelleber heilen lafst, und gewöhnlich
durch das eine und das andre sich verschlimmert.

War hingegen das wichtige Lokal-Symptom, der Schanker, — das bleibendste, fest-
ständigste aller venerischen Zeichen, — noch
unverletzt bei der innern Cur vorhanden und
nicht örtlich behandelt worden, so heilt er
beim angemessenen, blos innern Gebrauche
des antisyphilitisch wirksamsten Quecksilber-
Präparates vollständig von selbst, doch nie
eher als bis die Gesamtkrankheit so eben vernichtet und geheilt ist. Ist dann durch die
blos innere Behandlung endlich selbst
der Schanker zugeheilt und die Stelle mit gesunder Haut bezogen, so ist auch ohne Widerrede die Gesamtkrankheit ausgetilgt.

Eben so geartet sind die Krankheiten,

·schleunigen Tode *). Hier erscheint das Lokal-Leiden von der Natur nicht blos, wie ·

---

welche, wie *Brüninghausen* beobachtete, nach
Ausschneidung alter · Speckgeschwulste · sich
, hervorthaten; so die Krankheiten, welche alten Schenkelgeschwüren jederzeit zum Grunde liegen, und wenn dieses bedeutende Lokal-
symptom durch ein austrocknendes, örtliches
Mittel weggenommen wird, nun allmälig als
ein allgemeines, oft das Leben in Gefahr brin-
gendes Leiden sich entwickeln, — und so noch
eine ungeheure Menge andre, deren Lokal-
symptomen blos durch die innere ·homöopa-
thische Cur der Gesamtkrankheit, ohne Zuthun
eines äußern Mittels geheilt werden sollten,
wenn man gründlich und naturgemäfs verfahren wollte, nämlich durch blos innere Anwendung einer dem ganzen Symptomen-Umfange
in treffender Aehnlichkeit entsprechenden arzneilichen Krankheits-Potenz, welche durch
gänzliche Vernichtung der Gesamtkrankheit,
natürlich auch ihr Haupt-Symptom, das sogenannte Lokal-Uebel, zugleich heilt (wonach
es zuweilen dienlich ist, die Stelle des ge-
heilten alten Schadens, mit mechanischer und
physischer Beihülfe zu befestigen und den Ton
der erschlafften Theile zu unterstützen, z. B.
durch Fufseintauchungen in kaltes Wasser, Zir-
kelbinde, u. s. w.).

*) Die oft höchst acuten, schrecklichen Folgen
der blos örtlichen Vernichtung mehrerer, vor-

bei ersteren, welchen eine chronische, schleichende Krankheit zum Grunde liegt, in der

---

züglich alter Fälle von Krätze, Grindkopf,
langwieriger Schwinden, alter Schenkelgeschwüre, u. s. w., wovon man mehrere hundert Beobachtungen von den Schriftstellern aufgezeichnet findet, wie grofs und wichtig, die
diesen Lokal-Symptomen zu Grunde liegenden, innern Krankheiten (die Krätzkrankheit,
die Grindkopf-Krankheit, u. s. w.) seyen, wenn
man ihnen das, die Gefährlichkeit ihrer übrigen Symptomen auf sich nehmende, grofse Lokal-Symptom (Krätzausschlag, Kopfgrind, u.
s. w.) raubt (durch aufgestreute oder in Salben gemischte Quecksilber-, Blei-, oder Zink-
Präparate), ohne die innere Krankheit selbst
vorher geheilt zu haben. Da kommen dann
die bisher nur schlummernden (blos bei Minderung des Lokal-Uebels, z. B. durch eine
Erkaltung, sich je zuweilen hervorthuenden),
ohne scharfsichtige Beobachtung nicht leicht
erkennbaren, übrigen Symptomen oft plötzlich in ihrer wahren, ursprünglichen Gestalt
und Heftigkeit zum Vorscheine: die bisher
nur zuweilen sich ereignenden, krampfhaften
Schmerzen in dem Unterleibe, den Därmen, der
Bärmutter, der Blase steigern sich zu einer Art
schmerzvoller Hysterie, — die bisher nur undeutlich hie und da bemerkte Geistesschwäche
erhöhet sich auf einmal zum Blödsinn und

Absicht, um die Hervortretung der innern
Symptomen überhaupt aufzuhalten, sondern

Wahnsinn, — das zuweilen sich ereignete Hü-
steln und die seltnen Anfalle von Brustbe-
klemmung brechen nun als erstickendes Lun-
gengeschwür, oder als schnell verlaufende
Lungenvereiterung aus, — das bisher nur
schwache Anlaufen der Füfse wird schnell zu
einer allgemeinen Wassergeschwulst, — die bis
dahin sich nur selten zeigende Blödsichtigkeit
und das zuweilen stumpfere Gehör wird dann,
ehe man sichs versieht, zum schwarzen Staare
und zur Taubheit, — der nur zuweilen auffallende Schwindel verwandelt sich dann in
Schlagflufs, — — das ist, diese Krankheitszustände erscheinen nun in ihrer eigenthumlichen
Gestalt und Gröfse, wie sie ursprünglich sind,
wenn ihnen das, ihre Heftigkeit mildernde
Lokal-Leiden fehlt.

Seichte Köpfe, die das Geistige sich nur
materiell, wie mit Händen zu greifen, und
maschinenartig bewegt zu denken vermögen,
stellten sich diese auf Unterdrückung des Lokal-Uebels erfolgenden heftigen Krankheiten
als einen Zurücktritt des Krankheitsstoffes, oder
als eine Einsaugung desselben durch die
Lymphgefäfse vor, wodurch nun erst die
Krankheit sich entspinne und im Innern er-
zeuge. Nein! die innere Krankheit war schon
vorhanden, als das Lokal-Symptom an den
äufsern Theilen noch im Gange war (wie die

auch deſshalb zum Hauptsymptome erhoben
worden zu seyn, damit es die Gröſse und

---

gedachte, je zuweilige, obgleich mäſsige Er-
„scheinung derselben bei gelegentlicher Minderung des Lokal-Uebels zeigt), nur in ihrem
Ausbruche und ihrer Lehensgefährlichkeit bisher aufgehalten. „Ein robust scheinender Can-
„didat, der die nächsten Tage predigen sollte,
„und sich deſshalb von seiner alten Krätze
„befreien wollte, bestrich sich den einen Mor-
„gen mit Krätzsalbe und binnen wenigen Stun-
„den war er unter Aengstlichkeiten, kurzem
„Odem und Stuhlzwang gleich nach der Mit-
„tagszeit verschieden; die Leichenöffnung zeig-
„te, daſs die ganze Lunge von flüssigem Eiter
„angefüllt war,“ welches sich in diesen wenigen Stunden unmöglich erst erzeugt haben
konnte, sondern schon vorher da gewesen seyn
muſste, nur bisher durch das Lokal-Symptom
(den uber die Haut verbreiteten Ausschlag) gemildert und gedämpft erhalten worden war.
M. s. *Unzers* Arzt, CCC St. Seite 5o8.

Hinwiederum zeigt die starke Beharrlichkeit, oft auch groſse Schmerzhaftigkeit des
Lokal-Symptoms, welches auf seiner Stelle
oft viele Jahre lang quälet und sich vergrö-
ſsert und verschlimmert (z. B. die alten Bein-
schäden bei bejahrten Personen), wie entsetzlich
und fürchterlich das innere Uebel seyn muſs,
dem es zum ableitenden, mildernden Stelle

T 2

Lebensgefährlichkeit der übrigen Sym-
-ptomen der Gesamtkrankheit, gleichsam auf

vertreter an der wenigst gefährlichen Gegend
des Organisms, an den äufsern Theilen, dient,
und woher der oft schleunige Tod gleich nach
Vernichtung des Lokal-Uebels durch die gemeine Arzneikunst (z. B. auf Austrocknung der
Schenkelgeschwüre durch aufgestreuten Zink-
kalk) rühre.

Sind die oft lebensgefährlichen, theils acuten,
theils chronischen Leiden, die sich nach Ab-
schneidung des Wichtelzopfs hervorthun, etwas
anders, als die vorher schon vorhandne, obgleich bisher nur schlummernde, selten sich
während der Gegenwart des Lokal-Symptoms,
etwas hervorthuende Wichtelzopfkrankheit?
welche nur dann erst völlig erwachte, da der
palliative Beschwichtiger des innern Gesamt-
Leidens ihr geraubt worden war, das sie vertretende grofse Lokal-Symptom, der Wichtelzopf; jenes Zusammenwachsen der in ein em-
pfindliches Afterorgan, von ihren Wurzeln an,
ausgearteten Haare. Dieselbe allgemeine Krankheit geht auch vorher, ehe sich der Wichtelzopf hervorthut, sie mildert sich, wenn er sich
ausbildet, und überträgt dann alle ihre Heftigkeit und Gefährlichkeit auf dieses Lokal-
Symptom; doch, auch noch so lange Zeit von
der ungestörten Gegenwart dieses stellvertre-
tenden Afterorgans beschwichtigt (die Kranken
befinden sich recht leidlich wohl, so lange der

sich nehme und ihre Stelle zum größten Theile gefahrlos vertrete. Wie widersinnig auch in solchen Krankheiten die einseitige Vernichtung des, — in gewissem Betrachte (relativ) wohlthätigen, — Lokal-Symptoms sei, lehren die traurigsten Erfahrungen.

219.

Das durch solche verkehrte Bemühung vernichtete Lokal-Symptom wird von der eignen Thätigkeit des Organisms von selbst, zuweilen, wiewohl sehr selten, an seinem Orte wieder zum Vorscheine gebracht; künstliche Hülfe zu seiner Wiedereinsetzung ist

---

Wichtelzopf geschont wird), erwacht die innere Krankheit gleichwohl mit aller Heftigkeit aus ihrem bisherigen Schlummer, wenn ihr diefs, ihre Stelle zum grofsen Theile vertretende Hauptsymptom geraubt, wenn der Wichtelzopf dicht am Kopfe abgeschnitten wird.

Wie unsinnig und sündlich ist daher nicht das Beginnen der gemeinen Aerzte, welche die äufsern Uebel als dem übrigen Korper nicht zugehörig, und als von ihm abgesondert, blos für Krankheit dieser einzelnen Stelle ansehn, und dahin arbeiten, durch äufsere Mittel blos diefs äufsere Uebel aus den Augen zu schaffen, ohne die innere wichtige Krankheit zu heilen, von der es erzeugt ward!

diefs gewöhnlich nicht im Stande. Auch die
Einimpfung ist oft unzureichend, weil man
gewöhnlich nicht dasselbe Uebel, sondern
ein andres einimpft, ein blos dem Anscheine
nach ähnliches.

220.

Alle solche Krankheiten mit einem vor-
herrschenden Lokal – Uebel müssen daher,
wenn man gründlich verfahren will, blos
durch die innere Anwendung einer ihrem
ganzen Symptomen – Inbegriffe, — in welchem
allerdings das Lokal – Symptom als das aus-
gezeichnetste und eigenthümlich bestimmteste
(charakteristische) oben an steht, — homöopathisch anpassenden Arznei geheilt werden,
bei deren zweckmäfsigem Gebrauche und
überdiefs einer zweckmäfsigen Lebensordnung, die örtliche Auflegung desselben specifischen Heilmittels kaum jemals nebenbei
nöthig seyn wird *).

---

*) Hierin verlangen wenigstens die verschiednen
Krankheiten verschiedne Masregeln. Zweckwidrig und ganz unerlaubt ist die Anwendung örtlicher Mittel z. B. auf alle, ältere oder jüngere
Schanker, die oft grofse Neigung haben, den
Lokal – Mitteln schnell zu weichen, und eben so
schädlich fur die Folge, die aufsere Anbringung sogenannter zertheilender, oder austrock-

221.

Die Schwierigkeit der homöopathischen Heilung dieser einseitigen Krankheiten, zu denen die unzählig vielen, auf innern Krankheiten beruhenden Lokal-Uebel gehören, besteht, was die chronischen anlangt, wie gesagt, vorzüglich darin, dafs an ihnen nicht viel mehr als ein einziges starkes (äufseres) Symptom hervortritt, wogegen die übrigen zur Vervollständigung des Umrisses der

---

nender Mittel auf venerische Schoofsbeulen und Schoofsgeschwüre; blos durch das innerlich gebrauchte, beste Quecksilberpräparat mufs die ganze Krankheit so völlig geheilt werden, dafs, ohne Zuthun äufserer Mittel, zugleich auch der Schanker und das Schoofsgeschwür vollkommen heilt. — Weder bei einer neuen noch alten Krätze ist es nöthig, aufser dem innern Gebrauche des besten Schwefelpräparats, noch äufserlich Schwefel anzuwenden, kaum dann, wann der innere Gebrauch des Schwefels den Hautausschlag schon gröfstentheils zu Schwefelausschlag umgebildet hat, wovon die Zeichen im Vorberichte zu Schwefel in meiner reinen Arzneimittellehre (Th. IV.) zu lesen sind. — In einigen Arten Gesichtskrebs, wofür der innere Gebrauch des Arseniks schon homöopathisch hülfreich sich erwiesen hat, kann er mit Erfolg auch äufserlich angewendet werden. .

Krankheits - Gestalt gehörigen Symptomen
dem Auge des gemeinen Beobachters unkenntlich bleiben; eine Schwierigkeit, die
jedoch durch geschärftere, sorgfältigere Beobachtung und Nachforschung mit Erfolg gehoben wird.

222.

Zu dieser Absicht, wenn ein solcher Kranker seine wenigen grofsen Beschwerden geklagt und vor der Hand nichts weiter anzu-
fuhren weifs, verschiebt der Arzt am besten
seine ärztliche Verordnung für diese chronischen Uebel, welche unbeschwerlich Aufschub leiden, mehrere Tage hinaus und trägt
dem Kranken auf, indefs noch genauer auf
alle kleinen und gröfsern Abweichungen seines Befindens vom ehemaligen gesunden Zustande die sorgfältigste Aufmerksamkeit zu
richten, um alle auch die kleinern, bisher
unbeachteten Zufalle angeben und genau beschreiben zu können.

223.

Dann wird der Kranke seine Aufmerksamkeit von seinem Lokal-Leiden indefs abziehn, und sie auf jene noch übrigen richten, die er, unerinnert, neben seinem gröfsern Uebel nicht bemerkt haben würde.

Wäre der Kranke jedoch störrig, behauptete er nichts weiter bemerken zu können und wollte sich keinen Aufschub der Cur
gefallen lassen, so dient es, ihn, statt 'Arznei eine unarzneiliche Flüssigkeit mehrere
Tage lang einnehmen zu lassen und ihm hiebei genaue Aufmerksamkeit auf alle und jede
Veränderungen in seinem Befinden, auf alle
in gesundem Zustande ihm ungewöhnlichen
Zufälle, Beschwerden und Ereignisse einzu-
schärfen, — eine unschuldige Täuschung, die
die meisten seiner Krankheit eignen Symptomen an den Tag bringen wird.

225.

Auch läfst man ihn und seine Angehörigen sich auf die Zufälle und Beschwerden
besinnen, die er im ganzen Verlaufe seiner
Krankheit zuweilen, aufserordentlich erlitten
hatte, wenn das Lokal-Uebel sich vermindert und anscheinend auf eine kurze Zeit sich
gebessert gehabt hatte.

226.

Auf diese besondern Zeitpunkte mufs
man das Gedächtnifs des Kranken und der
Angehörigen zurückführen. Es sind die Momente, wo, durch irgend ein Ereignifs, das
Lokal-Uebel eine Abnahme erlitt, so dafs

die tiefer liegenden, zu gewöhnlichen Zeiten
vom örtlichen Haupt-Uebel verdunkelten und
beschwichtigten übrigen Symptomen sich vor-
übergehend zeigen, wie zuweilen ein Stück
der von uns abgewendeten Seite des Mondes,
wenn seine Schwankungen sich ereignen, uns
Erdbewohnern sich zu zeigen pflegt.

227.

Die auf jenem und diesem Wege erkundigten Neben-Symptomen, verbunden mit
der genau erforschten Beschaffenheit des Lokal-Uebels, werden, wenn man dazu nimmt,
was die Abweichung in den Körper-Functio-
nen und die Beobachtung des ganzen äufsern
Benehmens des Kranken lehren, dem Arzte
ein vollständiges Bild solcher, auch noch so
versteckten, chronischen Krankheiten liefern,
eine Gesamtheit von Symptomen, wofür er
aus den nach ihren reinen Wirkungen gekannten Arzneien eine dem Uebel möglichst
ähnliche, es folglich zu überstimmen und zu
heilen fähige, künstliche Krankheitspotenz
homöopathisch auszuwählen im Stande seyn
wird.

228.

Nur die chronischen Krankheiten, von
denen es zweifelhaft ist, ob sie venerischen
oder krätzartigen Ursprungs sind, erfordern

noch die Beihülfe, dafs man durch Erkundigung genau erforsche, ob sie von dieser
oder jener Ansteckung herrühren, weil sie
sehr unkenntlich werden, wenn eine schlechte
vorgängige Behandlung ihnen das so deutliche
Lokal-Symptom — der venerischen Krankheit den Schanker; der Krätzkrankheit den
Krätzausschlag — durch örtliche Mittel geraubt hat *). Von dieser Art sind auch noch

---

*) Die Theorie der gewöhnlichen Therapieen
verlangt für alle Krankheiten die Erforschung
der Entstehungsursache, ohne die man nicht
gründlich curiren könne, gleich ob die Entstehungsursache uns jedesmal die gewisse Heilung einer Krankheit lehren könnte. Wäre
auch für jede namentliche Entstehungsursache
einer Krankheit ein specifisch helfendes Mittel
bekannt, wie doch gar nicht ist und
nicht seyn kann, so wurde ihre Erkundigung
defshalb die wahre Heilart der Krankheit nicht
lehren konnen, weil die erkundigte selten die
wahre und noch seltner die einzige ist. Eine
kleinere, erinnerliche Entstehungsursache, z. B.
eine vor vielen Jahren sich ereignete Verkäl-
tung, — kann doch unmöglich allein eine grofse, langwierige Krankheit in einem gesunden
Körper erzeugen und unterhalten; mehrere,
wohl viele (oft unerinnerliche), gröfsere Schädlichkeiten müssen zum Anfange und zum Fort-
gange eines so wichtigen Uebels beigetragen

einige. andre, z. B. die Grindkopf-Krankheit
und die. Feigwarzen-Krankheit.

haben, von denen allen es unmöglich ist,
wahrhaft unterrichtet zu werden. Ware, also
das. Heilen an das genaue Erfahren aller dieser kleinen, zusammenwirkenden Ursachen ge-
bunden, so würde der Schöpfer ihre Heilung
unmöglich gelassen haben. Diese vielen, kleinern, vorübergegangenen Entstehungs - und
Unterhaltungs-Ursachen der langwierigen, so,
wie der acuten Krankheiten ist uns oft so un-
möglich„- als überhaupt unnöthig, zu wissen,
da wir es mit dem Resultate derselben, mit
dem krankhaften Befinden des Menschen beim
Heilen, zu thun haben, mit der Krankheit
selbst, welche, wie gelehrt worden, stets
sicher und gründlich geheilt wird, wenn man
für die Gesamtheit ihrer Symptomen ein treffend homöopathisches Arzneimittel wählt und
zweckmäfsig anwendet. — Blos solche Ent-
stehungsursachen der Krankheiten sind uns zu
erkundigen unumgänglich nothig, die eine specifische Ansteckung von einem sich gleichbleibenden Miasm zum Grunde haben, z. B. ob
von venerischer Krankheit, von Wollarbeiter-
krätze, u. s. w. der Kranke ursprünglich befallen gewesen sei, Krankheiten, die in sehr
vielen Fällen unkenntlich werden, wenn die
vorgängige Behandlung derselben durch gemeine Aerzte ihnen, wie gewohnlich, schon das
wichtige Lokal-Symptom (den Schanker, den

229.

Zu den einseitigen und dieser Einseitigkeit wegen schwieriger heilbar scheinenden

Krätzausschlag, u. s. w.) geraubt hat. Zum
Heilen dieser, so unkenntlich gemachten, chronischen Leiden ist es daher unumgänglich, nöthig, zu wissen, von welchem unter diesen,
so eigenartigen Miasmen die vorliegende Krankheit ursprünglich erzeugt worden war; nicht
als ob die Heilung dieser Krankheiten auf einem andern Grunde beruhete, als auf der homöopathischen Aehnlichkeit der Symptomen
derselben mit denen ihrer bekannten, specifischen Hülfsmittel, sondern weil jede dieser
fürchterlichen, chronischen Krankheiten eigenartigen Miasms, einer grofsen Menge besondrer Symptomen fähig ist, wovon sich aber,
sobald das Lokal-Symptom vernichtet worden, bei den einzelnen Kranken nur Ein Theil
offenbaret (der eine bei diesem, der andre bei
jenem, u. s. w.); — ein Theil, der kein vollständiges Bild vom Umfange der ganzen Krankheit geben, folglich nicht bestimmt auf das einzige homöopathische Heilmittel hinweisen kann.
Blos also bei diesen verstümmelten, und ihres
bedeutungsvollen Lokal-Symptoms beraubten
miasmatisch chronischen Krankheiten ist zugleich ihr wahrer Ursprung zu erkundigen,
wenn man ohne Fehl das homöopathisch specifische Heilmittel ergreifen will.

gehören auch die sogenannten Gemüths-
und Geistes-Krankheiten. Sie machen
jedoch keine von den übrigen scharf getrennte
Klasse von Krankheiten aus, indem auch in
allen übrigen sogenannten Körperkrankheiten
die Gemüth's- und Geistes-Verfassung alle-
mal geändert ist *), und in allen zu heilenden Krankheitsfällen überhaupt der Ge-
müthszustand des Kranken als eins der vorzüglichsten mit in den Inbegriff der Symptomen aufzunehmen ist, wenn man ein treues
Bild von der Krankheit vorzeichnen will, um
sie mit Erfolge homöopathisch heilen zu
können.

---

*) Wie oft trifft man nicht, z. B. in den schmerz-
haftesten, mehrjährigen Krankheiten ein mil-
des, sanftes Gemüth an, so dafs der Heilkünstler Achtung und Mitleid gegen den Kranken zu hegen sich gedrungen fühlt. Besiegt
er aber die Krankheit und stellt den Kranken
wieder her, — wie nach homöopathischer Art
nicht selten in kurzer Zeit möglich ist, — da
erstaunt und erschrickt er nicht selten über
die schauderhafte Veränderung des Gemüths.
Da sieht er oft Undankbarkeit, Hartherzigkeit,
ausgesuchte Bosheit, und die Menschheit ent-
ehrendsten, und empörendsten Launen hervor-
treten, welche gerade dem Kranken in seinen
ehemaligen, gesunden Tagen eigen gewesen
waren.

250.

Diefs geht so weit, dafs bei homöopathischer Wahl eines Heilmittels der Gemüths-
zustand des Kranken oft am meisten den Ausschlag giebt, als Zeichen von bestimmter Eigenheit, was dem genau beobachtenden Arzte
unter allen am wenigsten verborgen bleiben
kann.

251.

Auf dieses Haupt-Ingredienz aller Krankheiten, auf den veränderten Gemüths- und
Geistes-Zustand hat auch der Schöpfer der
Heilpotenzen vorzüglich Rücksicht genommen, indem es keinen kräftigen Arzneistoff
auf der Welt giebt, welcher nicht den Ge-
müths- und Geistes-Zustand in dem ihn
versuchenden, gesunden Menschen sehr merkbar veränderte, und zwar jede Arznei
anders.

Den in gesunden Zeiten Gedultigen findet
man oft in Krankheiten störrisch, heftig, hastig, auch wohl unleidlich eigensinnig und
wiederum auch wohl ungedultig, oder verzweifelt. Den hellen Kopf trifft man nicht
selten stumpfsinnig, den gewöhnlich Schwach-
sinnigen hinwiederum gleichsam klüger, sinniger und den von langsamer Besinnung zuweilen voll Geistesgegenwart und schnell ent-
schlossen an, u. s. w.

252.

Man wird daher nie naturgemäfs, das ist, nie homöopathisch heilen, wenn man nicht bei jedem Krankheitsfalle zugleich mit auf das Symptom der Geistes- und Gemüths-Veränderungen siehet und nicht zur Hülfe eine solche Krankheits-Potenz unter den Heilmitteln auswählt, welche nächst der Aehnlichkeit ihrer andern Symptomen mit denen der Krankheit, auch einen ähnlichen Gemüths- oder Geistes-Zustand vor sich zu erzeugen fähig ist *).

253.

Was ich also über die Heilung der Geistes- und Gemüths-Krankheiten zu lehren habe, wird sich auf Weniges beschränken können, da sie auf dieselbe Art, als alle übrigen Krankheiten, das ist, durch ein Heil-

---

*) So wird bei einem stillen, gleichförmig gelassenen Gemüthe der Napell-Sturmhut selten oder nie eine, weder schnelle, noch dauerhafte Heilung bewirken, eben so wenig als die Krähenaugen bei einem milden, phlegmatischen; die Pulsatille bei einem frohen, heitern, und hartnäckigen, oder die Ignatzbohne bei einem unwandelbaren, weder zu Schreck, noch zu Aergernifs geneigtem Gemüthszustande.

mittel, was eine dem Krankheitsfalle möglichst ähnliche Krankheits - Potenz in ihren,
an Leib und Seele des gesunden Menschen
zu Tage gelegten Symptomen darbietet, zu
heilen ist und gar nicht anders geheilt werden kann.

254.

Die sogenannten Geistes - und Gemüths-
Krankheiten sind fast alle nichts anderes, als
Körper - Krankheiten, bei denen das jeder
eigenthümliche Symptom der Geistes - und
Gemüths - Verstimmung sich unter Verminderung der Körper - Symptomen (schneller
oder langsamer) erhöhet, endlich bis zur auffallendsten Einseitigkeit, fast wie ein Lokal-
Uebel.

255.

Die Fälle sind nicht-selten, wo eine den
Tod drohende, sogenannte Körper - Krank-
heit — eine Lungenvereiterung, oder die
Verderbnifs irgend eines andern, edeln Ein-
geweides, oder eine andre hitzige (acute)
Krankheit, z. B. im Kindbette, u. s. w. durch
schnelles Steigen des bisherigen Gemüth-
Symptoms, in einen Wahnsinn, eine Art
Melancholie, oder in eine Raserei ausartet
und dadurch alle Todesgefahr der Körper-
Symptomen verschwinden macht; letztere

U

bessern' sich indefs fast bis zur Gesundheit,
oder verringern sich ,vielmehr bis zu dem
Grade, dafs, ihre dunkel fortwährende Gegenwart nur von dem beharrlich und fein beobachtenden Arzte noch erkannt werden kann.
Sie arten mit einem Worte zur einseitigen
Krankheit, gleichsam zu einer Lokal-Krank-
heit aus, in welcher das, vordem nur gelinde
Symptom der Gemüths-Verstimmung zum
Hauptsymptome sich vergröfsert, welches
dann gröfstentheils die übrigen (Körper-)
Symptomen vertritt, und ihre Heftigkeit palliativ beschwichtiget, so dafs mit einem Worte
die Uebel der gröbern Körper-Organe auf,
die fast geistigen, von keinem Zergliederungs-
Messer je erreichten oder erreichbaren, Gei-
stes- und Gemüths-Organe gleichsam über-
getragen und auf sie abgeleitet werden, wie
wir bei Betrachtung der grofsen Haupt-Sym-
ptomen (oder Lokal-Uebel) der sogenannten
Lokal-Krankheiten gesehen haben.

236.

Dieselbe Sorgfalt im Beobachten und Erforschen des Zeichen-Inbegriffs, die ich bei
den übrigen sogenannten Lokal-Krankheiten
bisher (§. 222 bis 228.) anzuwenden empfoh-
len habe, ist auch zur Entwerfung der Gestalt jedes Gemüths- und Geistes-Krankheit-
falles erforderlich in Absicht der Körper-

Symptome sowohl, als auch, und zwar vorzüglich, in Absicht der genauen Auffassung
der bestimmten Eigenheit (des Charakters)
seines Hauptsymptoms, des besondern, jedesmal vorwaltenden Geistes- und Gemüths-
Zustandes, um zur Auslöschung der Gesamtkrankheit eine homöopathische Arzneikrank-
heits-Potenz unter den nach ihren reinen
Wirkungen gekannten Heilmitteln auszufinden, ein Heilmittel, welches in seinem Sym-
ptomen-Inhalte nicht nur die in diesem
Krankheitsfalle gegenwärtigen Körperkrank-
heits-Symptomen, sondern auch vorzüglich
diesen Geistes- und Gemüths-Zustand in
möglichster Aehnlichkeit darbietet.

237.

Zu diesem Symptomen-Inbegriffe gehört
zuerst die genaue Beschreibung der sämmtlichen Zufälle der vormaligen, sogenannten
Körper-Krankheit, ehe sie zur einseitigen
Erhöhung des Geistes-Symptoms, zur Gei-
stes- und Gemüthskrankheit ausartete. Es
wird aus diesem, von den Angehörigen zu
erwartenden Berichte zugleich erhellen, ob
die Ansteckung von einer eigenartigen, chronisch miasmatischen Krankheit (§. 228.) ursprünglich ihr zum Grunde lag.

238.

Die Vergleichung dieser ehemaligen Kör-

perkrankheits – Symptomen mit den davon
jetzt noch übrigen, obgleich unscheinbarer
gewordenen Spuren (welche, auch jetzt noch
sich zuweilen hervorthun, wenn ein lichter
Zwischenraum und eine überhingehende Minderung der Geisteskrankheit eintritt) wird zur
Bestätigung der fortdauernden Gegenwart derselben dienen.

259.

Setzt man nun hinzu den genau von den
Angehörigen und dem Arzte selbst beobachteten Geistes – und Gemüths-Zustand, als das
hier am meisten hervorragende Hauptsymptom, so ist das vollständige Krankheitsbild
zusammengesetzt, für welches dann eine, treffend ähnliche Symptomen und vorzüglich
die ähnliche Geistes – Zerrüttung zu erregen
fähige Arznei zur homöopathischen Heilung
des Uebels aufgesucht werden kann.

240.

Ist die Geistes – Krankheit noch nicht völlig ausgebildet, und es wäre noch einiger Zweifel, ob sie wirklich aus Körper – Leiden entstanden sei oder vielmehr von Erziehungs-
fehlern, schlimmer Angewöhnung, verderb-
ter Moralität, des Geistes Vernachläßigung,
Aberglauben oder Unwissenheit herrühre, da
dient als Merkmal, dafs durch verständigen-

des, gutmeinendes Zureden, Trostgründe
oder ernsthafte Vorstellung und Vernunftgründe letztere nachgeben und sich bessern,
wahre, auf Körper-Krankheit beruhende
Gemüths - oder Geistes - Krankheit aber
schnell dadurch verschlimmert, Melancholie
noch niedergeschlagener, klagender, untröstli-
cher und zurückgezogener, so auch boshaf-
ter Wahnsinn dadurch noch mehr erbittert,
und thörichtes Gewäsch offenbar noch un-
sinniger wird *).

241.

Doch giebt es einige Gemüths-Krankheiten, welche nicht blos aus Körperkrankheiten dahin ausgeartet sind, sondern auf um-
gekehrtem Wege, bei geringer Kränklichkeit, vom Gemüthe aus, Anfang und Fort-
gang nehmen durch anhaltenden Kummer,
Kränkung, Aergerniſs, Beleidigungen und
groſse, häufige Veranlassung zu Furcht und

---

*) Es scheint, als fühle hier der Geist die Wahr-
heit dieser vernünftigen Vorstellungen, und
wirke auf den Korper, gleich als wolle er
die verlorne Harmonie wiederherstellen, aber
dieser wirke mittelst seiner Krankheit zurück
auf die Geistes - und Gemüthsorgane, und setze
sie in desto gröfsern Aufruhr durch erneuertes
Uebertragen seiner Leiden auf sie.

Schreck. Diese Art von Gemüthskrankheiten
verderben dann mit der Zeit auch den körperlichen Gesundheitszustand, oft in hohem
Grade.

242.

Blos diese durch die Seele zuerst ange-
sponnenen und unterhaltenen Gemüthskrankheiten lassen sich, so lange sie noch neu
sind und, den Körperzustand noch
nicht allzu sehr zerrüttet haben,
durch psychische Heilmittel, Zutraulichkeit,
gütliches Zureden, Vernunftgründe, oft aber
durch eine wohl verdeckte Täuschung schnell
in Wohlbefinden der Seele (und bei angemessener Lebensordnung, auch des Leibes)
verwandeln.

243.

Bei den durch Körperkrankheit entstandnen Geistes – und Gemüths – Krankheiten,
welche einzig durch homöopathische Arznei,
nächst sorgfältig angemessener Lebensordnung
zu heilen sind, muſs allerdings auch als bei-
hülfliche Seelen-Diät, ein passendes, psy-
chisches Verhalten von Seiten der Angehörigen und des Arztes gegen den Kranken sorgfältig beobachtet werden. Dem wüthenden
Wahnsinn, muſs man stille Unerschrocken-
heit und kaltblütigen festen Willen, — dem

peinlich klagenden Jammer, stummes Bedauern in Mienen und Gebehrden, — dem unsinnigen Geschwätze, nicht ganz unaufmerksames Stillschweigen, — einem ekelhaften und gräuelvollen Benehmen und ähnlichem Gerede, völlige Unaufmerksamkeit entgegensetzen. Den Verwüstungen und Beschädigungen der Aufsendinge beuge man blos vor und verhüte sie, ohne Vorwürfe und richte alles so ein, dafs durchaus alle körperlichen Züchtigungen und Peinigungen *) wegfallen. Diefs geht um desto leichter an, da beim Arznei-Einnehmen — dem einzigen Falle, wo noch Zwang als Entschuldigung gerechtfertigt werde könnte — in der homöopathischen Heilart die kleinen Gaben hülfreicher Arznei dem Geschmacke nie auffallen, also dem Kranken ganz unbewufst, in seinem Getränke gegeben werden können; wo dann aller

---

*) Man mufs über die Hartherzigkeit und Unbesonnenheit der Aerzte in mehrern Krankenanstalten dieser Art, nicht blos in England, sondern auch in Deutschland, erstaunen, welche ohne die wahre Heilart solcher Krankheiten auf dem einzig hulfreichen, homoopathisch arzneilichen Wege zu suchen, sich begnugen, diese bedauernswürdigsten aller Menschen durch die heftigsten Schläge, und andre qualvolle Martern zu peinigen. Sie erniedri-

Zwang unnöthig wird. So sind auch Wider-
spruch, eifrige Verständigungen, heftige Zu-
rechtweisungen und Härte, so wie schwache,
furchtsame Nachgiebigkeit bei ihnen ganz am
unrechten Orte, sind gleich schädliche Behandlungen ihres Geistes und Gemüths. Am
meisten werden sie jedoch durch Hohn, Be-
trug und ihnen merkliche Täuschungen erbittert und in ihrer Krankheit verschlimmert.
Immer muſs Arzt und Aufseher den
Schein annehmen, als ob man ihnen
Vernunft zutrauete. Dagegen suche man
alle Arten von Störungen ihrer Sinne und
ihres Gemüths, von aufsen zu entfernen; es
giebt keine Unterhaltungen für ihren bene-
belten Geist, keine wohlthätigen Zerstreuun-
gen, keine Belehrungen, keine Besänftigung
durch Worte, Bücher, oder andre Gegen-

gen sich durch diefs gewissenlose und empörende Verfahren tief unter den Stand der
Zuchtmeister in Strafanstalten, denn diese
vollführen solche Züchtigungen nach Pflicht
ihres Amtes und an Verbrechern, jene aber
scheinen ihre Bosheit gegen die scheinbare Un-
heilbarkeit der Geistes- und Gemüthskrankheiten durch Härte an den bedauernswürdigen,
schuldlosen Leidenden selbst, auszulassen, da
sie zur Hulfe zu unwissend und zu träge zur An-
nahme eines zweckmäfsigen Heilverfahrens sind.

stände für ihre in den Fesseln des kranken
Körpers schmachtende, oder empörte Seele,
keine Erquickung für sie, als die Heilung;
erst von ihrem zum Bessern umgestimmten
Körper-Befinden strahlet Ruhe und Wohlbehagen auf ihren Geist zurück.

244.

Ist das für den besondern Fall der jedesmaligen Geistes- oder Gemüths-Krankheit
(— sie sind unglaublich verschieden —) gewählte Heilmittel, dem treulich entworfenen
Bilde des Krankheits-Zustandes ganz homöopathisch angemessen, — welches, wenn nur
der nach ihren reinen Wirkungen gekannten
Arzneien genug zur Wahl vorhanden sind,
auch desto leichter ist, da der Gemüths-
und Geistes-Zustand eines solchen Kranken,
als das Hauptsymptom, sich so unverkennbar deutlich an den Tag legt — so ist oft
die kleinst mögliche Gabe hinreichend, die
auffallendste Besserung in der kürzesten Zeit
hervorzubringen, was durch die größten, öf-
tern Gaben aller übrigen, unpassenden (allopathischen) Arzneien, bis zum Tode gebraucht, nicht zu erreichen war. Ja, ich
kann aus vieler Erfahrung behaupten, daß
sich der erhabne Vorzug der homöopathischen Heilkunst vor allen denkbaren Curmethoden nirgend in einem triumphirendern

Lichte zeigt', als in alten Gemüths- und
Geisteskrankheiten, welche ursprünglich aus
Körperleiden, oder auch nur gleichzeitig mit
ihnen, entstanden waren.

245.

Eine eigne Betrachtung verdienen noch
die Wechselkrankheiten, sowohl diejenigen, welche in bestimmten Zeiten zurückkehren — wie die unendliche Zahl der Wechselfieber und der wechselfieberartig zurück-
kehrenden, fieberlosen Beschwerden — als.
auch diejenigen, worin gewisse Krankheitszustände in unbestimmten Zeiten mit Krankheitszuständen andrer Art abwechseln.

246.

Diese letztern alternirenden Krankheiten sind ebenfalls sehr vielfach. Es können zwei und dreierlei Zustände mit einander abwechseln. Es können z. B. bei zwie-
fachen Wechselzuständen gewisse Schmerzen
unabgesetzt in den Füfsen, u. s. w. erscheinen,
sobald eine gewisse Art Augenentzündung sich
legt, welche dann wieder empor kömmt, sobald der Gliederschmerz vor der Hand vergangen ist; — es können Zuckungen und
Krämpfe mit irgend einem andern Leiden des
Körpers oder eines seiner Theile unmittelbar
abwechseln; — es können aber auch bei drei-

lachen Wechselzuständen in einer alltägigen
Kränklichkeit, schnell Perioden von schein-
bar erhöheter Gesundheit und einer gespann-
ten Erhöhung der Geistes- und Körperkräfte
(eine übertriebne Lustigkeit, eine allzu reg-
same Lebhaftigkeit des Körpers, Ueberfülle
von Wohlbehagen, übermäfsiger Appetit, u.
s. w.) eintreten, worauf dann, eben so uner-
wartet, düstre, melancholische Laune, uner-
trägliche, hypochondrische Gemüthsverstim-
mung mit Störung in mehrern Lebensverrich-
tungen, in Verdauung, Schlaf, u. s. w. erscheint, die dann wiederum, eben so plötzlich, dem gemäfsigten Uebelbefinden der gewöhnlichen Zeiten Platz macht, und so mehrere und mannichfache Wechselzustände *).

247.

Oft ist keine Spur des vorigen Zustandes mehr zu merken, wann der neue eintritt **). In andern Fällen sind nur wenige

---

*) So war es mit dem Hände-Ausschlage eines
    Mannes und einer Frau, bei *Carl* (Acta Nat.
    Cur. Vol. VI. obs. 19.), welcher jedesmal ver-
    trocknete, wenn eine gewisse Art Fieber zum
    Vorscheine kam, dessen Beendigung jedesmal
    den Wiederausbruch des Ausschlags auf den
    Händen zur Folge hatte.

**) Dann pflegt man zu sagen: ein Zustand sei
    in den andern übergegangen; — ein Ausdruck,

Spuren des vorhergegangenen Wechselzustandes mehr da, wann der neue eintritt; es
bleibt wenig von den Symptomen des erstern
Zustandes bei der Entstehung und Fortdauer
des zweiten übrig.

248.

Bei Heilung dieser untypischen Wechselkrankheiten sei die Hauptbemühung dahin
gerichtet, wo möglich ein Heilmittel auszuwählen, was allen diesen Wechselzuständen
zusammen entspricht, sie fast alle in der
Reihe seiner Symptomen homöopathisch enthält, welches Heilmittel dann specifisch und
schnell das ganze Uebel mit Einem Male
auslöscht.

249.

Wo jedoch die krankhaften Wechselzustände ihrer Natur nach einander völlig entgegengesetzt sind (wo, z. B. Perioden trüber,
stiller Melancholie mit Perioden lüstigen,
muthwilligen Wahnsinns abwechseln), da kann
freilich das gewählte Heilmittel selten beiden
Zuständen homöopathisch entsprechen, denn

----

der nichts sagt, und indem er den Vorgang
erklären will, nichts erklärt. Wie denn auch
dergleichen verborgene Ereignisse nie erklärt,
nie eingesehen, noch begriffen werden können.

ist seine Wirkung dem einen Zustande homöopathisch angemessen, so kann sie dem
entgegengesetzten Wechselzustande der Krankheit nur palliativ (antipathisch) dienen. Dieß
thut aber der vollkommnen Hülfe keinen Eintrag, so wenig als in einer sich gleichbleibenden Krankheit (s. Anm. zu §. 78.), wo die sonderlichsten und Hauptsymptomen von dem
Heilmittel homöopathisch, die übrigen aber
nur antipathisch (palliativ) gedeckt werden. Es
erfolgt demungeachtet vollständige Gesundheit in beiden Fällen, vorzüglich wenn die
Arznei dem stärkern der beiden entgegengesetzten Wechselzustände (sie sind auch
wirklich jedesmal an Stärke verschieden) in
Symptomen – Aehnlichkeit (homöopathisch)
gewachsen ist; dann reicht für den entgegengesetzten Zustand die palliative Hülfe desselben Mittels überflüssig hin.

250.

In diesen Fällen wird die angemessene
Gabe des sorgfältig gewählten Heilmittels am
zweckmäfsigsten gleich nach Verflufs des stärkern Wechselzustandes, das ist, gleich zu
Anfange derjenigen Krankheitsperiode gerei-
chet, wofür die Arznei nur antipathisch (palliativ) passet. Es wird dann selten eine
zweite Gabe desselben Mittels mehr nöthig
seyn, weil die Arznei, wenn sie passend war,

noch vor Ablauf ihrer Wirkungsdauer das
ganze Uebel gehoben haben wird; und wäre
es nicht passend gewesen, so dürfte es schon
seiner selbst willen nicht weiter fortgebraucht,
und keine Gabe desselben weiter gereicht
werden, sondern eine für den dann (§. 173.)
sich ergebenden, geänderten Krankheitszustand möglichst angemessene, andre,

251.

Eben so ist es in den eigentlichen typischen Wechselkrankheiten, wo
auf eine ziemlich bestimmte Zeit in einem
scheinbaren Wohlbefinden ein sich gleich-
bleibender krankhafter Zustand zurückkehrt
und in einer ebenfalls bestimmten Zeit wieder seinen Abtritt nimmt; so ist es sowohl
in den fieberlosen, aber typisch (zu gewissen Zeiten) erscheinenden und wieder ver-
gehenden krankhaften Zuständen, als auch
in den fieberhaften, den vielfältigen *) Wechselfiebern.

---

*) Die Pathologie der gemeinen Arzneikunst weiß
nur von einem einzigen Wechselfieber,
was sie auch das kalte Fieber nennt und
nimmt keine andre Verschiedenheit an, als
nach der Zeit, in welcher die Anfälle wiederkehren, das tägliche, dreitägige, viertägige
u. s. w. Hieraus folgt, daß sie Krankheiten

252.

Was die Wechselfieber anlangt, so
treffen wir oft jeden Anfall (Paroxysm) gleich—

---

entweder nicht beobachten kann, oder nicht
will, sonst würde sie inne geworden seyn,
dafs es aufser den Rückkehr-Zeiten der Wechselfieber, noch weit bedeutendere Verschiedenheiten derselben giebt, dafs es dieser Fieber unzählige giebt, deren viele nicht einmal
kalte Fieber genannt werden konnen, da
ihre Anfalle in bloser Hitze bestehn; wieder
andre, welche blos Kälte haben, mit oder
ohne drauf folgenden Schweifs; wieder andre,
welche Kälte über und über, zugleich mit Hitz-
empfindung, haben, oder bei äufserlich fuhl-
barer Hitze, Frost; wieder andre, wo der
eine Paroxysm aus blosem Schüttelfroste oder
bloser Kälte besteht, mit drauf folgendem
Wohlbefinden, der andre aber aus bloser Hitze
besteht, mit oder ohne drauf folgenden
Schweifs; wieder andre, wo die Hitze zuerst
kömmt und Frost erst dann drauf folgt; wieder andre, wo nach Frost und Hitze, Apyrexie
eintritt und dann als zweiter Anfall, oft viele
Stunden hernach, blos Schweifs erfolgt; wieder andre, wo gar kein Schweifs erfolgt und
wieder andre, wo der ganze Anfall, ohne Frost
oder Hitze, blos aus Schweifs besteht, oder
wo der Schweifs blos während der Hitze zugegen ist; und so noch unglaubliche andre

falls aus zwei sich entgegengesetzten Wechselzuständen (Kälte, Hitze — Hitze, Kälte)
öfterer auch aus dreien (Kälte, Hitze, Schweifs)
zusammengesetzt an. Defshalb mufs auch das
fur diese gewählte Heilmittel entweder (was
das sicherste ist) ebenfalls beide (oder alle
drei) Wechselzustände in Achnlichkeit in gesunden Körpern erregen können, oder doch
dem stärksten und ausgezeichnetsten und sonderlichsten Wechselzustande (entweder dem
Zustande des Frostes mit seinen Nebensymptomen, oder dem der Hitze mit ihren Nebensymptomen, oder dem des Schweifses mit

------

Verschiedenheiten vorzüglich in Rücksicht der
Nebensymptomen, des besondern Kopfwehs,
des bosen Geschmacks, der Uebelkeit, des
Erbrechens, des Durchlaufs, des fehlenden
oder heftigen Durstes, der Leib- oder der
Gliederschmerzen besondrer Art, des Schlafs,
der Delirien, der Gemüthsverstimmungen, der
Krämpfe, u. s. w. vor, bei oder nach dem
Froste, vor, bei oder nach der Hitze, vor, bei
oder nach dem Schweifse und so noch andre
zahllose Abweichungen. Und alle diese so
offenbar, so sehr verschieden gearteten Wechselfieber, deren jedes, ganz natürlich, sein
eignes (homöopathisches) Heilmittel verlangt,
giebt die blinde Pathologie für ein einziges
aus, ihrer lieben Schwester Therapie zu Ge-

seinen Nebenbeschwerden, je nachdem der
eine oder der andre Wechselzustand der
stärkste und sonderlichste ist) homöopathisch,
an Symptomen-Aehnlichkeit, möglichst entsprechen; — dann mag die Arznei immer-
hin dem zweiten (schwächern) nur antipathisch (palliativ) angemessen seyn; das
Fieber verwandelt sich dennoch in Gesundheit, und gemeiniglich, wenn es nicht zu alt
ist, nach der ersten Gabe.

253.

Auch hier darf das Heilmittel vor Verflufs seiner Wirkungsdauer und so lange sich

---

fallen, die (aufser Spiefsglanz und etwa Sal_
miak) gröfstentheils nichts als China hat, mit
der sie alle, gleich als wären sie einerlei, unbesehens über einen und denselben Leisten
behandelt! Unterdrückt, das mufs man gestehen, konnen sie zwar fast alle werden
durch grofse, ungeheure Gaben Rinde, das
ist, ihr periodisches Wiederkehren (ihr Typus) wird von ihr ausgelöscht, aber die Kranken, welche an solchen, nicht für Chinarinde
geeigneten Wechselfiebern gelitten hatten, werden durch den so ausgelöschten Typus nicht
gesund, nein! sie bleiben nun unausgesetzt
krank und kränker, oft weit kränker, als
vorher, und das heifst dann die gemeine Arzneikunst *Heilen*!

X

Besserung von ihm zeigt, nicht in einer zweiten Gabe gereicht werden; hat sie aber ausgewirkt, so sehe man zu, ob der Rest des
Fiebers, wenn noch einer vorhanden ist, nicht
so geändert erscheint (wie doch gemeiniglich
geschieht), dafs die erste Arznei nicht wieder,
sondern eine andre, für den nun geänderten
Zustand (Symptomen-Inbegriff) homöopathisch passendere Arznei gegeben werden
müsse, die dann gewöhnlich das Heilungs-
werk vollendet.

254.

Die Arzneigabe in diesem Falle wird am
zweckmäfsigsten und hülfreichsten gleich,
oder doch sehr bald nach Beendigung des
Anfalls gegeben; da hat sie Zeit, alle ihr
möglichen Veränderungen des Organisms zur
Gesundheit zu bewirken, ohne Sturm und
ohne heftigen Angriff; während die Wirkung
einer gleich vor dem Paroxysm gereichten,
auch noch so specifisch angemessenen Arznei
mit der natürlichen Krankheits-Erneuerung
zusammentrifft, und eine solche Gegenwirkung im Organism, einen so heftigen Wi-
derstreit veranlafst, dafs ein solcher Angriff
wenigstens viel Kräfte raubt, wo nicht gar
das Leben in Gefahr setzt *). Giebt man

---

*) Diefs sieht man an den nicht ganz seltnen

aber die Arznei gleich nach Beendigung des
Anfalls, das ist zu der Zeit, wo die fieber-
freieste Zwischenzeit eingetreten ist, und ehe,
auch nur von Weitem, der künftige Paroxysm sich wieder vorbereitet, so ist der
Organism in möglichst guter Verfassung, von
dem Heilmittel sich ruhig verändern, und so
in den Gesundheitsstand versetzen zu lassen.

255.

Ist aber die fieberfreie Zeit sehr kurz,
wie in einigen sehr schlimmen Fiebern, oder
mit Nachwehen des vorigen Paroxysms ver-
unreinigt, so muſs die homöopathische Arzneigabe schon zu der Zeit, wenn der Schweiſs
sich zu mindern, oder die nachgängigen, andern Zufälle des verflieſsenden Anfalls sich
zu mildern anfangen, gereicht werden.

256.

Blos wenn die angemessene Arznei mit
Einer Gabe mehrere Anfälle getilgt hat und
offenbare Gesundheit eingetreten ist, dann
aber nach einiger Zeit wiederum Spuren eines neuen Anfalls sich zeigen, blos dann
kann und muſs, wenn der Symptomen-In-

Todesfallen, wo eine mäſsige Gabe Mohnsaft im Fieber-Froste eingegeben, schnell das
Leben raubte.

X 2

begriff, noch derselbe ist, auch dieselbe Arznei wieder gegeben werden. Diese Wieder-
kunft desselben Fiebers nach einer gesunden
Zwischenzeit ist aber nur dann möglich, wenn
die Schädlichkeit, die das Wechselfieber zuerst erregte, noch immer wieder auf den Ge-
nesenden einwirkte (wie in Sumpfgegenden),
in welchem Falle eine dauerhafte Wiederherstellung oft nur durch Entfernung dieser Er-
regungsursache (wie durch Aufenthalt in einer bergigen Gegend, wenn es ein Sumpf-
wechselfieber war) möglich ist.

257.

Da fast jede Arznei in ihrer reinen Wirkung ein eignes, besonderes Fieber und selbst
eine Art Wechselfieber mit seinen Wechselzuständen erregt, was von allen den Fiebern,
die von andern Arzneien hervorgebracht werden, abweicht, so findet man für die zahl-
reichen natürlichen Wechselfieber homöopathische Hülfe in dem grofsen Reiche der Arzneien und schon, fur viele solche Fieber, in
der mäfsigen Zahl der bis jetzt an gesunden
Körpern geprüften Arzneien.

258.

Nachdem wir nun gesehen haben, welche
Rücksicht man bei der homöopathischen Heilung auf die Hauptverschiedenheiten der

Krankheiten und auf die besondern Umstände in denselben zu nehmen hat, so gehen
wir nun zu dem über, was von den Heilmitteln und ihrer Gebrauchsart, so
wie von der dabei zu beobachtenden
Lebensordnung zu sagen ist.

259.

Jede merklich fortgehende, und immer,
obschon nur um Weniges, zunehmende Besserung in einer schnellen (acuten) oder anhaltenden (chronischen) Krankheit ist ein
Zustand, der, so lange er anhält, jede fer-
nere Wiederholung irgend eines Arzneigebrauchs durchgängig ausschliefst, weil alles
Gute, was die genommene Arznei auszurich-
ten fortfährt, noch nicht vollendet ist. Jede
neue Gabe irgend einer Arznei, selbst der
zuletzt gegebnen, bisher heilsam sich erwie-
senen, würde das Besserungswerk stören.

260.

Diese Erinnerung ist um so wichtiger und
nöthiger, da wir fast noch von keiner Arznei, auch in grofser Gabe eingenommen, die
genauen Grenzen ihrer Wirkungsdauer *),

---

*) Einige Arzneien haben, auch in grofser Ga-
be, schon in 24 Stunden beinahe ausgewirkt.
Diefs ist die kürzeste, mir bekannte Wirkungs-

nicht einmal im gesunden Körper, mit Gewifsheit bestimmen können, unmöglich aber
von den so kleinen Gaben zu homöopathischem Gebrauche in Krankheiten.

261.

So lange also die fortschreitende Besserung auf eine zuletzt gereichte Arzneigabe
dauert, so lange ist auch anzunehmen, dafs,
wenigstens in diesem Falle, die Wirkungsdauer der helfenden Arznei noch anhält und
daher jede Wiederholung irgend einer Arzneigabe verbietet.

262.

Hiezu kömmt, dafs, wenn das Mittel angemessen homöopathisch wirkte, der gebes-
serte Zustand auch noch nach Verflufs der

---

dauer der arzneilichen Gewächssubstanzen, die
nur bei wenigen angetroffen wird. (Das Kirsch-
lorbeerwasser und die Naphthen mogen vielleicht eine noch kürzere Wirkungszeit haben).
Andre Arzneien vollenden ihre Wirkung erst
in einigen, andre erst in mehrern Tagen, einige wenige sogar erst nach mehrern Wochen.
Die ganz kleinen Arznei-Gaben in der homöopathischen Kunst wirken natürlich auch kürzere und weit kürzere Zeit als die gröfsern
und grofsen.

Wirkungsdauer, merklich bleibt. Das gute
Werk wird nicht gleich unterbrochen, wenn
auch mehrere Stunden — ja, bei chronischen
Krankheiten, mehrere Tage — nach Verfluſs der Wirkungsdauer der vorigen Arznei
noch keine zweite Gabe Arznei gereicht wird.
Der schon vernichtete Theil der Krankheit
kann sich indeſs nicht wieder erneuern und
die Besserung würde auch ohne neue Arzneigabe immer noch eine beträchtliche Zeit
auffallend sichtbar bleiben.

263.

Wenn die fortgehende Besserung von
der ersten Gabe der homöopathisch angemessenen Arznei sich nicht in völlige Gesundheit
auflösen will (wie doch nicht selten), so wird
ein Zeitpunkt des Stillstandes — gewöhnlich
zugleich der Gränzpunkt der Wirkungsdauer
der vorher gegebnen Arzneigabe — eintreten,
vor dessen Erscheinung es nicht nur ohne
absehbaren Nutzen und ohne vernünftigen
Grund, sondern sogar zweckwidrig und
schädlich *) seyn würde, eine abermalige
Gabe Arznei zu reichen.

---

*) Ich enthalte mich, hier über die Bestürmung
der Kranken mit Arzneien in der gewöhnlichen Praxis Betrachtungen anzustellen. Ohne
zu wissen, welche eigenthümliche Wirkung

264.

Selbst auch eine Gabe derselben sich bis
dahin so hülfreich bewiesenen Arznei wird,
eher wiederholt, als die Besserung
in allen Punkten still zu stehen an-
fing — als Angriff zur Unzeit — den Zustand blos verschlimmern können; denn bei

---

auf Menschenbefinden jedes der Ingredienzen
eines ihrer Recept-Gemische habe, noch auch,
welche Gabe, gesetzt es wäre auch, eins derselben von ungefähr für den Krankheitszustand
passend, zur heilsamen Umänderung desselben hinreiche, noch auch, wie lange eins dieser Mittel wirke, um es dem Kranken nicht
eher zum zweiten Male, als nöthig und erforderlich ist, zu geben, sieht man die gemeinen Aerzte, einen wie den andern,
Recepte auf Recepte verschreiben aus mehrern
ihnen der Wirkung nach unbekannten, starken
Arzneien, in grofsen Gewichten, zusammengesetzt und in grofsen Gaben zu einem halben
oder ganzen Efsloffel voll, wohl alle, oder
alle zwei Stunden wiederholt, eingeben, —
also viele, so unnütze als schädliche Arzneien
auf einmal, wovon, kaum in hundert Fällen
einmal, eine der Krankheit angemessen seyn
konnte und auch dann in viele tausend Mal zu
starkem Gewichte und mehr als hundert Mal
öfterer, als nöthig und dienlich wäre, eingeben!

einer leicht veränderbaren, nicht ganz chronischen Krankheit wird die erste Gabe der
best' gewählten Arznei nach Verflufs ihrer eigenthümlichen Wirkungsdauer schon alles das
Gute, schon alle die gewünschten Veränderungen ausgeführt haben, als diese Arznei
überhaupt für jetzt vermochte — den für
jetzt durch sie erreichbaren Grad von Gesundheit, — und eine nun abermals gereichte
Gabe derselben wird diesen guten Zustand
ändern, also verschlimmern müssen, durch
Hervorbringung ihrer übrigen unhomöopathischen Symptomen, das ist, eine unhomöopathische Arzneikrankheit erschaffen, mit dem
Reste der Krankheits-Symptomen gemischt,
also eine Art verwickelter und vermehrter
Krankheit. Man stört, mit einem Worte, die
von der ersten Gabe erzeugte und noch zu
erwartende Besserung, wenn die zweite Gabe
desselben, auch ursprünglich wohl gewählten
Heilmittels noch vor Verflufs der Wirkungsdauer der erstern gereicht wird und verspä-
tigt wenigstens hiedurch die Genesung *).

265.

Wenn die bis dahin nur vorwärts ge-
gangene und nicht zur vollen Heilung gedie-

---

*) Auf die Vermeidung dieses Fehlers der Ueber-
eilung kann man nicht aufmerksam genug seyn.

hene Besserung nun Stillstand nimmt, wird,
man auch bei genauer Untersuchung des Re-
stes von der bis auf die gegenwärtige Zeit
gebesserten Krankheit eine, obschon kleine,
doch dergestalt veränderte Symptomengruppe
antreffen, dafs eine neue Gabe der bisher
gewirkt habenden Arznei jetzt durchaus nicht
mehr homöopathisch passen kann, sondern
jedesmal eine andre, diesem Reste von Zufällen angemessenere.

266.

Hat daher die erste Gabe des möglichst
gut gewählten Arzneimittels die völlige Herstellung der Gesundheit innerhalb ihrer Wirkungsdauer nicht vollenden können — wie
sie's doch in den meisten Fällen schnell ent-
standner, neuer Uebel kann; — so bleibt für
den dann noch rückständigen, obgleich viel
gebesserten Krankheitszustand offenbar nichts
Besseres zu thun übrig, als eine Gabe eines
andern, für den jetzigen Rest von Symptomen
möglichst homöopathisch passenden Arzneimittels zu reichen.

267.

Nur wenn vor Ablauf der Wirkungsdauer
einer Arzneigabe der Zustand einer dringenden Krankheit sich im Ganzen um nichts gebessert, vielmehr sich — auch nur um et-

was — verschlimmert hat, die Arznei folglich nicht, nach ihren eigenthümlichen Wirkungen homöopathisch für den Fall gewählt,
worden war, muſs, auch noch vor Verlauf
der Wirkungsdauer der zuletzt gegebnen Arznei, eine Gabe der für den nunmehrigen
Krankheits-Befund genauer passenden Arznei gereicht werden *).

*) Da nach allen Erfahrungen fast keine Gabe
einer specifisch passenden, homöopathischen
Arznei bereitet werden kann, welche zur Hervorbringung einer deutlichen Besserung in der
angemessenen Krankheit zu klein wäre, (§. 167.
304.) so würde man zweckwidrig und schädlich handeln, wenn man, wie von der gemeinen Arzneikunst geschieht, bei Nicht-Besse-
rung oder einiger, obschon nur kleiner Verschlimmerung, dieselbe Arznei, in dem Wahne,
daſs sie ihrer geringen Menge (ihrer allzu kleinen Gabe) wegen nicht habe dienlich seyn
können, dieselbe Arznei wiederholen, oder
sie wohl gar an Gabe noch verstärken
wollte. Jede Verschlimmerung durch
neue Symptomen — wenn in der Geistes-
und Körper-Diät nichts Böses vorgefallen ist —
beweiset stets nur Unangemessenheit
der vorigen Arznei in diesem Krankheitsfalle, deutet aber nie auf Schwäche
der Gabe.

268.

Um so mehr, wenn dem· scharfsichtigen,
genau nach dem Krankheits‑Zustande for‑
schenden Heilkünstler sich in dringen Fällen
schon nach Verflufs von 6, 8, 12 Stunden
offenbarte, dafs er bei der zuletzt gegebnen
Arznei eine Mifswahl gethan, indem der Zu‑
stand des Kranken unter Entstehung neuer·
Symptomen und Beschwerden sich deutlich
von Stunde zu Stunde, obschon nur immer
um etwas, verschlimmert, ist es ihm nicht
nur erlaubt, sondern Pflicht gebeut es ihm,
den begangenen Mifsgriff durch Wahl und
Reichung eines nicht blos erträglich passen‑
den, sondern dem gegenwärtigen Krankheits‑
zustande möglichst angemessenen homöopá‑
thischen Heilmittels wieder gut zu machen
(§. 173.).

269.

Selbst in chronischen Krankheiten ist es
selten der Fall, dafs, zumal Anfangs, nichts
Besseres zu thun wäre, als zweimal hinter
einander dasselbe Arzneimittel — obgleich
erst nach Verflufs der Wirkungsdauer der zu‑
vor gereichten Gabe — zu verordnen, da
auch, im Fall sie wohl gethan hat, die von
ihr entstandene Besserung einige Zeit fort‑
währen mufs und gewöhnlich keine Anzeige
zur Wiederholung derselben Arznei vorhan‑

den ist, weil, was durch die erste Gabe nicht
gebessert werden konnte, durch eine-zweite,
obschon gleich grofse oder. gröfsere Gabe,
ebenfalls nicht zu heilen ist.

270.

Wo demnach nicht sogleich ein durchaus angemessenes, einzig specifisches (homöopathisches) Mittel, aus Mangel auf ihre reine
Wirkung geprüfter Arzneien, zu finden ist,
da wird es gewöhnlich doch noch eine oder
noch ein Paar für die charakteristischen Ur-
symptomen der Krankheit nächst beste Arzneien geben; wovon — nach dem jedesmaligen Krankheitszustande — die eine oder die
andre, als Zwischenarznei dienlich seyn wird,
so dafs ihr mit der Hauptarznei wechselnder
Zwischengebrauch die Herstellung sichtbarer
fördert; als die, bei ihrer Unvollkommen-
heit, unter den vorhandnen noch am angemessensten befundene Hauptarznei zwei oder
mehrmal hinter einander allein gebraucht.

271.

Fände sichs aber, dafs die als die best
gewählte homöopathische Hauptarznei in un-
unterbrochner Folgereihe einzig und allein
fortzugeben, das hülfreichste Verfahren wäre
(in welchem Falle sie dem chronischen Uebel
sehr ähnlich entsprechen müfste), so wird

doch die Erfahrung lehren, dafs auch dann
nur jedesmal eine noch kleinere Gabe — nach
dem jedesmaligen Verflufs der Wirkungsdauer
der vorherigen — gereicht werden dürfe, um
die Besserung, da des Mittels nur immer weniger und weniger nöthig wird, nicht zu stören, sondern die Heilung auf dem gerade-
sten und naturgemäfsesten Wege zum erwünschten Ziele zu führen.

272.

Sobald daher die chronische Krankheit
vor der Hand gewichen ist durch ein einziges, völlig passendes, d. i. für diesen Fall
specifisches, oder durch ein dem specifischen
nahe kommendes, homöopathisches, Heilmittel; so mufs, wenn das Uebel sehr langwierig und 10, 15 oder 20 Jahr alt war, noch
wohl ein viertel oder halbes Jahr hindurch,
in immer längern und längern Zwischenzeiten
von einigen, zuletzt von mehrern Wochen,
eine Gabe von dem Hauptmittel (nach Beschaffenheit der Umstände auch wohl mit der
Zwischenarznei abwechselnd) gereicht werden,
aber immer eine kleinere und kleinere Gabe,
bis alle Neigung des Organisms zu dem chronischen Siechthum vollends verschwunden
und ausgelöscht ist; eine Fürsorge, deren
Vernachlässigung auch die beste Cur unvollkommen läfst und in übeln Ruf bringt.

273.

Der aufmerksame Beobachter merkt den
zur Wiederholung der Gabe bestimmten Zeitpunkt an dem leisen Erscheinen einiger Spuren des einen oder des andern Ursymptoms
der ehemaligen Krankheit.

274.

Fände man aber, dafs eine solche immer
kleinere Gabe zu letzterer Absicht nicht hinreichend wäre und dafs der Kranke eine
gleich grofse, auch wohl erhöhete und öf-
tere Gabe des ihm stets wohl bekommenden,
homöopathischen Heilmittels fortbrauchen
müfste, um keinen Rückfall zu leiden, so ist
diefs ein gewisses Zeichen, dafs die die
Krankheit erzeugende Ursache noch fortwährt
und dafs sich in der Lebensordnung des
Kranken oder in seinen Umgebungen ein Umstand befindet, welcher abgeschafft werden
mufs, wenn die Heilung dauerhaft zu Stande
kommen soll.

275.

Unter den Zeichen, die in allen, vorzüglich in den schnell entstandnen (acuten)
Krankheiten einen kleinen, nicht jedermann
sichtbaren Anfang von Besserung oder Verschlimmerung lehren, ist der Zustand des
Gemüths und des ganzen Benehmens des

Kranken das sicherste und einleuchtendste.
Im Falle des auch noch so kleinen Anfangs
von Besserung: eine gröfsere Behaglichkeit,
eine zunehmende Selbstgelassenheit und Frei-
heit des Geistes — eine Art wiederkehrender
Natürlichkeit. Im Falle des, auch noch so
kleinen, Anfangs von Verschlimmerung hingegen, das Gegentheil hievon: ein befange-
ner, unbehülflicher, mehr Mitleid auf sich
ziehender Zustand des Gemüthes, des Geistes, des ganzen Benehmens und aller Stellungen, Lagen und Verrichtungen, was bei
genauer Aufmerksamkeit sich leicht sehen
oder zeigen, nicht aber in einzelnen Worten
beschreiben läfst *).

276.

Die übrigen theils neuen, theils erhöheten Zufälle, oder die Verminderung der ursprünglichen, ohne Zusatz von neuen, wer-

---

*) Die Besserungszeichen am Gemüthe und Gei-
ste lassen sich aber nur dann bald nach dem
Einnehmen der Arznei erwarten, wenn die
Gabe gehörig klein war; eine unnöthig gröfsere selbst der homöopathisch passendsten
Arznei wirkt zu heftig und stort Geist und
Gemüth anfänglich allzu sehr und allzu anhaltend, als dafs man die Besserung an ihnen
bald gewahr werden konnte.

den dem scharf beobachtenden und forschen-
den Heilkünstler an der Verschlimmerung
oder Besserung vollends bald keinen Zweifel
mehr übrig lassen; obgleich es Personen unter den Kranken giebt, welche theils die Besserung, theils die Verschlimmerung überhaupt entweder anzugeben unfähig, oder sie
zu gestehn nicht geartet sind.

277.

Dennoch wird man auch bei diesen zur
Ueberzeugung hierüber gelangen, wenn man
jedes im Krankheitsbilde aufgezeichnete Symptom einzeln mit ihnen durchgeht und sie
aufser diesen keine neuen, vorher ungewöhnlichen Beschwerden klagen können; die alten
Zufälle auch sich nicht bedeutend verschlimmert haben, so mufs, bei schon beobachte-
ter Besserung des Gemüthes und Geistes, die
Arznei auch durchaus wesentliche Minderung
der Krankheit hervorgebracht haben, oder,
wenn jetzt noch die Zeit dazu zu kurz gewesen wäre, bald hervorbringen. Zögert nun,
im Falle der Angemessenheit des Heilmittels,
die sichtbare Besserung doch zu lange, so
liegt es an der allzu lang dauernden homöopathischen Verschlimmerung (§. 164.), die die
Arznei erzeugte, folglich daran, dafs die
Gabe nicht klein genug war.

Y

278.

Auf der andern Seite, wenn der Kranke
diese oder jene neu entstandnen Zufälle
und Symptomen von Erheblichkeit erzählt
— Merkmale der nicht homöopathisch passend gewählten Arznei; — so mag er noch
so gutmüthig versichern: er befinde sich in
der Besserung; so hat man ihm in dieser
Versicherung dennoch nicht zu glauben, sondern seinen Zustand als verschlimmert anzusehn, wie es denn ebenfalls der Augenschein
bald offenbar lehren wird.

279.

Da einige Erstwirkungs-Symptomen der
Arzneien am gesunden menschlichen Körper
wohl um mehrere Tage später als andre erscheinen, so können dergleichen in Krankheiten ihnen entsprechende Symptome, wenn
auch die übrigen schon durch die Arznei
vernichtet worden, doch nicht eher als um,
diese Zeit der Cur auslöschen; welches daher nicht befremden darf *).

---

*) Z. B. das Quecksilber, was seine Neigung,
runde Geschwüre mit hohem, entzündetem,
schmerzhaftem Rande zu erregen; erst nach
mehrern Tagen, bei gewissen Körpern erst
nach einigen Wochen zum Vorscheine bringt,

280.

Hat man die Wahl, so sind zur Heilung chronischer Krankheiten, Arzneien von langer Wirkungsdauer, hingegen zur Heilung schneller, acuter Fälle, das ist, solcher Krankheiten, die schon vor sich zu öfterer Veränderung ihres Zustandes geartet sind, Arzneien von kurzer Wirkungsdauer vorzuziehen.

281.

Der ächte Heilkünstler wird es zu vermeiden wissen, sich Arzneien vorzugsweise zu Lieblingsmitteln zu machen, deren Gebrauch er, zufälliger Weise, vielleicht öfterer angemessen gefunden und mit gutem Erfolge anzuwenden Gelegenheit gehabt hatte. Dabei werden seltner angewendete, welche homöopathisch passender, folglich hülfreicher wären, oft hintan gesetzt.

282.

Eben so wird der ächte Heilkünstler auch die wegen unrichtiger Wahl (also aus eigner Schuld) hie und da mit Nachtheil angewen-

---

kann deſshalb auch beim innern Gebrauche in der venerischen Krankheit die Schanker nur erst nach Verfluſs von einigen Tagen, heilen.

deten Arzneien nicht aus mistrauischer Schwäche beim Heilgeschäfte hintansetzen, oder
aus andern (unächten) Gründen, als weil sie
für den Krankheitsfall unhomöopathisch waren, vermeiden, eingedenk der Wahrheit,
dafs stets blos diejenige unter den arzneilichen Krankheitspotenzen Achtung und Vorzug verdient, welche, in dem jedesmaligen
Krankheitsfalle, der Gesamtheit der Symptomen am treffendsten in Aehnlichkeit entspricht und dafs keine kleinlichen Leidenschaften sich in diese ernste Wahl mischen
dürfen.

283.

Bei der so nöthigen als zweckmäfsigen
Kleinheit der Gaben beim homöopathischen
Verfahren ist es leicht begreiflich, dafs in
der Cur alles übrige aus der Diät und Lebensordnung entfernt werden müsse, was
nur irgend arzneilich wirken könnte, damit
die feine Gabe nicht durch fremdartig arzneilichen Reitz überstimmt und verlöscht
werde *).

---

*) Die sanftesten Flötentöne, die aus der Ferne
   in stiller Mitternacht ein weiches Herz zu
   überirdischen Gefühlen erheben und in reli-
   giöse Begeisterung verschmelzen würden, wer-

284.

Für chronische Kranke, ist daher die
sorgfältige Aufsuchung solcher Hindernisse
der Heilung um so nöthiger, da ihre Krankheit gewöhnlich durch dergleichen Schädlichkeiten und andre krankhaft wirkende, oft
unerkannte Fehler in der Lebensordnung theils
entstanden war, theils verlängert zu werden
pflegt *).

---

den unhörbar und vergeblich, wenn das nächt-
liche Gezänk der Katzen oder der heisere
Schrei der Eule sie unterbricht.

*) Kaffee; feiner chinesischer und andrer Kräuter-
Thee; Biere mit arzneilichen, für den Zustand
des Kranken unangemessenen Gewächssubstan-
zen angemacht; sogenannte feine, mit arznei-
lichen Gewürzen bereitete Liqueure; gewürzte
Schokolade; Riechwasser und Parfümerien
mancher Art; aus Arzneien zusammengesetzte
Zahnpulver und Zahnspiritus; Ruchkifschen;
hochgewürzte Speisen und Saucen; gewürztes
Backwerk und Gefrornes; grüne, arzneiliche
Kräuter auf Suppen, Gemüse aus Kräutern und
Wurzeln, welche Arzneikraft besitzen; alter
Käse und Thierspeisen, welche faulicht sind,
oder (wie Fleisch und Fett von Schweinen,
Enten und Gänsen oder allzu junges Kalbfleisch)
arzneiliche Nebenwirkungen haben, sind eben
so sehr von feinfühligen, zärtlichen Kranken
dieser Art zu entfernen, als jede Uebermase der

285.

Die beim Arzneigebrauche in chronischen
Krankheiten zweckmäfsigste Lebensordnung
beruht auf Entfernung solcher Genesungs-
Hindernisse und dem Zusatze des hie und da
nöthigen Gegentheiles: Aufheiterung des Geistes, Bewegung in freier Luft, angemessene,
nahrhafte, unarzneiliche Speisen und Getränke, u. s. w.

286.

In hitzigen Krankheiten hingegen, — aus-
ser bei Geistesverwirrung, — entscheidet der
feine, untrügliche innere Sinn des hier er-
wachten Lebenserhaltungs-Triebes so deut-

Genüsse, selbst des Zuckers und Kochsalzes,
Misbrauch aller geistigen Getränke, Stuben-
hitze, sitzende Lebensart in eingesperrter Stu-
ben-Luft, Kindsaugen, langer Mittagsschlaf
(in Betten), Nachtleben, Unreinlichkeit, un-
natürliche Wohllust, Entnervung durch Lesen
schlüpfriger Schriften, Gegenstände des Zorns,
des Grames, des Aergernisses, leidenschaftli-
ches Spiel, Anstrengung des Geistes und Korpers, sumpfige Wohngegend, dumpfige Zim-
mer, kärges Darben, u. s. w. — Alle diese Dinge müssen möglichst vermieden oder entfernt
werden, wenn die Heilung nicht gehindert oder
unmöglich gemacht werden soll.

lich und bestimmt, daß der Arzt die Angehörigen und die Krankenwärter blos zu be-
deuten braucht, dieser Stimme der Natur
kein Hindernifs in den Weg zu legen durch
Versagung dessen, was der Kranke sehr dringend an Genüssen fodert, oder durch schädliche Anerbietungen und Ueberredungen.

287.

Zwar geht das Verlangen des acut Kranken an Genüssen und Getränken gröfstentheils
auf palliative Erleichterungsdinge; sie sind
aber nicht eigentlich arzneilicher Art und blos
einer Art Bedürfnifs angemessen. Die geringen Hindernisse, welche diese, in mäfsigen Schranken gehaltene Befriedigung
etwa der gründlichen Entfernung der Krankheit in den Weg legen könnte, wird von der
Kraft der homöopathisch passenden Arznei
und der durch sie entfesselten Lebenskraft,
so wie durch die vom sehnlich Verlangten
erfolgte Erquickung reichlich wieder gut gemacht und überwogen.

288.

Der wahre Heilkünstler mufs die vollkräftigsten, ächtesten Arzneien in
seiner Hand haben, wenn er sich auf ihre
Heilkraft will verlassen können; er mufs sie
selbst nach ihrer Aechtheit kennen.

_ ... Λ .iĥ ɪຮ' ' . Γi 289. .⸱ເ⸱ๅⅈɪຊ౸′ ̓ ⸱ ɢ ⸱⸱᠆⸱

᠆ ⸱ ⸱ Es ȷst Gewissenssache für ihn, in jedem
Falle untrüglich überzeugt zu seyn; dafs der
Kranke jederzeit die rechte Arznei einnimmt.

᠆ . ⸱⸱ ᾽ ⸱ ⸱ ⸱⸱ . ⸱⸱⸱ ᾽ . ⸱⸱ ᾽ ⸱ ᾽

᠆ ⸱⸱ .⸱ . ⸱ ′ ⸱ ᾽ .290. ⸱ ⸱⸱ ⸱ .

Die Substanzen des Thier ᠆ und Pflanzen᠆
Reiches sind in ihrem rohen Zustande am
arzneilichsten *).

—————

*) Alle rohe Thier᠆ und Pflanzensubstanzen ha᠆
    ben mehr᠆ oder weniger Arzneikräfte und kön᠆
    nen das Befinden der Menschen ändern, jedes
    auf seine eigne Art. Diejenigen Pflanzen und
    Thiere, deren wir uns zur Speise bedienen,
    haben vor den übrigen den Vorzug eines grö᠆
    fsern Gehaltes an Nahrungstheilen und wei᠆
    chen auch darin von den andern ab, dafs die
    Arzneikräfte ihres rohen Zustandes theils an
    sich nicht sehr heftig sind, theils durch die
    Zubereitung in der Küche und Haushaltung
    ihrer zum gröfsten Theile beraubt werden,
    durch Auspressen des schädlichen Saftes (wie
    die Cassave᠆Wurzel in Südamerika) durch
    Gähren (des Rogken᠆Mehls im Teige zur Brod᠆
    bereitung, — Sauerkraut, saure Gurken), durch
    Räuchern und durch die Gewalt der Hitze
    (beim Kochen, Schmoren, Rösten, Braten, Bak᠆
    ken); wodurch die Arzneitheile zerstört und
    verflüchtigt, oder durch den Zusatz des Koch᠆
    salzes, des Zuckers, vorzüglich aber des Es᠆

291.

Der Kräfte der einheimischen und frisch zu bekommenden Pflanzen bemächtigt man sich am vollständigsten und gewissesten, wenn ihr ganz frisch ausgeprefster Saft sogleich mit gleichen Theilen Weingeist gemischt wird.

---

sigs (Saucen, Sallate) antidotisch unschädlicher gemacht werden.

Doch auch die arzneikräftigsten Pflanzen verlieren ihre Arzneikraft zum Theil, oder auch gänzlich durch solche Behandlungen. Durch völliges Trocknen verlieren alle Wurzeln der Iris-Arten, des Meerrettigs, der Aron-Arten und der Päonien alle ihre Arzneikräft. Der Saft der heftigsten Pflanzen wird durch die Hitze der gewöhnlichen Extrakt-Bereitung oft zur ganz unkräftigen, pechartigen Masse. Schon durch langes Stehen wird der ausgeprefste Saft der an sich tödtlichsten Pflanzen ganz kraftlos; er geht von selbst bei milder Luftwärme schnell in Weingährung (und hat schon dann viel Arzneikraft verloren) und unmittelbar darauf in Essig- und Faul-Gährung über und wird so aller eigenthümlichen Arzneikräfte beraubt; das sich zu Boden gesetzte Satzmehl ist dann völlig unschädlich, wie andres Stärkemehl. Selbst beim Schwitzen einer Menge übereinander liegender, grüner Kräuter geht der gröfste Theil ihrer Arzneikräfte verloren.

Von dem nach Tag und Nacht in verstopften Gläsern abgesetzten Faser – und Eiweifs-
stoffe wird dann das Helle, abgegossen zum
Verwahren für den arzneilichen Gebrauch *).

---

*) *Buchholz* (Taschenb. f. Scheidck. u. Apoth. a.
d. I. 1815. Weimar, Abth. 1, vi.) versichert
seine Leser (und sein Recensent in der Leip-
ziger Literaturzeitung 1816. N. 82. widerspricht
nicht): diese vorzügliche Arzneibereitung habe
man dem Feldzuge in Rufsland zu danken,
von woher sie (1812) nach Deutschland gekommen sei. Dafs diese Entdeckung und diese
Vorschrift, die er mit meinen eignen
Worten aus der ersten Ausgabe des Organon's der rat. Heilkunde §. 230. und Anmerk.
anführt, von mir herrühre und dafs ich sie in
diesem Buche schon zwei Jahre vor dem russischen Feldzuge (1810 erschien das Organon)
zuerst der Welt mittheilte, das verschweigt
er, nach der edeln Sitte der Deutschen, gegen
das Verdienst ihrer Landsleute ungerecht zu
seyn. Aus Asiens Wildnissen her erdichtet
man lieber den Ursprung einer Erfindung, deren Ehre einem Deutschen gebührt. Welche
Zeiten! Welche Sitten!

Man hat wohl ehedem auch zuweilen
Weingeist zu Pflanzensäften gemischt, z. B. um
sie zur Extractbereitung einige Zeit aufheben
zu können, aber nie zur Absicht, sie in dieser Gestalt einzugeben.

Von dem zugemischten Weingeiste wird alle
Gährung, des Pflanzensaftes augenblicklich gehemmt und auch für die Folge unmöglich
gemacht und die ganze Arzneikraft des Pflanzensaftes erhält sich so vollständig und un-
verdorben auf immer, in wohl verstopften
Gläsern vor dem Sonnenlichte verwahrt *).

292.

Die übrigen, nicht frisch zu erlangen-
den, ausländischen Gewächse, Rinden, Saa-
men und Wurzeln wird der vernünftige Heil-

---

*) Obwohl gleiche Theile Weingeist und frisch
ausgepreſster Saft gewöhnlich das angemessenste Verhältniſs ist, um die Absetzung des Fa-
ser- und Eiweiſs-Stoffes zu bewirken; so hat
man doch für Pflanzen, welche viel zähen
Schleim (z. B. Beinwellwurzel, Freisam-Veil-
chen, u. s. w.) oder ein Uebermaaſs an Eiweiſs-
stoff enthalten (z. B. Hundsdill-Gleiſs, Schwarz-
Nachtschatten, u. s. w.) gemeiniglich ein dop-
peltes Verhältniſs an Weingeist zu dieser Absicht nöthig. Die sehr saftlosen, wie Olean-
der, Buchs- und Eibenbaum, Porst, Sadebaum, u. s. w. müssen zuerst vor sich zu einer
feinen Masse gestoſsen, dann aber mit einer
doppelten Menge Weingeist zusammengerührt
werden, damit sich mit ihm der Saft vereini-
ge, und so, durch den Weingeist ausgezogen,
durchgepreſst werden könne.

künstler nie in Pulverform auf Treu und Glauben annehmen, sondern sich von ihrer Aechtheit in ihrem rohen, ganzen Zustande vorher überzeugen, ehe er die mindeste arzneiliche Anwendung von ihnen macht *).

---

*) Um sie als Pulver zu verwahren, bedarf man
einer Vorsicht, die man gewohnlich bisher in
Apotheken nicht kannte, und daher selbst bereitete Pulver in wohl verstopften Gläsern nicht
aufheben konnte. Die auch völlig trocknen,
ganzen, rohen Gewächssubstanzen enthalten
doch noch immer als unentbehrliche Bedingung des Zusammenhanges ihres Gewebes einen gewissen Antheil Feuchtigkeit, welcher
zwar die ganze, ungepulverte Drogue nicht
hindert, in einem so trocknen Zustande zu
verharren, als zu ihrer Unverderblichkeit gehört, für den Zustand des feinen Pulvers aber
überflüssig zuviel wird. Die im ganzen Zustande völlig trockne Thier- und Gewächssub-
stanz giebt daher, fein gepülvert, ein einiger-
masen feuchtes Pulver, welches ohne in bal-
dige Verderbnifs und Verschimmelung über-
zugehen, in verstopften Gläsern nicht aufgehoben werden kann, wenn es nicht vorher
von dieser überflüssigen Feuchtigkeit befreiet
worden war. Diefs geschiehet am besten, wenn
die Pulver auf einer flachen Blechschale mit
hohem Rande ausgebreitet, die in einem Kes-
sel voll kochendem Wasser schwimmt (d. i. im

295.

Da jede Arznei am bestimmtesten und
vergleichbarsten in Auflösung wirkt, so wendet der verständige Heilkünstler in Auflösung *) alle Arzneien an, deren Natur nicht

---

Wasserbade) so weit mittelst Umrührens getrocknet werden, dafs alle kleinen Theile desselben (nicht mehr klümperig zusammenhän-
gen, sondern) wie trockner, feiner Sand sich
leicht von einander entfernen und leicht ver-
stieben. In diesem ganz trocknen Zustande
lassen sich die feinen Pulver auf immer unverderblich, in wohl verstopften und versie-
gelten Gläsern aufbewahren, in ihrer ursprünglichen, vollständigen Arzneikraft, ohne
je mietig oder schimmlicht zu werden; die Gläser, am besten, vor dem Tages-
lichte (in verdeckten Büchsen, Kasten, Schach-
teln) verwahrt. In nicht luftdicht verschlosse-
nen Gefäfsen und nicht vom Zugange des
Sonnen- und Tageslichtes entfernt, verlieren
alle Thier- und Gewächssubstanzen mit der
Zeit immer mehr und mehr an ihrer Arzneikraft selbst im ganzen Zustande, weit mehr
aber im Pulverzustande.

*) Die Metallsalzauflösungen in vielem Wasser
zersetzen sich und verderben gar bald; ihre
Verdünnungen zu homöopathischem Gebrauche können also nicht mit Wasser (was über-

durchaus verlangt, dafs man sie in Pulver
anwende. Alle andre Formen, wodurch sie
eingehüllt werden (Pillen, Latwergen u. s. w.)
sind verwerflich, da die Einwirkung der Arzneien auf die lebende Faser hiedurch unsicher
und unbestimmt wird.

294.

Die ausländischen, nur trocken zu bekommenden Thier- und Gewächssubstanzen
werden, gepulvert, am besten in Weingeiste
von bestimmter, gleicher Stärke aufgelöset.
Diese sogenannten Tinkturen enthalten die
Arzneikräfte derselben im reichsten Mafse,

---

haupt nicht geschickt zum Tröpfeln ist) ver-
dünnet werden. Da nun viele Metallsalze
nicht unmittelbar in Weingeiste aufgelöset
werden können, sich aber, wenn sie in 100
Theilen Wasser aufgelöset sind, ohne sich
niederzuschlagen, weiter fort, mit Weingeist
verdünnen lassen, so weit sie der homöopathische Heilkünstler nur zu verdünnen nöthig
hat, so kann man mit allen diesen so verfahren, wie in der Vorrede zu den Arsenik-
Symptomen im zweiten Theile meiner reinen
Arzneimittellehre beschrieben worden ist; Arsenik, essigsaures Kupfer, essigsaures Blei,
weinsteinsaurer Spiefsglanz (Brechweinstein)
mögen zum Beispiele dienen.

vollkommen und unverderblich (wenn man
die·Gläser, worin sie aufbewahret werden,
wohl verstopft, vor dem Zugange des Son-
nen-, und Tageslichtes hütet) viele Jahre
lang., Das Tageslicht aber zersetzt nach einigen Jahren alle diese Tinkturen in. eine
essigsaure Flüssigkeit, aus der alle ursprüngliche Arzneikraft dann verschwunden ist *).

295.

Einige wenige Substanzen, verlangen zur
(ersten, ganzen) Auflösung versüfsten Salpe-
tergeist oder Naphthen (z. B. Phosphor); die
weitern Verdünnungen derselben aber zu homöopathischem Arzneigebrauche können und
müssen mit Weingeist bewerkstelligt werden,
weil jene Flüssigkeiten eine eigenthümliche,
von der aufgelöseten Arzneisubstanz abwei-
chende Arzneikraft besitzen.

296.

Die Metall-, die Salz- und andern Bereitungen dieser Art, deren Aechtheit nicht

---

*) Blos die mehligen Samen aus der Gras - und
Schmetterlingsblumen - Familie lassen ihre
Arzneikräfte durch Weingeist am wenigsten
ausziehen, und sind daher als Pulver anzuwenden, und so noch einige andere Samen,
z. B. die Anakardien, u. s. w.

gleich beim ersten Anblicke einleuchtet und unverkennbar ist, läfst der gewissenhafte Heilkünstler blos unter seinen eignen Augen entstehen. Schwefel, Metalle und geschwefelte Metalle werden am besten in Pulver gegeben; die Metalle schon defshalb, weil ihre Auflösung in Säuren, vorzüglich den mineralischen, ihre Arzneikraft ändert. Metalle, die sich nicht zu feinem Pulver bringen lassen, verlieren in der essigsauern Auflösung noch am wenigsten von ihrer Eigenthümlichkeit.

297.

In keinem Falle von Heilung ist es nöthig, mehr als eine einzige, einfache Arzneisubstanz auf einmal anzuwenden.

298.

Es ist nicht einzusehn, wie es nur dem mindesten Zweifel unterworfen seyn könne, ob es naturgemäfser und vernünftiger sei, einen einzelnen wohl gekannten Arzneistoff auf einmal in einer Krankheit zu verordnen, oder ein Gemisch von mehrern *).

---

*) Die Widersinnigkeit der Arzneigemische haben selbst Männer aus der gewohnlichen Arzneischule eingesehen, ob sie gleich in der Praxis selbst diesem ewigen Schlendriane,

299.

Da der wahre Heilkünstler in ganz einfachen, einzeln und unvermischt angewendeten

wider ihre Einsicht, folgten. So drückt *Marcus Herz* (in *Hufel.* Journ. d. pr. A. II. S. 33.)
seine Gewissensregung durch folgende Worte
aus. „Wollen wir den Entzündungszustand
„heben, so bedienen wir uns weder des Sal-
„peters, noch des Salmiaks, noch der Pflan-
„zensäure allein, sondern wir vermischen ge-
„wohnlich mehrere und öfters nur zuviele,
„sogenannte antiphlogistische Mittel zusam-
„men, oder lassen sie zu gleicher Zeit neben
„einander gebrauchen. Haben wir Fäulnifs
„Widerstand zu thun, so genügt es uns nicht,
„von einem der bekannten, antiseptischen Arz-
„neien, von der Chinarinde, den Mineralsäu-
„ren, der Wohlverley, der Schlangenwurz,
„u. s. w. allein, in grofser Menge gegeben,
„unsern Endzweck zu erwarten; wir setzen
„lieber mehrere derselben zusammen und
„rechnen auf das Gemeinschaftliche ihrer
„Wirkung, oder werfen wohl gar, aus Un-
„wissenheit, wessen Thätigkeit in dem vor-
„handnen Falle die angemessenste sei, man-
„nigfaltige Dinge unter einander und uberge-
„ben es gleichsam dem Zufalle, eins von ih-
„nen die beabsichtigte Veränderung hervor-
„bringen zu lassen. So erregen wir Schweifs,
„verbessern Blut, (?), lösen Stockungen (?),

Z

Arzneien schon findet, was er nur irgend
wünschen kann: (künstliche Krankheitspotenzen, welche die natürlichen Krankheiten
durch homöopathische Kraft vollständig zu
überstimmen, auszulöschen und dauerhaft zu

„befördern Auswurf und entleeren sogar die
„ersten Wege so selten durch einzelne Mit-
„tel; immer sind unsre Vorschriften zu die-
„sem Endzwecke zusammengesetzt, fast nie
„einfach und rein, folglich (sind es)
„auch nicht die Erfahrungen in
„Rücksicht auf die Wirkungen ihrer
„einzelnen, enthaltenen Stoffe. Zwar
„stiften wir unter den Mitteln in unsern For-
„meln nach schulgerechter Weise eine Art
„von Rangordnung und nennen dasjenige,
„dem wir eigentlich die Wirkung auftragen,
„die Grundlage (basis) und die übrigen
„die Helfer, Unterstützer (adjuvantia), Ver-
„besserer (Corrigentia) u. s. w. Allein of-
„fenbar liegt bei dieser Charakterisirung grofs-
„tentheils blose Willkür zum Grunde. Die
„Helfer und Unterstützer haben eben
„so gut Antheil an der ganzen Wirkung als
„das Hauptmittel, wiewohl wir aus Man-
„gel eines Masstabes den Grad desselben
„nicht bestimmen können. Gleichergestalt
„kann der Einflufs der Verbesserer auf
„die Kräfte der übrigen Mittel nicht ganz
„gleichgültig seyn; sie mussen sie erhöhen,

heilen vermögen), so wird es ihm, nach dem
Weisheitsspruche: „dafs, was durch Einfa-
ches möglich ist, durch Vielfaches bewirken
zu wollen, unrecht sei," nie einfallen, je
etwas anderes, als einen einzelnen, einfachen

„herunterstimmen oder ihnen eine andere
„Richtung geben, und wir müssen daher die
„heilsame (?) Veränderung, die wir durch
„eine solche Formel bewirken, immer als das
„Resultat ihres ganzen, zusammengesetzten
„Inhalts ansehen, und können nie daraus
„eine reine Erfahrung von der allei-
„nigen Wirksamkeit eines einzigen
„Stücks desselben gewinnen. In der
„That ist doch unsre Einsicht in das-
„jenige, worauf eigentlich bei allen
„unsern Mitteln das Wesentliche ih-
„rer Kenntnifs beruht, so wie die
„Kenntnifs der vielleicht noch hun-
„dertfältigen Verwandschaften, in
„welche sie bei ihrer Vermischung
„unter einander treten, viel zu ge-
„brechlich, als dafs wir mit Gewifs-
„heit anzugeben vermögen, wie grofs
„und mannigfaltig die Thätigkeit ei-
„nes an sich noch so unbedeutend
„scheinenden Stoffs seyn kann, wenn
„er verbunden mit andern Stoffen in
„den menschlichen Körper gebracht
„wird."

Arzneistoff als Heilmittel zu geben; auch
schon defshalb nicht, weil, gesetzt auch die
einfachen Arzneien wären auf ihre reinen, eigenthümlichen-Wirkungen im unge-
trübten, gesunden Zustande des Menschen
völlig ausgeprüft, es völlig unbekannt bleiben mufs, wie sich zwei und mehrere, zusammengesetzte Arzneistoffe einander in ihren Wirkungen auf den menschlichen Körper hindern und abändern mögen und weil
hingegen ein einfacher Arzneistoff bei seinem
Gebrauche in Krankheiten, deren Symptomen-Inbegriff genau bekannt ist, vollständig
und allein hilft, wenn er homöopathisch gewählt war und selbst in dem schlimmsten
Falle, dafs er der Symptomen-Aehnlichkeit
nicht ganz angemessen gewählt werden konnte, und also nicht hülfe, doch dadurch nützt,
dafs er die Heilmittel-Kenntnifs befordert,
indem durch die in solchem Falle von ihm
erregten, neuen Beschwerden diejenigen Symptomen bestätigt werden, welche dieser Arzneistoff sonst schon in Versuchen am gesunden menschlichen Körper gezeigt hatte; ein
Vortheil der beim Gebrauche aller zusammengesetzten Mittel wegfällt *).

---

*) Bei der treffend homöopathisch für den wohl
    überdachten Krankheitsfall gewählten und in-
    nerlich gegebnen Arznei nun vollends noch

300.

Die Angemessenheit einer Arznei für einen gegebnen Krankheitsfall beruht nicht allein auf ihrer treffenden homöopathischen Wahl, sondern eben so wohl auf der erforderlichen, richtigen Gröfse, oder vielmehr, Kleinheit ihrer Gabe. Giebt man eine allzu starke Gabe von einer für den gegenwärtigen Krankheitszustand auch völlig homöopathisch gewählten Arznei, so mufs sie, ungeachtet der Wohlthätigkeit ihrer Natur an sich, dennoch blos durch ihre Gröfse und den hier unnöthigen, überstarken Eindruck schaden, welchen sie gerade auf die empfindlichsten, und durch die natürliche Krankheit schon angegriffensten Theile im Organism, vermöge ihrer homöopathischen Aehnlichkeits-Wirkung macht.

301.

Aus diesem Grunde schadet eine Arznei, wenn sie dem Krankheitsfalle homöopathisch

einen aus andern Arzneistoffen gewählten Thee trinken, ein Kräutersäckchen oder eine Bähung aus mancherlei andern Kräutern auflegen, oder ein andersartiges Klystier einspritzen, und diese oder jene Salbe einreiben zu lassen, wird der vernünftige Arzt dem unvernünftigen Schlendriane überlassen.

angemessen war in jeder allzu grofsen Gabe,
und dann um desto mehr, je gröfser ihre
Gabe war, und durch die Gröfse ihrer Gabe
um desto mehr, je homöopathischer sie gewählt war und weit mehr, als jede eben so
grofse Gabe einer unhomöopathischen, für
den Krankheitszustand in keiner Beziehung
passenden (allopathischen) Arznei; denn dann
steigt die sogenannte homöopathische Verschlimmerung (§. 164 — 167.), das ist, die in
den leidendsten und durch die ursprüngliche
Krankheit aufgeregtesten Theilen des Organisms künstlich erzeugte, so ähnliche Arzneikrankheit — die in angemessenem
Grade die Heilung sanft, schnell und gewifs bewirkt haben würde — zu einer schädlichen Höhe; der Kranke leidet, zwar nicht
ferner an der Urkrankheit, denn diese ist
homöopathisch ausgetilgt, aber desto mehr
an der übergrofsen Arzneikrankheit und hinterdrein nicht weniger an der Nachwirkung,
oder dem von dem Leben des Organisms entgegengesetzten Zustande und an unnöthiger
Entkräftung.

302.

Aus gleichem Grunde, und da eine Arznei bei vorausgesetzter, gehöriger Kleinheit
ihrer Gabe um desto heilsamer und bis zum
Wunder hülfreich ist, je homöopathischer sie

ausgesucht war, wird auch eine Arznei, deren Wahl< passend homöopathisch getroffen
worden, um desto heilsamer seyn müssen,
je mehr · ihre Gabe zu dem für sanfte Hülfe
angemessensten Grade von Kleinheit herab-
steigt.

5o5.

Hier · entsteht nun die Frage, · welches ·
dieser für theils gewisse, theils sanfte Hülfe
angemessenste Grad von Kleinheit sei, wie
klein also zum Behufe der besten Heilung die
Gabe jeder einzelnen, für einen Krankheitsfall homöopathisch · gewählten Arznei seyn
müsse? Diese Aufgabe zu lösen und für jede
Arznei insbesondre zu bestimmen, welche
Gabe von ihr zu homöopathischem Heilzwecke
genüge und doch so klein sei, dafs die sanf-
teste und schnelleste Heilung dadurch erreicht werde; diese Aufgabe zu lösen, ist,
wie man leicht einsehen kann, nicht das
Werk theoretischer Muthmasung; nicht vom
grübelnden Verstande, nicht von klügelnder
Vernünftelei läfst sich die Lösung dieser Aufgabe erwarten. Einzig nur reine Versuche,
sorgfältige Beobachtung, und richtige Erfahrung kann diefs bestimmen, und es wäre thöricht, die grofsen Gaben unpassender (allopathischer) Arznei der gemeinen Praxis,
welche die kranke Seite des Organisms nicht ·

homöopathisch berühren, sondern nur die
von der Krankheit unangegriffenen Theile an-
greifen, gegen dasjenige anführen zu wollen,
was reine Erfahrung über die nöthige Kleinheit der Gaben zum Behufe homöopathischer
Heilungen ausspricht.

504.

Diese reine Erfahrung zeigt *durchgän-*
gig, *d a f s*, wenn der Krankheit nicht offenbar eine beträchtliche Verderbnifs eines wichtigen Eingeweides zum Grunde liegt, *die*
Gabe des homöopathisch gewählten
Heilmittels nie so klein bereitet
werden kann, dafs sie nicht noch
stärker als die natürliche Krankheit
wäre, und sie nicht zu überstimmen,
auszulöschen und dauerhaft zu hei-
len vermöchte, so lange sie noch ei-
nige, obschon geringe Erhöhung ih-
rer Symptomen über die ihr ähnliche
Krankheit (geringe homöopathische Verschlimmerung (§. 164 — 167.) *gleich nach*
ihrer Einnahme zu verursachen im
Stande ist,— vorausgesetzt, dafs da-
bei alle andern fremdartig arznei-
lichen Einwirkungen auf den Kran-
ken entfernt gehalten werden.

305.

Dieser unumstöfsliche Erfahrungssatz ist
der Masstab, wonach die Gaben homöopathischer Arznei, ohne Ausnahme, bis dahin zu verkleinern
sind, dafs sie nach der Einnahme
nur eine kaum merkliche homöopathische Verschlimmerung erregen*),
die Verkleinerung steige auch noch so tief herab
und scheine den grobmateriellen Begriffen der
Alltagsärzte auch noch so unglaublich **);

---

*) Meine Bemühungen haben hierin den homöo-
pathischen Aerzten schon vorgearbeitet und
ihnen Tausende von Selbstversuchen erspart
durch die Angaben der nothigen Verdünnung
einiger Arzneien zu homöopathischem Gebrauche, in den Vorworten zu den Arzneien in
der reinen Arzneimittellehre, vorzüglich den lezten drei Theilen; wiewohl ich
bei einigen Arzneien mit der Verdünnung
seitdem noch tiefer herabzusteigen durch
neuere Erfahrungen genöthigt worden bin, um
der Vollkommenheit in dieser unubertreflichen
Heilkunst mich noch mehr und möglichst zu
nähern.

**) Sie mögen sich von den Mathematikern er-
klären lassen, wie wahr es sei, dafs eine in
noch so viele Theile getheilte Substanz auch
in ihren denkbar kleinsten Theilen immer

ihr Geschwätz muſs vor dem Ausspruche der
untrüglichen Erfahrung verstummen.

---

noch etwas von dieser Substanz enthalten
müsse, und der denkbar kleinste Theil nicht
aufhöre, etwas von. dieser Substanz zu seyn,
also unmöglich zu Nichts werden könne; —
sie mögen sich, wenn sie zu belehren sind,
von den Physikern sagen lassen, , daſs es ungeheure Kraftdinge (Potenzen) giebt, welche
ganz ohne Gewicht sind, wie z. B: der Wär-
mestoff, der Lichtstoff, u. s. w. also immer
noch unendlich leichter als der Arzneigehalt
der kleinsten Gaben der Homoopathie; —
sie mogen die Schwere Gallenfieber erzeugender Kränkungs-Worte, oder das Gewicht der
die Mutter tödenden Trauernachricht von ihrem einzigen Sohne wägen, wenn sie können —; sie mögen einen hundert Pfund zu
tragen fähigen Magnet nur eine Viertelstunde
beruhren, und durch die empfundenen Schmerzen sich belehren, daſs auch gewichtlose
Einflüsse die heftigsten Arzneiwirkungen im
Menschen hervorbringen können; — und die
Schwächlinge unter ihnen mögen ihre Herzgrube nur leise mit der Daumenspitze eines
kräftig gewilleten Mesmerirers einige Minuten
beruhren lassen und unter den widrigsten Ge-
fuhlen, die sie da erleiden, es bereuen, daſs
sie der unendlichen Natur die Grenzen ihrer
Wirksamkeit abstecken wollen; die Gei-
stes-Armen!

506.

Jeder Kranker ist besonders im Punkte
seiner Krankheit von den arzneikräftigen,
durch Wirkungs - Aehnlichkeit passenden Potenzen unglaublich umstimmbar, und es giebt
keinen, auch noch so robusten, selbst nur
mit einem chronischen, oder sogenannten
Lokal - Uebel behafteten Menschen, welcher
in dem leidenden Theile nicht bald die er-
wünschteste Veränderung spürte, wenn er die
hülfreiche, homöopathisch angemessene Arznei in der erdenklich kleinsten Gabe eingenommen, welcher, mit einem Worte, nicht
weit mehr dadurch in seinem Befinden um-
gestimmt werden sollte, als der einen Tag
alte, aber gesunde Säugling von ihr. Wie
nichts bedeutend und lächerlich ist also nicht
der blos theoretische Unglaube gegen
diese nie fehlenden, untrüglichen Erfahrungs-
Beweise!

307.

Da werden auch von der kleinstmögli-
chen, nur noch die mindeste homöopathische
Verschlimmerung zu erregen vermögenden
Gabe homöopathischer Arznei, weil sie der
ursprünglichen Krankheit möglichst ähnliche
(aber auch in dieser Kleinheit noch stärkere)
Symptomen zu erregen fähig ist, vorzugsweise und fast allein blos die schon leiden-

den, höchst erregten und aufs äufserste für
einen so ähnlichen Reitz empfindlich gewordenen Theile im Organism ergriffen, um sie
in eine etwas höhere, sehr ähnliche, künstliche Krankheit (die Vertilgerin der natürlichen) umzustimmen und die Stelle der
ursprünglichen einzunehmen, so dafs der Organism nun an der künstlichen Arzneikrankheit allein leide, welche ihrer Natur nach
und vermöge der Kleinheit der Gabe bald
von selbst entweichet, und den Körper frei
von allem Leiden, das ist, dauerhaft gesund zurück läfst.

309.

Um nun ächt naturgemäfs zu verfahren,
wird der wahre Heilkünstler seine wohl gewählte homöopathische Arznei genau nur in
so kleiner Gabe verordnen, als zur Ueberstimmung und Vernichtung der gegenwärtigen Krankheit nur so eben zureicht, — in einer Kleinheit von Gabe, welche, wenn ihn
menschliche Schwäche ja einmal verleitet hätte,
eine unpassendere Arznei anzuwenden, den
Nachtheil ihrer Unangemessenheit in der
Krankheit bis zur Geringfügigkeit vermindert,
der von der möglichst kleinsten Gabe auch
viel zu schwach ist, als dafs er durch die eigne
Kraft der Natur des Lebens und durch schnelle
Entgegensetzung des nun nach Wirkungs-

Aehnlichkeit passender gewählten Heilmittels,
ebenfalls in kleinster Gabe, nicht alsbald
wieder ausgelöscht und gut gemacht werden
könnte.

509.

Es mindert sich auch die Wirkung einer
Gabe nicht in gleicher Progression mit dem
Arzneigehalte, besonders der Verdünnungen
zu homöopathischem Gebrauche. Acht Tro-
pfen Tinktur von einem Arzneistoffe auf die
Gabe wirken nicht viermal so viel im
menschlichen Körper als zwei Tropfen, sondern nur etwa doppelt so viel als zwei Tropfen auf die Gabe. So wird auch von einer
Mischung Eines Tropfens Tinktur mit zehn
Tropfen einer unarzneilichen Flüssigkeit, Ein
Tropfen eingenommen nicht eine zehn
Mal gröfsere Wirkung thun, als ebenfalls
Ein Tropfen einer noch zehn Mal dünnern
Mischung, sondern nur etwa (kaum) eine
doppelt stärkere Wirkung und so weiter
herab, nach demselben Gesetze, — so dafs
ein Tropfen der tiefsten Verdünnung immer
noch eine sehr beträchtliche Wirkung äufsern
mufs und wirklich äufsert *).

---

*) Gesetzt 1 Tropfen einer Mischung, welcher $\frac{1}{10}$
Gran des Arzneistoffs enthalt, thue eine Wirkung $=$ a;

310.

Die zu homöopathischem Gebrauche nöthige Gaben-Minderung wird auch durch
Verminderung des Volumens der Gabe be-
fördert, so daſs, wenn man statt eines Tropfens einer Arzneiverdünnung nur einen ganz
kleinen Theil eines solchen Tropfens zur Gabe nimmt, die Absicht der noch weitern
Wirkungs-Minderung sehr zweckmäſsig erreicht wird; sehr begreiflich aus dem Grunde, weil mit dem kleinern Volumen der Gabe auch nur wenige Nerven des lebenden

---

so wird 1 Tropfen einer verdünntern, welcher
$\frac{1}{100}$ Gran des Arzneistoffs enthalt, eine Wirkung thun $= \frac{a}{2}$

wenn er $\frac{1}{10000}$ Gran des Arzneistoffs enthalt, eine Wirkung thun $= \frac{a}{4}$

wenn er $\frac{1}{1000000}$ Gran des Arzneistoffs enthält,
eine Wirkung thun $= \frac{a}{8}$

und so wird, sofort, bei gleichem Volumen
der Gaben, durch jede (vielleicht mehr als)
quadratische Verkleinung des Arzneigehalts
die Wirkung auf den menschlichen Körper
sich doch nur jedesmal etwa zur Hälfte mindern. Einen Tropfen einer Decillion-Verdün-
nung von Krähenaugentinktur habe ich ziemlich genau halbsoviel als einen Tropfen
quintillionfacher Verdünnung, sehr oft, wirken sehen, unter denselben Umständen und bei
denselben Personen.

Organisms berührt werden können, wodurch
zwar ebenfalls die Kraft der Arznei dem
ganzen Organism mitgetheilt wird, aber eine
kleinere Kraft.

311.

Aus gleichem Grunde steigt die Wirkung
einer homöopathischen Arzneigabe, je in ei_
nem gröfsern Umfange von Flüssigkeit auf_
gelöfst sie dem Kranken zum Einnehmen
gereicht wird, obgleich der wahre innere
Arzneigehalt derselbe blieb. Denn hier wird
beim Einnehmen eine weit gröfsere Fläche
empfindlicher, die Arzneiwirkung annehmen_
der Nerven berührt. Obgleich der Wahn der
Theoristen in der Verdünnung einer Arzneigabe mit einer gröfsern Menge Flüssigkeit
beim Einnehmen, eine Schwächung ihrer
Wirkung finden möchte, so sagt doch die
Erfahrung wenigstens bei dem homöopathischen Arzneigebrauche gerade das Gegentheil *).

312.

Doch findet bei dieser Vergröfserung der
Wirkung durch die Mischung der Arzneigabe

---

*) Blos die einfachsten unter allen Reizmitteln,
Wein und Weingeist vermindern ihre erhitzen-
de und berauschende Wirkung in der Verdünnung mit vielem Wasser.

mit einer gröfsern Menge-Flüssigkeit vor dem
Einnehmen, noch der nicht geringe Unter_
schied statt, ob die Vermischung der Arzneigabe mit einer gewissen Menge Flüssigkeit
nur so obenhin und unvollkommen, oder ob
sie so gleichförmig und so innig bewerkstel_
ligt worden, dafs der kleinste Theil der Ver_
dünnungs-Flüssigkeit auch einen verhält_
nifsmäfsig gleichen Antheil an Arzneigehalte
als alles Uebrige in sich aufgenommen hat;
denn dann ist letztere weit arzneikräftiger
durch die Verdünnungs-Mischung geworden,
als erstere. Hieraus wird man von selbst ab_
nehmen, wie man mit Einrichtung der ho_
möopathischen Arzneigaben zu Werke gehen
müsse, wenn man ihre Arznei-Wirkung
möglichst verkleinern will zum Behufe der
empfindlichsten Kranken.

313.

Die Wirkung der Arzneien in flüssiger
Gestalt auf den lebenden, menschlichen Körper geschieht auf eine so eindringliche Art,
verbreitet sich vom Punkte der mit Nerven begabten, empfindlichen Faser aus, worauf die
Arznei zuerst angebracht wird, mit einer so
unbegreiflichen Schnelligkeit und Allgemeinheit durch alle Theile des lebenden Körpers,
dafs man diese Wirkung der Arznei eine fast
geistige (dynamische, virtuelle) nennen mufs.

314.

Jeder Theil unsers Körpers, der nur Tastsinn besitzt, ist auch fähig, die Einwirkung der Arzneien aufzunehmen und die Kraft derselben auf alle übrigen Theile fortzupflanzen.

315.

Aufser dem Magen, sind Zunge und Mund die empfänglichsten Theile für die arzneilichen Einwirkungen; doch ist auch das Innere der Nase, der Mastdarm, die Zeugungstheile, so wie alle vorzüglich gefühligen Theile unsers Körpers zur Aufnahme der Arzneiwirkung fast gleich geschickt, daher auch hautlose, verwundete oder geschwürige Stellen den Kräften der Arzneien eine fast eben so eindringliche Einwirkung auf den Organism verstatten, als wenn die Arznei durch den Mund eingenommen worden wäre.

316.

Selbst die Theile, welche ihren eigenthümlichen Sinn verloren haben, z. B. eine Zunge und Gaumen, die den Geschmack, oder eine Nase, die den Geruch verloren hat, theilen die blos auf sie zunächst einwirkende Kraft der Arznei in nicht geringerer Vollständigkeit der Gesamtheit aller übrigen Organe des ganzen Körpers mit.

517.

-ˌAuch die äufsere mit Haut und Oberhaut umkleidete Körperfläche ist nicht unempfänglich für die Aufnahme der Kräfte der Arzneien·ˌ vorzüglich, der flüssigen, doch sind die empfindlichsten auch die empfänglichsten,

518.

In Fällen also, wo wir gehindert werden, die nöthige Arznei durch den Mund verschlucken zu lassen, — wiewohl das Verweilen der kleinen homöopathisch passenden Arzneigabe blos im Munde, ohne hintergeschlungen zu werden, dennoch den vollen Effekt auf die Gesamtheit aller übrigen Organe ausrichtet, — oder wo man sie nicht füglich durch den After einbringen könnte oder wollte; in diesen Fällen kann man durch blosses Auflegen der aufgelöseten Arznei auf die empfindlichsten äufsern Theile *), z. B.

---

*) Das Einreiben scheint die Wirkung der Arzneien nur dadurch zu befördern, inwiefern das Reiben an sich die Haut empfindlicher, und so die lebende Faser empfänglicher macht, die Arzneikraft gleichsam zu fühlen, und diefs Befinden umstimmende Gefühl dem ganzen Organism mitzutheilen. Das vorgängige Reiben der innern Seite des Oberschenkels macht die nachgängige blose Auflegung der Quecksilber·

auf den Unterleib, die Herzgrube, u. s. w.
nicht viel weniger bei empfindlichen Personen bewirken, als durch das Einnehmen;
wiewohl man dann eine kräftigere, unver-
dünntere Arznei dazu brauchen muſs, welches aber auf der andern Seite die genaue
Abmessung der so gemäſsigt nöthigen Stärke
der homöopathischen Arzneigabe fast unmöglich macht,

---

salbe eben so arzneikräftig, als wenn die Salbe
selbst auf diesem Theile zerrieben worden
wäre, was man Einreiben nennt, indem es
sehr zweifelhaft bleibt, ob das Metall selbst,
in Substanz, mittelst dieser Verrichtung
des sogenannten Einreibens in das Innere
des Körpers eindringen könne, oder von den
Saugadern aufgenommen werden möchte, oder
beides nicht.

Verzeichnifs,

von vorzüglichen Schriften für Aerzte und
Wundärzte, welche in der Arnoldischen
Buchhandlung in Dresden erschienen und
durch alle deutsche Buchhandlungen zu
bekommen sind.

Hahnemann, Dr. S., reine Arzneimittellehre. Fünf
Bände. gr. 8.   7 Thlr. 12 Gr.
Schmalz, Dr. G. K., die Königl. Sächsischen Me-
dicinalgesetze älterer und neuerer Zeit, nebst
den officiellen Belehrungen für das Publikum etc.
systematisch zusammengestellt. 8. 2 Thlr. 18 Gr.
Zeitschrift für Natur- und Heilkunde, herausge-
geben von Brosche, Carus, Ficinus, Franke, Krey-
sig, Raschig, Seiler, Treutler etc. 1ster Heft,
mit Kupfern. . . . . .   1 Thlr.
Kurze Anweisung; das Töplitzer Bad zweckmäfsig
zu brauchen. Vorzüglich denen gewidmet, die
an Gicht, Podagra und Hautkrankheiten leiden.
Von Dr. X. Y. broch. 8. . . .   4 Gr.
Röber, Dr. F. A., Verzeichnifs der einfachen und
zusammengesetzten Arzneimittel, oder kurzge-
fafstes Dispensatorium. 8. . .   8 Gr.
— — von der Sorge des Staats für die Gesundheit
seiner Bürger. 1806. Schrbp. 8. broch. 4 Thlr.
⹊ Tittmann, Dr. J. A., über die Vervollkommnung
der Arzneimittellehre. 1807. 8. .   6 Gr.

Tittmann, Dr J. A., von den topischen Arzneimitteln bei Augenkrankheiten. 1806. 8. Schrbp.
16 Gr.

Weinhold, Dr. K. A., die Kunst, veraltete Hautgeschwüre, besonders die sogenannten Salzflüsse,
nach einer neuen Methode sicher und schnell zu
heilen. 8. 2te verm. Auflage. 1809. 14 Gr.

Afsalini, P., über die künstlichen Pupillen. Aus
dem Ital. mit Anmerk. übersetzt von Dr. F.
A. Pönitz. 8. . . . . . 6 G.

Briefe über das Studium der Medicin. Für Jüng-
linge, die sich ihr widmen wollen. (vom Dr.
Schubert) 8. . . . . . 9 Gr.

Gall, Dr. J. F.; Lehre von der Verrichtung des
Gehirns, in einer fafslichen Ordnung und mit
gewissenhafter Treue dargestellt von K. G. Blöde.
Dritte verbesserte und um des Nachdrucks willen wohlfeilere Auflage. Mit einer Kupfertafel.
8. broch. . . . . . 12 Gr.

Kilian, Dr. C. J., Genius der Gesundheit und des
Lebens. Ein Taschenbuch für Aerzte und Nichtärzte. 8. broch. . . . . 16 Gr.

— — Diätetik für Tabakraucher. Dritte verbesserte und wohlfeilere Auflage. 16. broch. 4 Gr.

Schmalz, Dr. K. G., Versuch einer medicinisch-
chirurgischen Diagnostik in Tabellen, oder Er-
kenntnifs und Unterscheidung der innern und
äufsern Krankheiten, mittelst Nebeneinanderstel-
lung der ähnlichen Formen. Dritte ganz umge-
arbeitete und sehr vermehrte Auflage. Fol. Prän.
Preifs 3 Thlr. 12 Gr. Ladenpreifs 4 Thlr. 12 Gr.

Schubert, Dr. G. H., von der Anwendung des Galvalnismus; bei Taubgebohrnen. A. d. L. 8. 4 Gr.

Weinhold, Dr. C. A., (K. Pr. Regierungsrath) kritische Blicke auf das Wesen des Nervenfiebers und seine Behandlung. Schrbpap. 8. 12 Gr.

Wetzel, Dr. F. G., Briefe über Brown's System der Heilkunde. 8. 21 Gr.

Iphofen, Dr. A. E., der Cretinismus, philosophisch und medicinisch untersucht. Zwei Theile, mit 7 Kupfertaf. gr. 8. 3 Thlr.

Schubert, Dr. G. H., Ansichten von der Nachtseite der Naturwissenschaft. Zweite neu bearbeitete und wohlfeilere Auflage. Mit Kupfern. gr. 8. broch. 2 Thlr. 18 Gr.

Aretäus A. Tralles und Cälius-Aurelianus Systeme der Medicin, dargestellt von Dr. K. F. Lutheritz. Neue wohlfeilere Ausg. 8. broch. 1 Thlr. 8 Gr.

Hippokrates, Asklepiades und Celsus Systeme der Medicin, dargestellt von Dr. K. F. Lutheritz. Neue wohlfeilere Ausg. 8. broch. 1 Thlr. 4 Gr.

Lightning Source UK Ltd.
Milton Keynes UK
UKHW012039281218
334637UK00010B/524/P